M. Mücke (Hrsg.)

Fälle

Seltene Erkrankungen

Patienten ohne Diagnose

Martin Mücke (Hrsg.)

Fälle

Seltene Erkrankungen

Patienten ohne Diagnose

1. Auflage

Herausgegeben von:

Dr. med. Martin Mücke, Bonn

Mit Beiträgen von:

Tim Bender, Bonn; PD Dr. med. Dipl.-Psych. Rupert Conrad, MBA, Bonn; Vu Thien Kim Dang, Bonn; Dorian Emmert, B. Sc., Bonn; Judith Leyens, Bonn; Dr. med. Johannes Kögler, Bonn; Dmitrij Kravchenko, Bonn; Niko Overgahr genannt Willebrand, Bonn; Tim Rasche, Bonn; Laurèl Rauschenbach, Essen; Dr. rer. nat. Christiane Stieber, Bonn; Anna Weidlich, Bonn; Lena Weiß, Bonn; Larissa Wester, Bonn; PD Dr. med. Patrick Weydt, Bonn; Isabelle Céline Windheuser, Bonn

Unter fachlicher Begutachtung von: Prof. Dr. Dr. med. Thomas Bieber, Bonn; Dr. med. Karsten Küborth, Bonn; Prof. Dr. med. Lukas Radbruch, Bonn; Prof. Dr. med. Roman Rolke, Aachen; Dr. med. vet. Ingrid Reiter-Owona, Bonn; Prof. Dr. med. Klockgether, Bonn; Prof. Dr. med. Markus Nöthen, Bonn; Prof Dr. med. Gerhard J. Molderings, Bonn

Mit einem Geleitwort von: Susanne Kluge-Paustian, Hamburg und Dr. rer. nat. Christiane Stieber, Bonn

ELSEVIER

ELSEVIER

Hackerbrücke 6, 80335 München, Deutschland
Wir freuen uns über Ihr Feedback und Ihre Anregungen an books.cs.muc@elsevier.com

ISBN   978-3-437-15041-8
eISBN   978-3-437-18262-4

Bibliografische Information der Deutschen Nationalbibliothek
Die Deutsche Nationalbibliothek verzeichnet diese Publikation in der Deutschen Nationalbibliografie; detaillierte bibliografische Daten sind im Internet über http://www.dnb.de/ abrufbar.

18   19   20   21   22   5   4   3   2   1

Für Copyright in Bezug auf das verwendete Bildmaterial siehe Abbildungsnachweis.

Um den Textfluss nicht zu stören, wurde bei Patienten und Berufsbezeichnungen die grammatikalisch maskuline Form gewählt. Selbstverständlich sind in diesen Fällen immer Frauen und Männer gemeint.

Planung: Ursula Jahn, München
Projektmanagement: Julia Stängle, München
Redaktion: Karin Beifuss, Ohmden
Satz: abavo GmbH, Buchloe
Druck und Bindung: Drukarnia Dimograf Sp. z o. o., Bielsko-Biała/Polen
Umschlaggestaltung: SpieszDesign, Neu-Ulm
Titelfotografie: Zebra: AdobeStock.com; Pferdeherde: iStockphoto.com/diane555

Aktuelle Informationen finden Sie im Internet unter **www.elsevier.de.**

Geleitwort

„Was wir wissen, ist ein Tropfen, was wir nicht wissen, ein Ozean."

Das stellte Sir Isaac Newton schon um 1700 fest, und es gilt trotz aller Forschungserfolge heute immer noch. Die Schöpfung ist und bleibt ein Rätsel, das auch die weltbesten Forscher wahrscheinlich niemals ganz entschlüsseln werden. Und das ist auch gut so.

Doch gerade, wenn Menschen an seltenen Krankheiten leiden, ist Aufgeben keine Option und das Enträtseln weniger eine sportliche Herausforderung als vielmehr eine wissenschaftliche Pflicht. Klar, Ärzte und Medizinforscher haben sich natürlich der Gesundheit verschrieben. Aber hier gibt es eine ganz besondere Aufgabe, und es bedarf sehr spezieller Fähigkeiten, den Patienten, die an seltenen Krankheiten leiden, effektiv zu helfen.

In Tausenden von ARD-Fernsehinterviews mit Patienten, Ärzten und Wissenschaftlern habe ich festgestellt, wie existenziell eine Diagnose ist: für den Körper und die Seele. Der Mensch will wissen, woran er ist. Er will und darf nicht als Simulant gelten. Viel zu oft irren Menschen jahrelang mit Schmerzen und schweren gesundheitlichen Problemen umher, laufen von Arzt zu Arzt, ohne dass sie richtig behandelt werden. Sie haben keine Lobby, wissen nicht, an wen sie sich wenden können. Sie sind ratlos und verlieren die Lebensfreude und die Hoffnung, dass ihnen überhaupt jemals irgendjemand wird helfen können.

Es geht auch darum, Menschen mit ihren Symptomen ernst zu nehmen, selbst wenn die auf den ersten Blick keinen Sinn zu machen scheinen. Und ich habe dabei immer wieder erlebt, wie stark, genial und wundervoll die menschliche Intuition ist, die uns dabei vorantreibt: Zum einen beim Patienten, der spürt, hier stimmt was nicht, der aber das natürliche Gefühl für seinen Körper hat, in dem er ja schließlich täglich lebt und der ihm und den Ärzten wertvolle Informationen liefert, die beide weiterbringen. Das gilt es in die Suche nach der Diagnose zu integrieren. Zum anderen beim passionierten Arzt oder Wissenschaftler, der keine Ruhe findet, ehe er nicht jedes Puzzleteil auf der Suche nach der Diagnose noch einmal angeschaut, umgedreht und neu zusammengesetzt hat. Die Intuition der Menschen, gepaart mit exzellenter Forschung und Medizin, führt zum Erfolg.

Eine gesicherte Diagnose ist Voraussetzung für eine erfolgreiche Behandlung. Sonst wird ins Blaue therapiert. Ohne Erfolg. Heilung und Therapie können meist erst stattfinden, wenn das Kind einen Namen hat. Zunächst scheinbar undurchsichtige Einzelinformationen setzen sich plötzlich zu einem großen Ganzen zusammen. Auf einmal macht alles Sinn. Wissenschaftliche Erkenntnisse greifen, nachdem sie immer und immer wieder auf den Kopf gestellt, überprüft und in neue Zusammenhänge gebracht wurden. Dazu brauchen wir Experten für seltene Krankheiten und die entsprechenden Informationen, vor allem Orientierungssysteme.

Denn wir Menschen sind nun mal hoch komplexe Wesen, und noch immer ist die Suche nach der richtigen Diagnose bei seltenen Krankheiten ein Abenteuer. Die Medizin arbeitet nach dem Ausschlussprinzip. Und wo soll das ansetzen, wenn entscheidende Landmarken fehlen, weil wissenschaftliches Know-how noch bruchstückhaft ist? Oder zumindest so erscheint. Oder wenn der Dschungel der Erkenntnisse und Fachinformationen so dicht und undurchsichtig ist, dass ein normaler Arzt da im Alltag gar nicht mehr durchkommen kann.

Entscheidend sind neue Navigationsstrategien, die das, was wir schon wissen, frisch zusammensetzen, welche die Masse an Information aktuell bündeln, strukturieren und fokussieren, die mit dem schnellen Wissenszuwachs Schritt halten und eine Möglichkeit anbieten, um sich als Arzt oder auch als Patient hindurchzunavigieren oder Aufhänger geben, um an Spezialisten weiterzuverweisen.

Fehldiagnosen werden vermieden, menschliches Leid wird gelindert, wenn Mediziner mit Freude intensiv interdisziplinär arbeiten, Hierarchiedenken, Standesdünkel und Schubladendenken vergessen, sich untereinander verbinden und austauschen. Ich beobachte seit Jahren: Das entwickelt sich zum Glück immer mehr. Gerade bei der Spurensuche in den Fällen seltener Krankheiten ist der Blick über das eigene Fachgebiet hinaus extrem wichtig: vertrauensvoll miteinander statt nebeneinander her voranzuschreiten. Ärzte untereinander und auf Augenhöhe zusammen mit den Patienten. Damit den Menschen tatsächlich geholfen wird und sie gesund werden.

Dieses Buch leistet dazu einen wertvollen Beitrag. Es zeigt an interessanten Patientengeschichten, wie der Weg zur sicheren Diagnose aussehen kann und welche Optionen Patient und Arzt zuvor durchgegangen sind. Anregende Fälle, die Wissen liefern und ermutigen. Wichtige, dringend benötigte wissenschaftliche Arbeit. Sie kann dabei helfen, das vermeintliche Stochern im

Nebel weiter zu stoppen. Die Puzzleteile neu zusammensetzen zu können, ein anderes Bild von Symptomen, von der Krankheit malen zu können. Oder alles noch einmal neu aufzurollen. Reboot. Immer mit dem Fokus auf Diagnose und lindernde Behandlung, im besten Fall sogar Heilung.

Ich wünsche Ihnen, liebe Leserinnen und Leser, dass Sie mit diesem Buch zu aufschlussreichen Erkenntnissen und sicheren Diagnosen gelangen, ganz nach dem Prinzip Hoffnung: Dranbleiben, nicht aufgeben, weiter forschen.

Hamburg, März 2018
Herzlichst
Susanne Kluge-Paustian, freie Medizinjournalistin und TV-Moderatorin, u. a. für NDR-Visite, Hamburg

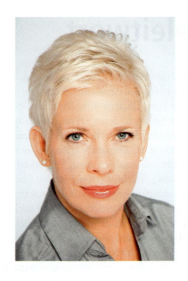

Geleitwort

Seltene Erkrankungen geraten mehr und mehr in den Fokus der Medizin, der medizinischen Ausbildung und auch der Gesundheitspolitik. Die mehrjährigen Odysseen von Patienten, deren Erkrankung lange ungeklärt bleibt, belasten die Betroffenen und ihr familiäres Umfeld oft sehr stark. Aber auch Ärzte, die keine Diagnosen finden können, erfahren diese Entwicklung durchaus als belastend. Glücklicherweise ist das Bewusstsein für seltene Erkrankungen durch die hartnäckige Pionierarbeit von Ärzten, Wissenschaftlern und auch Patientenverbänden sowohl klinisch-wissenschaftlich als auch in der Politik geschärft worden. Diese neue Wahrnehmung spiegelt sich wider in Einrichtungen wie z. B. den Zentren für Seltene Erkrankungen, die inzwischen an nahezu allen Universitätskliniken entstanden sind, sowie in Förderprojekten zur Verbesserung der Behandlung von Patienten mit seltenen Erkrankungen. So hat beispielsweise die Robert Bosch Stiftung in ihrem Förderschwerpunkt „Gesundheit" durch ihre Förderung mehrerer Projekte zur Verkürzung des diagnostischen Weges für Patienten ohne Diagnose ermöglicht, die heute gut etablierte Instrumente darstellen und perspektivisch sogar in die Regelversorgung eingehen könnten. So haben auch der Herausgeber dieses Buches und die Autoren der Kapitel einen maßgeblichen Beitrag zur Verbesserung der Situation von Patienten ohne Diagnose geleistet, Diagnosen gefunden und die medizinische Ausbildung dadurch maßgeblich positiv verändert.

Auch dieses Buch trägt dazu bei, die Sinne der Diagnostiker dafür zu schärfen, schon früh daran zu denken, dass für ein kaum linderbares, immer wiederkehrendes Beschwerdebild auch und gerade eine seltene Erkrankung ursächlich sein kann. Seltene Erkrankungen als Ursache für ein kompliziertes Beschwerdebild aufzudecken und so den Betroffenen dabei zu helfen, nicht mehr als schwierige Patienten abgestempelt zu werden, ist nicht einfach, denn oft sind Zeit, Recherchearbeit und die Durchsicht der häufig sehr umfangreichen Befundsammlungen dieser Patienten nötig und nicht einfach im klinischen Alltag der Mediziner abzubilden. Dieses Buch gibt Denkanstöße, Hinweise und zeigt, dass es geht und dass es sie wirklich gibt, die seltenen Erkrankungen als Ursache. Ich wünsche Ihnen, liebe Leserinnen und Leser, dass Sie von der Lektüre zugunsten Ihrer schwierigen Patienten profitieren.

Bonn, März 2018
Dr. rer. nat. Christiane Stieber, Koordinatorin des Zentrums für Seltene Erkankungen Bonn (ZSEB)

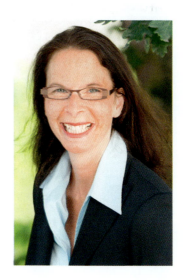

Vorwort

Wenn ein Patient zum Arzt kommt, ist das normaler Alltag in der ärztlichen Versorgung. Kommt ein Patient aber immer wieder, ohne dass sich seine Situation verändert, wird dieser Patient schnell zum Problemfall. Jeder Arzt kennt diese sehr speziellen Patienten. In Deutschland gibt es eine hohe Dunkelziffer von Patienten ohne Diagnose. Diese Patienten leiden nicht nur an den Symptomen ihrer undiagnostizierten und damit nicht adäquat behandelbaren Krankheit, sondern auch an den psychischen Folgen, wenn sie als „Simulant" oder „psychisch krank" abgestempelt werden. Bei vielen von ihnen wird die Diagnose deshalb nicht gestellt, weil sie an einer seltenen Krankheit leiden, die den untersuchenden Ärzten nicht bekannt ist. Bei wieder anderen ist die Diagnosestellung nicht möglich, weil sie an einer seltenen Krankheit leiden, die bisher nicht beschrieben wurde. Die Gefahr, dass seltene Krankheiten nicht diagnostiziert werden, ist besonders groß, wenn die Symptome der Krankheit mehrere Organsysteme betreffen und sich nicht einem einzigen medizinischen Fachgebiet zuordnen lassen.

Die Betroffenen leiden häufig unter einem heterogenen und komplexen Krankheitsbild mit oftmals chronischem Verlauf, das mitunter zu einer Einschränkung ihrer Lebensqualität und Lebenserwartung führt. Aufgrund der geringen Expertise und fehlender Experten dauert die durchschnittliche Diagnosestellung einer seltenen Erkrankung derzeit zwischen 5 und 7 Jahren. Die Patienten suchen in dieser Zeit eine Vielzahl von Ärzten auf, bis der passende Spezialist endlich gefunden wird, und erhalten dabei durchschnittlich zwei bis drei Fehldiagnosen.

Um die Situation von Patienten mit seltenen Erkrankungen zu verbessern, sind in Deutschland seit 2009 an nahezu allen Universitätskliniken Zentren für seltene Erkrankungen eingerichtet worden, in denen die Situation von Menschen mit seltenen Erkrankungen durch die enge Zusammenarbeit von Spezialisten verschiedener Fachgebiete und eine enge Verknüpfung von Krankenversorgung und Forschung verbessert werden soll.

Aber was ist eigentlich eine seltene Erkrankung? Nach der europäischen Definition gilt eine Erkrankung als selten, wenn nicht mehr als 5 von 10.000 Menschen davon betroffen sind. Schätzungsweise gibt es bis zu 8.000, teils sehr komplexe seltene Erkrankungen, die 6–8 % der Bevölkerung betreffen. Europaweit leiden somit zwischen 27 und 36 Millionen Menschen an einer solchen Krankheit. Gebündelt können sich seltene Erkrankungen in der Bedeutung daher mit den großen Volkskrankheiten wie Diabetes, Herz-Kreislauf-Erkrankungen oder Krebs messen.

Dieses Buch soll Ihnen als Leser einige interessante Fälle vermitteln, Sie an der Spurensuche beteiligen und somit Ihre Sichtweise auf seltene Erkrankungen erweitern. Denn ab und zu kommt bei Hufgetrappel eben doch auch mal ein Zebra und kein Pferd vorbei … Seien Sie gespannt!

Ihr
Martin Mücke

Adressen

Tim Theodor Albert Bender
Zentrum für Seltene Erkrankungen Bonn (ZSEB)
Universitätsklinikum Bonn
Biomedizinisches Zentrum (BMZ)
Sigmund-Freud-Str. 25
53127 Bonn

PD Dr. med. Dipl.-Psych. Rupert Conrad, MBA
Klinik und Poliklinik für Psychosomatische Medizin
und Psychotherapie
Universitätsklinikum Bonn
Sigmund-Freud-Str. 25
53127 Bonn

Vu Thien Kim Dang
Zentrum für Seltene Erkrankungen Bonn (ZSEB)
Universitätsklinikum Bonn
Biomedizinisches Zentrum (BMZ)
Sigmund-Freud-Str. 25
53127 Bonn

Dorian Emmert, B.Sc.
Zentrum für Seltene Erkrankungen Bonn (ZSEB)
Universitätsklinikum Bonn
Biomedizinisches Zentrum (BMZ)
Sigmund-Freud-Str. 25
53127 Bonn

Dr. med. Johannes Kögler
Praxis am Venusberg
Haager Weg 21
53127 Bonn

Prof. Dr. med. Cornelia Kornblum
Klinik und Poliklinik für Neurologie
Universitätsklinikum Bonn
Sigmund-Freud-Str. 25
53127 Bonn

Dmitrij Kravchenko, B. Sc.
Zentrum für Seltene Erkrankungen Bonn (ZSEB)
Universitätsklinikum Bonn
Biomedizinisches Zentrum (BMZ)
Sigmund-Freud-Str. 25
53127 Bonn

Judith Leyens
Zentrum für Seltene Erkrankungen Bonn (ZSEB)
Universitätsklinikum Bonn
Biomedizinisches Zentrum (BMZ)
Sigmund-Freud-Str. 25
53127 Bonn

Dr. med. Martin Mücke
Zentrum für Seltene Erkrankungen Bonn (ZSEB)
Universitätsklinikum Bonn
Biomedizinisches Zentrum (BMZ)
Sigmund-Freud-Str. 25
53127 Bonn
und
Praxis am Venusberg
Haager Weg 21
53127 Bonn

Niko Johannes Overgahr gen. Willebrand
Zentrum für Seltene Erkrankungen Bonn (ZSEB)
Universitätsklinikum Bonn
Biomedizinisches Zentrum (BMZ)
Sigmund-Freud-Str. 25
53127 Bonn

Tim Rasche
Zentrum für Seltene Erkrankungen Bonn (ZSEB)
Universitätsklinikum Bonn
Biomedizinisches Zentrum (BMZ)
Sigmund-Freud-Str. 25
53127 Bonn

Laurèl Rauschenbach
Klinik für Neurochirurgie
Universitätsklinikum Essen
Hufelandstr. 55
45147 Essen

Dr. rer. nat Christiane Stieber
Zentrum für Seltene Erkrankungen Bonn (ZSEB)
Universitätsklinikum Bonn
Biomedizinisches Zentrum (BMZ)
Sigmund-Freud-Str. 25
53127 Bonn

Anna Weidlich
Zentrum für Seltene Erkrankungen Bonn (ZSEB)
Universitätsklinikum Bonn
Biomedizinisches Zentrum (BMZ)
Sigmund-Freud-Str. 25
53127 Bonn

Lena Weiß
Zentrum für Seltene Erkrankungen Bonn (ZSEB)
Universitätsklinikum Bonn
Biomedizinisches Zentrum (BMZ)
Sigmund-Freud-Str. 25
53127 Bonn

Larissa Wester
Zentrum für Seltene Erkrankungen Bonn (ZSEB)
Universitätsklinikum Bonn
Biomedizinisches Zentrum (BMZ)
Sigmund-Freud-Str. 25
53127 Bonn

PD Dr. med. Patrick Weydt
Leiter ALS Ambulanz
Klinik für Neurodegenerative Erkrankungen und
Gerontopsychiatrie/Neurologie
Universitätsklinikum Bonn
Sigmund-Freud-Str. 25
53127 Bonn

Isabelle Windheuser
Zentrum für Seltene Erkrankungen Bonn (ZSEB)
Universitätsklinikum Bonn
Biomedizinisches Zentrum (BMZ)
Sigmund-Freud-Str. 25
53127 Bonn

Abkürzungen

ACE	angiotensin-converting enzyme
ACR	American College of Rheumatology
AFD	Anderson-Fabry-Krankheit
AGLA	α-Galaktosidase A
AI	Acne inversa
AK	Antikörper
ALS	amyotrophe Lateralsklerose
ALT	Alanin-Aminotransferase
ANA	antinukleäre Antikörper
ANCA	antineutrophile zytoplasmatische Antikörper
AP	alkalische Phosphatase
ARDS	acute respiratory distress syndrome
ASS	Acetylsalicylsäure
AST	Aspartat-Aminotransferase
AT1/2	Angiotensin I/II
AV	atrioventrikulär
AZ	Allgemeinzustand
BB	Blutbild
BGA	Blutgasanalyse
BMI	Body-Mass-Index
BPO	Benzoylperoxid
BSG	Blutkörperchensenkungsgeschwindigkeit
C1-INH	C1-Esterase-Inhibitor
CCC	cholangiozelluläres Karzinom
cEDS	classical-like Ehlers-Danlos syndrome (Ehlers-Danlos-Syndrom, klassischer Typ)
CIDP	chronische inflammatorische demyelinisierende Polyradikuloneuropathie
CK	Kreatinkinase
cMRT	kranielle Magnetresonanztomografie
CoA	Coenzym A
CRP	C-reaktives Protein
CT	Computertomografie
CYP2E1	Cytochrom P450 2E1
d. F.	der Fälle
dsDNA	doppelsträngige Desoxyribonukleinsäure
DSM	Diagnostic and Statistical Manual of Mental Disorders
EBV	Epstein-Barr-Virus
EDS	Ehlers-Danlos-Syndrom
EKG	Elektrokardiogramm
ELISA	Enzyme-linked Immunosorbent Assay
EMG	Elektromyografie/-gramm
engl.	englisch
ERT	Enzymersatztherapie
EZ	Ernährungszustand
F	Faktor
FOT	follikuläre Okklusionstetrade
Gb3	Globotriaosylceramid
GFR	glomeruläre Filtrationsrate
GGT	Gamma-Glutamyltransferase
GLA	α-Galaktosidase A

GOT	Glutamat-Oxalacetat-Transaminase
GPT	Glutamat-Pyruvat-Transaminase
griech.	griechisch
HAE	hereditäres Angioödem
Hb	Hämoglobin
HCPS	Hantavirus-induziertes kardiopulmonales Syndrom
HFRS	hämorrhagisches Fieber mit renalem Syndrom
Hkt	Hämatokrit
HNO	Hals-Nasen-Ohren
HRST	Herzrhythmusstörungen
ICD	International Classification of Diseases
IfSG	Infektionsschutzgesetz
IFT	Immunfluoreszenztest
Ig	Immunglobulin
IHA	indirekte Hämagglutination
IL	Interleukin
inkl.	inklusive
INR	International Normalized Ratio
IOPD	infantile-onset Pompe disease (frühe Form des Morbus Pompe)
KG	Körpergewicht
KHK	koronare Herzkrankheit
lat.	lateinisch
LDH	Laktatdehydrogenase
LOPD	late-onset Pompe disease (späte Form des Morbus Pompe)
LVH	linksventrikuläre Hypertrophie
M(m).	Musculus, -i
Mbp	Münchhausen-by-proxy-Syndrom
MCH	mittlerer korpuskulärer Hämoglobingehalt
MCHC	mittlere korpuskuläre Hämoglobinkonzentration
MCV	mittleres korpuskuläres Volumen
Mio	Million
MMN	multifokale motorische Neuropathie
MRT	Magnetresonanztomografie
MS	multiple Sklerose
NET	neuroendokriner Tumor
NSAR	nichtsteroidale Antirheumatika
o. Ä.	oder Ähnliches
o. g.	oben genannt
ÖGD	Ösophago-Gastro-Duodenoskopie
pAVK	periphere arterielle Verschlusskrankheit
PCR	polymerase chain reaction (Polymerasekettenreaktion)
PEG	perkutane endoskopische Gastrostomie
PET	Positronenemissionstomografie
PmE	Potenziale motorischer Einheiten
PTT	partielle Thrombinzeit
RKI	Robert Koch-Institut

s. o.	siehe oben		Tsd	Tausend
SCF	Stammzellfaktor		TSH	Thyreoidea-stimulierendes Hormon
SGB	Sozialgesetzbuch		u. a.	unter anderem
SLE	systemischer Lupus erythematodes		u. U.	unter Umständen
spp.	Spezies		v. a.	vor allem
StGB	Strafgesetzbuch		WHO	World Health Organization (Weltgesund-
TIA	transitorische ischämische Attacke			heitsorganisation)
TNF	Tumornekrosefaktor		z. B.	zum Beispiel
TRAPS	TNF-Rezeptor-assoziiertes periodisches		ZNS	zentrales Nervensystem
	Fieber		ZSE	Zentren für seltene Erkrankungen

Abbildungs- und Tabellennachweis

Der Verweis auf die jeweilige Abbildungs- und Tabellen-
quelle befindet sich bei allen Abbildungen und Tabellen
im Werk am Ende des Legendentextes in eckigen Klam-
mern. Alle nicht besonders gekennzeichneten Grafiken
und Abbildungen © Elsevier GmbH, München.

E325	Kumar P., Clark M.: Kumar and Clark's Clinical Medicine, Renal disease, Elsevier/Saunders, 7. A. 2009.
E636	van Rhee, J.: Physician Assistant Board Review, 2nd ed., Copyright Elsevier Saunders 2010.
F228-004	Oto A., Okan A, Özmen M.: Focal inflammatory diseases of the liver, European Journal of Radiology 1999, 32: 61–75
F401-001	Revuz J. E., Jemec G. B. E.: Diagnosing Hidradenitis Suppurativa. Dermatol Clin 2016; 34:1–5
F715-002	Pitz, S., Kalkum, G., Arash, L., Karabul, N., Sodi, A., Larroque, S., Beck, M., Gal, A., 2015. Ocular Signs Correlate Well with Disease Severity and Genotype in Fabry Disease. PLOS ONE 10, e0120814.
F776-006	Lim W, et al. Defi ning community acquired pneumonia severity on presentation to hospital:an international derivation and validation study. Thorax. 2003; 58(5): 377–82.
F867-014	Federici S. et al. Evidence-based provisional clinical classification criteria for autoinflammatory periodic fevers. Ann Rheum Dis. 2015; 74(5): 799–805.
F940-002	Carter M. C., Metcalfe D. D., Komarow H. D. Mastocytosis. Immunol Allergy Clin North Am 2014; 34(1): 181–186.

F997-001	Ritelli M, Dordoni C, Venturini M, et al. Clinical and molecular characterization of 40 patients with classic Ehlers–Danlos syndrome: identification of 18 COL5A1 and 2 COL5A2 novel mutations. Orphanet Journal of Rare Diseases. 2013; 8: 58.
F998-001	Malfait F, et al. The 2017 International Classification of the Ehlers-Danlos syndromes. Am J Med Genet C Semin Med Genet 2017; 175C: 826.
F999-001	Klockgether T.: Sporadic ataxia with adult onset: classification and diagnostic criteria, The Lancet Neurology 2010, 9: 94–104.
F1000-001	Burlina AP, et al. Early diagnosis of peripheral nervous system involvement in Fabry disease and treatment of neuropathic pain: the report of an expert panel. BMC Neurol 2011; 11: 61.
F1001-001	Mehta A, et al. Fabry disease: a review of current management strategies. QJM 2010; 103: 641–59.
F1002-001	Becker GJ., Nicholls K. Liqiduria – with special relevance to Fabry disease. Clin Chem Lab Med 2015; 53 Suppl 2: S1465–70.
F1003-001	Sheridan, M S., 2003. The deceit continues: an updated literature review of Munchausen Syndrome by Proxy. Child Abuse Negl. 27, 431–51.
F1003-002	Rosenberg, D. A., 1987. Web of deceit: a literature review of Munchausen syndrome by proxy. Child Abuse Negl. 11, 547–63.
F1004-001	Chan J., et al. The emerging phenotype of late-onset Pompe disease: a systematic literature review. Mol Genet Metab 2007; 120(3): 163–72.

Inhaltsverzeichnis

TEIL I

Fall 1

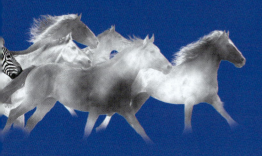

Überaus elastisch

Tim Rasche, Johannes Kögler und Martin Mücke

Anamnese

In Ihrer Sprechstunde stellt eine junge Mutter ihren Sohn vor. Der 9-jährige Max sei vor 1 Woche in der Schule gestürzt und habe sich dabei das rechte Knie aufgeschlagen. Nun mache sie sich Sorgen, da die Wunde nicht richtig verheile und sich an Händen und Ellenbogen ein sehr ausgeprägter Bluterguss gebildet habe.

Es sei nicht das erste Mal, dass Max große Hämatome entwickle, das passiere immer wieder bei leichten Prellungen, z. B. an der Stirn und, wie jetzt, an den Knien; doch sie kenne das von sich selbst, wahrscheinlich liege das in der Familie. So schlimm wie jetzt sei es allerdings noch nie gewesen. Die Mutter erwähnt außerdem noch einen Vorfall vor einigen Jahren: Als sie ihren Sohn beim Spielen an den Armen hochhob und einmal im Kreis drehte, habe er sich beide Schultern ausgekugelt, aber das sei bestimmt nicht relevant.

Ansonsten sei Max vollkommen gesund, Vorerkrankungen seien nicht bekannt und er nehme keine Medikamente ein. Insgesamt macht Max einen aufgeweckten und lebhaften Eindruck.

Untersuchungsbefund

9-jähriges Kind in gutem AZ und EZ. Blutdruck, Puls und Körpertemperatur liegen im Normalbereich. Nach der Blutdruckmessung führen Sie noch den Rumpel-Leede-Test durch, woraufhin sich unterhalb der Stauung zahlreiche Petechien erkennen lassen. In der Inspektion fallen entlang der Schienbeine einzelne dunkle Flecken auf. Am linken, unverletzten Knie imponieren eine leicht faltige, papierne Haut und ein Hämatom; die Wunde am rechten Knie ist reizlos und ebenfalls von einer dünnen, leicht faltigen Haut umgeben. An Ellenbogen und Händen zeigen sich flächige Hämatome, die druckschmerzhaft sind. Insgesamt erscheint die Haut sehr weich und lässt sich stark dehnen.

In der orientierenden orthopädischen Untersuchung der Kniegelenke stellen Sie beidseitig eine deutliche Hyperextension fest, eine genaue Bestimmung des Bewegungsumfangs ist aufgrund der Verletzungen jedoch nicht möglich.

Weitere Befunde: Herztöne rein und rhythmisch, keine Vitien. Vesikuläratmen über allen Lungenabschnitten, keine Dämpfung, keine Rasselgeräusche. Abdomen weich, keine Abwehrspannung, kein Druckschmerz.

Laborbefund

Hämoglobin 12,4 g/dl; Hämatokrit 38 %; Erythrozytenzahl 4,6 Mio/µl; MCV 82 fl; MCH 27,0 pg; MCHC 32,6 g/dl; Leukozyten 7.300/µl; Thrombozyten 290.000/µl; INR 0,9; PTT 26 s; GOT 17 U/l; GPT 15 U/l; AP 130 U/l; GGT 13 U/l

Wie lautet Ihre Verdachtsdiagnose? An welche Differenzialdiagnosen müssen Sie denken?

Welches klinische Bild verursacht die Erkrankung?

Nennen Sie die Ursache der vorliegenden Erkrankung.

Wie ist die Epidemiologie dieser Erkrankung?

Welche Untersuchungen sind von Bedeutung?

Welche Therapiemaßnahmen sind bei der Erkrankung sinnvoll?

Welche Komplikationen der Erkrankung sind relevant?

Gibt es Präventionsmaßnahmen?

Wie ist das weitere Prozedere?

Verdachts-/Differenzialdiagnosen

Die akuten Beschwerden lassen zwar zunächst an eine Gerinnungsstörung denken, allerdings sind labormedizinisch keinerlei Veränderungen der Gerinnungsparameter feststellbar. In Kombination mit der Anamnese und den Befunden der klinischen Untersuchung ist am ehesten ein **Ehlers-Danlos-Syndrom vom klassischen Typ (cEDS)** zu vermuten. Diese Erkrankung zeichnet sich durch eine starke Hautdehnbarkeit, atrophe Narben und eine generalisierte Hypermobilität der Gelenke aus. Zusätzlich können u. a. vermehrt Luxationen auftreten. Die Erstvorstellung beim Kinderarzt erfolgt häufig aufgrund einer Hämatom- und Blutungsneigung. Da es sich beim cEDS um eine seltene Erkrankung handelt, sollten weitere Differenzialdiagnosen in Betracht gezogen werden:

- **Gerinnungsstörungen:** Auch bei angeborenen Gerinnungsstörungen findet sich eine erhöhte Blutungsneigung, allerdings liegen in den erhobenen Laborbefunden (s. o.) INR und PTT im Normbereich. Angesichts des positiven Rumpel-Leede-Tests käme, bei regelhafter Thrombozytenkonzentration, eine **Thrombozytopathie** infrage. Außerdem muss auch an ein **Von-Willebrand-Syndrom** gedacht werden, eine hereditäre hämorrhagische Diathese mit einer hohen Prävalenz (Schätzungen zufolge bis zu 1 %). Die Abklärung von Gerinnungsstörungen ist bedeutsam, um eine Komorbidität ausschließen bzw. adäquat behandeln zu können.
- **Andere Typen des Ehlers-Danlos Syndroms:** Es gibt zwölf weitere Subtypen des Ehlers-Danlos-Syndroms (➤ Tab. 1.1). Das hypermobile EDS ausgenommen, wird die Diagnose durch den Nachweis einer Mutation im entsprechenden Gen nachgewiesen. Für eine umfassendere Darstellung wird auf die weiterführende Literatur verwiesen.
- **Marfan-Syndrom:** Auch das Marfan-Syndrom umfasst ein breites Spektrum von Symptomen, wobei charakteristischerweise die Augen, das Skelett und das kardiovaskuläre System betroffen sind. Typisch ist die beidseitige Dislokation der Linse, die bei ca. 60 % der Patienten auftritt. Aufgrund eines übermäßigen Knochenwachstums imponiert ein marfanoider Habitus, bestehend aus langen Extremitäten, Arachnodaktylie, Thoraxdeformitäten, Skoliose und leichter Gelenkhypermobilität. Manche Patienten zeigen zudem eine geringgradige Überdehnbarkeit der Haut und eine Hämatomneigung.
- **Cutis-laxa-Syndrome:** Im Gegensatz zum cEDS ist bei diesen Erkrankungen die Haut kaum elastisch; überschüssige Haut hängt in losen Falten herab und kehrt nach einer Dehnung nur sehr langsam in die Ausgangsposition zurück. Die Haut ist allerdings nicht fragil und die Wundheilung nicht gestört. Es kann zu pulmonalen, kardialen, arteriellen und gastrointestinalen Anomalien kommen.
- **Loeys-Dietz-Syndrom:** Dieses Syndrom kann sich mit einer Vielzahl von Symptomen präsentieren, darunter durchscheinende, weiche Haut und Gelenkinstabilität, aber auch kraniofaziale Veränderungen und Gefäßschlängelungen, die für ein cEDS untypisch sind.
- **Familial Joint Hypermobility Syndrome:** Hierbei liegt zwar eine Hypermobilität der Gelenke vor, aber eine starke Hautdehnbarkeit und atrophe Narbenbildung sind nicht zu beobachten.
- **Occipital-Horn-Syndrom:** Erkrankte zeigen lockere Haut und Gelenke, Blasendivertikel, Inguinalhernien und Gefäßschlängelungen, aber keine besondere Hämatomneigung oder Hautbrüchigkeit. Typisch sind die keilförmigen Verkalkungen an den Ansatzpunkten des M. trapezius und der Mm. sternocleidomastoidei am Os occipitale. Labormedizinisch findet sich eine niedrige Konzentration von Kupfer und Coeruloplasmin.

Tab. 1.1 Subtypen des Ehlers-Danlos-Syndroms (Malfait 2017)

Subtypen	Hauptsymptome
Classical-like EDS	▪ Überdehnbare, weiche Haut, atrophen Narben ▪ Generalisierte Gelenkhypermobilität ▪ Hämatomneigung/spontane Ekchymose
Kardio-valvuläres EDS	▪ Schwere, fortschreitende kardiovalvuläre Probleme ▪ Überdehnbare, dünne Haut, atrophe Narben, Hämatomneigung
Vaskuläres EDS	▪ Arterienruptur oder -dissektion in jungen Jahren (< 40 Jahre) ▪ Spontane Perforation des Sigmoids ohne bekannte Divertikel oder anderweitige Darmpathologien ▪ Ruptur des Uterus im 3. Schwangerschaftstrimenon ohne vorherige Sectio bzw. ohne ausgeprägte peripartale Perineumverletzung ▪ Carotis-Sinus-cavernosus-Fistel ohne vorheriges Trauma
Hyper-mobiles EDS	▪ Generalisierte Gelenkhypermobilität ▪ Sehr weiche, leicht überdehnbare Haut, Striae ohne erkennbare Ursache, piezogene Papeln an beiden Fersen, wiederholte oder multiple Hernien ▪ Keine erhöhte Brüchigkeit der Haut
Arthro-chalasisches EDS	▪ Kongenitale bilaterale Hüftluxation ▪ Schwere generalisierte Gelenkhypermobilität mit multiplen (Sub-)Luxationen ▪ Überdehnbarkeit der Haut
Dermatos-paraktisches EDS	▪ Ausgeprägte Brüchigkeit der Haut mit kongenitalen oder postnatalen Rissen ▪ Kraniofaziale Besonderheiten (kongenital oder in der Kindheit entwickelt) ▪ Überschüssige, fast lockere Haut mit übermäßigen Falten an den Handgelenken und Knöcheln, verstärkte Faltenbildung in der Handinnenfläche

Tab. 1.1 Subtypen des Ehlers-Danlos-Syndroms *(Forts.)* (Malfait 2017)

Subtypen	Hauptsymptome
	▪ Starke Hämatomneigung ▪ Nabelhernien ▪ Postnatale Wachstumsverzögerung ▪ Kurze Gliedmaßen, Hände und Füße ▪ Perinatale Komplikationen aufgrund der erhöhten Rissigkeit des Bindegewebes
Kyphosko-liotisches EDS	▪ Kongenitale Muskelhypotonie ▪ Kongenitale oder frühe Kyphoskoliose ▪ Generalisierte Gelenkhypermobilität
Brittle-Cornea-Syndrom	▪ Dünne Kornea (zentrale Korneadicke < 400 μm), mit oder ohne Ruptur ▪ Früher fortschreitender Keratokonus ▪ Früher fortschreitender Keratoglobus ▪ Blaue Skleren
Spondylodys-plastisches EDS	▪ Kleinwuchs ▪ Muskelhypotonie ▪ Valgisierung/Varisierung der Gliedmaßen
Myo-pathisches EDS	▪ Kongenitale Muskelhypotonie bzw. -atrophie, die sich mit der Zeit verbessert ▪ Proximale Gelenkkontrakturen (Hüfte, Knie, Ellenbogen) ▪ Hypermobilität distaler Gelenke
Muskulo-kontrak-turales EDS	▪ Kongenital multiple Kontrakturen, typischerweise Adduktions-Flexions-Kontrakturen bzw. Klumpfüße ▪ Charakteristische kraniofaziale Besonderheiten (kongenital oder in truhen Jahren) ▪ Überdehnbare, leicht reißende Haut, Hämatomneigung, atrophe Narben, verstärkte Faltenbildung in der Handinnenfläche
Parodontales EDS	▪ Schwere, therapierefraktäre Parodontitis ▪ Fehlen der befestigten Gingiva ▪ Prätibiale Plaques

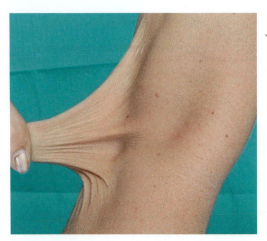

Abb. 1.1 Überdehnbarkeit der Haut: Die Haut lässt sich am Ellenbogen mehr als 3 cm abziehen. Diese Überdehnbarkeit (bei erhaltener Elastizität!) ist ein zentraler Anhaltspunkt für die Diagnose des cEDS und ermöglicht die Abgrenzung zu anderen Erkrankungen wie dem Cutis-laxa-Syndrom. [F997-001]

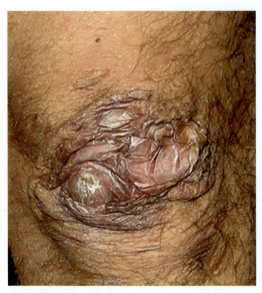

Abb. 1.2 Typische Narbe von papierener Beschaffenheit und Hämosiderin-Einlagerungen. Außerdem lässt sich ein molluskoider Pseudotumor erkennen, der sich wie hier im Bereich von Narben oder an Druckpunkten bilden kann. [F998-001]

Klinisches Bild

Typisch für ein cEDS sind die **Überdehnbarkeit der Haut** (➤ Abb. 1.1), die sich leicht abziehen lässt und dann schnell in die Ausgangsposition zurückkehrt, sowie eine **verzögerte Wundheilung** und eine **generalisierte Gelenkhypermobilität.** Die Haut weist eine sehr glatte, weiche Beschaffenheit auf und reißt leicht ein. Entstehende Wunden bluten tendenziell länger, verheilen nur langsam und weiten sich nach dem erfolgreichen Hautschluss deutlich. Besonders an Druckpunkten und Stellen, die anfällig für Verletzungen sind, finden sich daher große Narben, die infolge wiederholter Traumen hyperpigmentiert und faltig sein können. Insgesamt besteht eine erhöhte Hämatomneigung. Des Weiteren zeigen sich molluskoide Pseudotumoren (➤ Abb. 1.2), d. h. fleischige, erhabene Läsionen an Narben und Druckpunkten, oder subkutane Verkapselungen, also kleine zystenartige und frei verschiebliche Knoten in der Subkutis, die sich wie Reiskörner anfühlen.

Neben möglichen Luxationen stellen Gelenkinstabilität, Plattfüße, Gelenkergüsse und Arthrose weitere Komplikationen der Gelenkhypermobilität dar. Zudem klagen einzelne Patienten trotz unauffälliger Bildgebung über chronische Glieder- und Gelenkschmerzen.

Kardiale Manifestationen der Erkrankung umfassen einen Mitral- oder seltener einen Trikuspidalklappenprolaps sowie eine Aortenwurzeldilatation, die aber i. d. R. keine klinischen Konsequenzen nach sich ziehen.

Obwohl eher typisch für das EDS vom hypermobilen Typ, scheint der **Gastrointestinaltrakt** auch beim cEDS betroffen zu sein: Übelkeit, Erbrechen, gastroösophagealer Reflux und chronische Verstopfung gehören zu den häufig genannten Beschwerden.

Auch **neurologische Symptome** wie die primäre Muskelhypotonie mit einer verzögerten motorischen Entwicklung, Erschöpfungszustände und Muskelkrämpfe gehören zum klinischen Bild der cEDS.

MERKE

Bei generalisierter Gelenkhypermobilität, Überdehnbarkeit der Haut mit atrophen Narben und Hämatomneigung sollte an ein cEDS gedacht werden.

Ursachen

Das cEDS ist eine autosomal-dominant vererbte Bindegewebserkrankung, die auf einer Mutation von Kollagen-Genen beruht. Dabei weisen mehr als 90 % der Patienten eine heterozygote Mutation im *COL5A1*- oder, weniger häufig, im *COL5A2*-Gen auf. Beide Gene codieren für das Kollagen Typ V. In seltenen Fällen können auch spezielle Mutationen im *COL1A1*-Gen, das für Kollagen Typ I codiert, einen cEDS-Phänotyp hervorrufen. Veränderungen dieses Gens führen zu einem besonderen Risiko für Gefäßrupturen.

Kollagen Typ V erfüllt eine regulatorische Funktion in der Fibrillogenese und ist in geringen Mengen in diversen Geweben zu finden. Zusammen mit Kollagen Typ I bildet es Fibrillen. In der Regel liegt Kollagen als Heterotrimer vor, bestehend aus zwei α1-Unterheiten (codiert von *COL5A1*) und einer α2-Untereinheit (codiert von *COL5A2*). Ist wegen der heterozygoten Mutation die Menge einer der Untereinheiten verringert, können sich Heterotrimere nicht ausreichend zusammenlagern. Das Ergebnis ist eine gestörte Regulation der Fibrillogenese und damit eine verminderte Kollagenbildung. In der Folge fehlt den betroffenen kollagenhaltigen Geweben die Stabilität, was sich u. a. als Gelenkhypermobilität, Überdehnbarkeit der Haut und Hämatomneigung darstellt.

Es ist zwar eine ausgeprägte Variabilität der Krankheitsschwere beobachtbar, allerdings ließ sich bisher keine Genotyp-Phänotyp-Korrelation erkennen.

MERKE

Beim cEDS liegt eine heterozygote Mutation in den Genen des Typ-V-Kollagens *(COL5A1* und *COL5A2)*, selten auch in den Genen des Typ I Kollagens *(COL1A1)* vor.

Epidemiologie

Die Gruppe der Ehlers-Danlos-Syndrome tritt insgesamt mit einer Häufigkeit von ca. 1 : 5.000 auf, das cEDS nur mit einer Häufigkeit von ca. 1 : 20.000. Mit Blick auf die große klinische Variabilität und die milden Verlaufsformen, die nicht diagnostiziert werden, ist dies womöglich eine zu niedrige Schätzung.

Man geht davon aus, dass etwa 50 % der Mutationen de novo auftreten und etwa zu 50 % familiär bedingt sind.

Untersuchungen

Die Diagnose eines cEDS gelingt in zwei Schritten. Zunächst wird mithilfe der Kriterien der 2017 *International Classification of the Ehlers-Danlos Syndrome* eine klinische Diagnose gestellt. Dafür müssen das erste oder zweite Hauptkriterium oder 3 Nebenkriterien erfüllt sein (➤ Tab. 1.2).

Anschließend kann die Diagnose durch das Auffinden einer pathogenen Mutation im *COL5A1*- oder im *COL5A2*-Gen bestätigt werden. Im Allgemeinen erfolgt erst eine Sequenzierung des *COL5A1*-Gens; im Falle eines negativen Befunds wird *COL5A2* sequenziert und eine MLPA für *COL5A1* durchgeführt. Sollte weiterhin keine Mutation zu finden sein, kommt zumindest bei Patienten mit kardiovalvulären Problemen die Sequenzierung von *COL1A1* infrage. Zudem kann in manchen Fällen eine Kollagen-Typ-V-Anomalie durch einen *COL5A1*-Nullallel-Test gezeigt werden.

Tab. 1.2 Diagnosekriterien des Ehlers-Danlos-Syndroms [F998–001]

Hauptkriterien	Nebenkriterien
1. Überdehnbarkeit der Haut[1] und atrophe Narben 2. Generalisierte Gelenkhypermobilität[2]	1. Hämatomneigung 2. Weiche, teigige Haut 3. Hautbrüchigkeit (oder traumatische Aufspaltung) 4. Molluskoide Pseudotumoren 5. Subkutane Verkapselungen 6. Hernien 7. Epikanthus-Falte 8. Probleme durch Gelenkhypermobilität (z. B. Verstauchungen, [Sub-] Luxationen, Schmerzen, Plattfüße) 9. Positive Familienanamnese eines Angehörigen ersten Grades

Tab. 1.2 Diagnosekriterien des Ehlers-Danlos-Syndroms *(Forts.)* (nach Malfait 2017)

[1] Die Haut ist überdehnbar, wenn sie sich an drei der folgenden Stellen dehnen lässt: 1,5 cm am distalen Unterarm und auf dem Handrücken; 3 cm an Hals, Ellenbogen und Knien

[2] Eine generalisierte Gelenkhypermobilität wird mithilfe des Beighton-Scores beurteilt, ein Score von mindestens 5 gilt als positiv. Um der Altersabhängigkeit der Beweglichkeit gerecht zu werden und eine Überdiagnose bei Kindern und eine Unterdiagnose bei älteren Menschen zu vermeiden, wird empfohlen, für Kinder und Jugendliche einen Score von mindestens 6, für Menschen ab dem 50. Lebensjahr einen Score von mindestens 4 als positiv zu bewerten:

- Passive Dorsalflexion des 5. Fingers von > 90° (je Seite 1 Punkt)
- Daumen kann den Unterarm berühren (je Seite 1 Punkt)
- Überstreckung des Ellenbogens von mind. 10° (je Seite 1 Punkt)
- Überstreckung der Knie von mind. 10° (je Seite 1 Punkt)
- Bei gestreckten Knien können die Handflächen auf den Boden gelegt werden (1 Punkt)

Therapiemaßnahmen

Die Therapie des cEDS ist rein symptomatisch und beruht hauptsächlich auf Präventionsmaßnahmen, die Komplikationen der Haut- und Gelenkanomalien vorbeugen sollen.

Da v. a. Kinder sich häufig verletzen, profitieren sie besonders von Bandagen und Schützern für die Prädilektionsstellen, also etwa Knie, Ellenbogen, Kinn und Stirn. Kommt es zu offenen Wunden, sollten diese ärztlich versorgt und genäht werden, allerdings ohne Spannung. Dabei ist wichtig, dass mit einer großzügigen Anzahl an Stichen und idealerweise in zwei Schichten genäht wird und die Fäden doppelt so lange verbleiben wie gewöhnlich. Von Kontaktsportarten und übermäßiger Sonneneinstrahlung ist abzuraten. Darüber hinaus kann die Gabe von Vitamin C zu einer verringerten Hämatomneigung führen, die weitere Symptomkonstellation des cEDS bleibt davon jedoch unbeeinflusst; es wird eine Dosis von 2 g/d für Erwachsene empfohlen (für Kinder dementsprechend reduziert).

Im Rahmen der Gelenküberbeweglichkeit auftretenden Luxationen und daraus entstehenden Beschwerden bis hin zu chronischen Schmerzen lässt sich durch Physiotherapie und leichtes Krafttraining ohne Gewichte vorbeugen. Auf das übermäßige Strecken der Gelenke und derartige Manöver ist zugunsten der Gelenkstabilität zu verzichten. Bei bereits bestehenden Gelenkschmerzen können als Ultima Ratio antiinflammatorische Medikamente und Schmerzmittel appliziert werden (Acetylsalicylsäure ist zu vermeiden), jedoch unter Berücksichtigung evtl. zugrunde liegender neurologischer Ursachen, z. B. einer Nervenkompression.

Der Umgang mit kardiovaskulären Probleme entspricht dem Standardprozedere, nach der Diagnosestellung sollte aber zunächst eine Echokardiografie erfolgen, um eine kardiale Manifestation wie eine Aortenwurzeldilatation oder einen Mitralklappenprolaps festzustellen.

Komplikationen

Die Prognose des cEDS ist gut: Betroffene haben eine normale Lebenserwartung. Trotzdem können die Komplikationen der Erkrankung die Lebensqualität beeinflussen.

Infolge der fragilen Haut, der schlechten Wundheilung und der Hämatomneigung kommt es im Laufe des Lebens zu ästhetisch problematischer Narbenbildung und Hämosiderinablagerungen an den Prädilektionsstellen. Außerdem kann die Gelenküberbeweglichkeit in habituellen Luxationen und schließlich in einer Arthrose münden und mit chronischen Schmerzen einhergehen. Die Bindegewebsschwäche begünstigt die Entstehung von Hernien und führt im Rahmen einer Schwangerschaft zu einem erhöhten Risiko für Früh- und Steißgeburten sowie Perineumverletzungen, Blutungen, Uterus- und Blasenprolaps. Die Ruptur größerer Gefäße mit schweren inneren Blutungen stellt eigentlich nur in den seltenen Fällen einer *COL1A1*-Mutation eine Komplikation dar und ist eher typisch für ein vaskuläres EDS.

Präventionsmaßnahmen

Der Fokus liegt beim cEDS auf der Prävention von Komplikationen. Eine Aortenwurzeldilatation und ein Mitralklappenprolaps treten zwar auf, sind beim cEDS aber meist nicht klinisch relevant. Das Hauptaugenmerk liegt deshalb v. a. auf der Vermeidung von chronischen Haut- und Gelenkschädigungen.

Während der Schwangerschaft und nach der Geburt ist aufgrund des erhöhten Risikos eine engmaschige Überwachung zu empfehlen. Eine Pränataldiagnostik ist grundsätzlich möglich, jedoch eher ungewöhnlich, da das cEDS weder die Lebenserwartung verkürzt noch zu geistigen Behinderungen führt.

Bei endoskopischen Eingriffen ist das erhöhte Blutungsrisiko der Schleimhäute zu beachten und mit entsprechender Vorsicht vorzugehen.

Im Falle einer ausgeprägten Blutungsneigung oder im Zusammenhang mit Verletzungen oder Nasenbluten bzw. vor Operationen kann sich eine Behandlung mit Desmopressin zur Normalisierung der Blutungszeit als hilfreich erweisen.

Weiteres Prozedere

Die Familie ist auf die Möglichkeit einer genetischen Beratung hinzuweisen. Thematisiert werden müssen insbesondere Risiken bei bestehendem Kinderwunsch und die Wahrscheinlichkeit anderer Familienmitglieder, ebenfalls von der Erkrankung betroffen zu sein. Nach der Feststellung einer Mutation beim Indexpatienten kann die Verwandtschaft auf diese Mutation untersucht werden.

Zusammenfassung

Das cEDS ist zwar eine seltene Erkrankung, doch weist sie ein klassisches klinisches Erscheinungsbild auf: Überdehnbarkeit der Haut, atrophe Narben und eine generalisierte Gelenkhypermobilität kombiniert mit einer Hämatomneigung, die häufig zur Erstvorstellung führt. Angesichts der Komplikationen, v. a. Haut- und Gelenkschäden, ist eine frühzeitige Diagnose wichtig. Zunächst wird anhand der Haupt- und Nebenkriterien die Wahrscheinlichkeit eines cEDS evaluiert; anschließend sollte die Diagnose durch das Auffinden einer Mutation im *COL5A1*-, seltener im *COL5A2*- und in Einzelfällen auch im *COL1A1*-Gen molekulargenetisch bestätigt werden. Wenn sie sich auch nicht gänzlich verhindern lassen, so ist durch gezielte Prävention eine gute Kontrolle der Symptome möglich, sodass z. B. degenerative Gelenkveränderungen mit all ihren konsekutiven Beschwerden vermieden werden können.

ADRESSEN UND ANSPRECHPARTNER

Dr. Iliana Tantcheva-Poor
Spezialsprechstunde für Genodermatosen
Klinik und Poliklinik für Dermatologie und Venerologie
Universitätsklinikum Köln
Kerpener Str. 62
50937 Köln
Tel.: 0221/478 5086
E-Mail: iliana.tantcheva-poor@uk-koeln.de

Bundesverband der Ehlers-Danlos-Selbsthilfe e.V.
Postfach 11 02 02
33662 Bielefeld
Tel.: 05205/728 953
E-Mail: vorstand-bund@eds.selbsthilfe-ev.org
www.EDS-Selbsthilfe-eV.de

QUELLEN

Bowen JM, et al. Ehlers-Danlos syndrome, classical type. Am J Med Genet C Semin Med Genet 2017; 175C: 27–39.

Callewaert B, et al. Ehlers-Danlos syndromes and Marfan syndrome. Best Pract Res Clin Rheumatol 2008; 22(1): 165–189.

Kaurani P, et al. Ehlers-Danlos Syndrome – A case report. J Clin Diagn Res 2014; 8(3): 256–258.

Malfait F, et al. The 2017 International Classification of the Ehlers-Danlos syndromes. Am J Med Genet C Semin Med Genet 2017; 175C: 8–26.

Malfait F, Wenstrup R, De Paepe A. Ehlers-Danlos syndrome, classic type. In: Pagon RA, et al. (eds.). GeneReviews® [Internet]. Seattle, WA: University of Washington, Seattle; 1993–2017.

Morais P, et al. Classic Ehlers-Danlos syndrome: Case report and brief review of literature. Acta dermatovenerol Croat 2013; 21(2): 118–122.

Nalini A, et al. Family with Ehlers-Danlos syndrome (combined classic and vascular type) with rare presentation of progressive myopathy and unusual association of severe facial and trigeminal motor weakness. Neurol India 2017; 65: 561–565.

Paepe AD, Malfait F. Bleeding and bruising in patients with Ehlers-Danlos syndrome and other collagen vascular disorders. Br J Haematol 2004; 127: 491–500.

Punyaratabandhu P, et al. A case report of Ehlers-Danlos and Goldenhar syndromes. J Clin Exp Dermatol Res 2015; 6: 254.

Suttorp N, Möckel M, Siegmund B, Dietel M (Hrsg.). Harrisons Innere Medizin. 19. A. Stuttgart: Thieme 2016.

Wenstrup RJ, et al. Type V collagen controls the initiation of collagen fibril assembly. J Biol Chem 2004; 279(51): 53331–53337.

WEITERFÜHRENDE LITERATUR

Bowen JM, et al. Ehlers-Danlos syndrome, classical type. Am J Med Genet C Semin Med Genet 2017; 175C: 27–39.

Malfait F, et al. (2017). The 2017 International Classification of the Ehlers-Danlos syndromes. Am J Med Genet C Semin Med Genet 175C: 8–26.

Fall 2

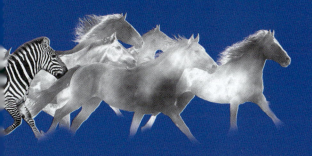

2

Wenn ALLES krank macht

Anna Weidlich und Martin Mücke

Anamnese

Angelika M. (51 Jahre), von Beruf Rechtsanwältin, stellt sich wegen brennender Bauchschmerzen, Übelkeit und Durchfall in Ihrer Praxis vor. Frau M. sucht Sie heute zum ersten Mal auf, nachdem sie nach eigenen Angaben schon bei mehreren Ärzten vorstellig geworden sei, ihr jedoch bisher niemand habe helfen können. Sie berichtet, dass ihre Beschwerden seit ungefähr 3 Jahren in Schüben aufträten und anfänglich ca. ½-jährlich, mittlerweile jedoch fast monatlich bestünden. Auf Nachfrage, ob es ein bestimmtes Ereignis gegeben habe, das zeitlich in Verbindung mit dem ersten Auftreten der Symptome gestanden haben könnte, erinnert sich die Patientin daran, unter einem schweren grippalen Infekt gelitten zu haben, kurz bevor die Beschwerden das erste Mal auftraten.

Die Patientin gibt an, neben den gastrointestinalen Beschwerden auch unter episodenartig auftretenden, starken Kopfschmerzen, störenden Ohrgeräuschen, einer bleiernen Müdigkeit sowie zeitweise auftretenden Konzentrationsproblemen zu leiden. Außerdem komme es laut Frau M. während der Schübe zu Hitzewallungen, die mit einer Rötung ihres Gesichts und einem Anstieg ihres Pulses einhergingen. Dabei nähmen die Symptome mit jeder Episode an Intensität zu, weswegen sich die Patientin aktuell kaum noch in der Lage fühle, ihrem gewohnten Alltags- und Berufsleben nachzugehen. Sie berichtet weiter, dass die Beschwerden häufig in Phasen aufgetreten seien, in denen sie durch ihren Beruf als Rechtsanwältin starkem Stress ausgesetzt gewesen sei. Deswegen sei sie zunächst davon ausgegangen, dass die Symptome rein stressbedingt seien. Auf die Frage, ob ihr weitere Auslöser für ihre Krankheitsepisoden aufgefallen seien (wie z. B. Temperaturwechsel, Medikamente oder bestimmte Nahrungsmittel), erinnert sich Frau M., seit etwa 1 Jahr keinen Rotwein mehr getrunken zu haben, da dies ihre Symptome an den darauffolgenden Tagen merklich verschlechtert hätte. Weitere Auslöser seien ihr bisher nicht aufgefallen. Die naheliegende Frage, ob es denn etwas gäbe, was die Symptome während der Schübe lindert, gibt die Patientin an, dass zeitweise die Tabletten helfen würden, die ihr Mann immer gegen Heuschnupfen einnähme. Diese hatte sie ausprobiert, da sich die Beschwerden zu Beginn ähnlich wie ein Heuschnupfen angefühlt hätten, v. a. wegen der laufenden Nase. Abschließend fragen Sie die Patientin noch, ob ihr aufgefallen sei, dass sie in letzter Zeit schneller blaue Flecken bekäme, wenn sie sich stoße o. Ä. Nach kurzem Zögern bejaht Frau M. erstaunt diese Frage; sie hatte das bisher nie mit ihren sonstigen Beschwerden in Verbindung gebracht. Und ihr fällt dabei noch ein, dass sie auch noch andere, rötlich-braune Flecken an den Oberschenkeln habe.

Sie betont noch einmal, dass sie sehr hofft, dass Sie ihr endlich weiterhelfen können. Durch die ganzen Beschwerden habe sie kaum noch Lebensqualität und auch in den kurzen, symptomfreien Intervallen sei sie ständig müde und warte schon ängstlich auf die nächste Episode. Die Patientin händigt Ihnen abschließend noch Unterlagen und Befunde von zahlreichen bereits durchgeführten Koloskopien und Gastroskopien aus. Gemeinsam ist all diesen Befunden, dass zwar wiederholt eine leichte *Helicobacter*-negative Gastritis sowie kleinere Duodenalulzera gesehen, jedoch stets als nicht beschwerdeerklärend eingestuft wurden.

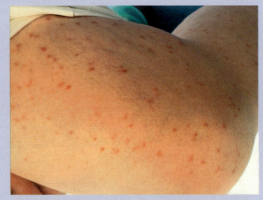

Abb. 2.1 Charakteristische rötlich-braune Hautveränderungen (hier im rechten Schulterbereich) [P240][1]

Untersuchungsbefund

51-jährige Frau in leicht reduziertem AZ und EZ (167 cm, 53 kg, BMI 19,0 kg/m^2). Leichte Rötung des Gesichts. Herz und Lunge unauffällig. Abdomen: diffuser Druckschmerz im Oberbauch, keine Resistenzen, keine Abwehrspannung, lebhafte Peristaltik. An Rumpf und Oberschenkeln finden sich gleichmäßig verteilt einige rötlich-braune Flecken (ca. 1 cm Durchmesser; ➤ Abb. 2.1). Durch mechanische Reibung dieser Flecken lässt sich eine Quaddelbildung provozieren (positives Darier-Zeichen). Orthopädisch orientierend unauffällig. Neurologisch Angabe von Kopfschmerzen sowie Konzentrationsproblemen, ansonsten unauffällig.

Laborbefund

Leukozyten 7,4 Tsd/µl; Erythrozyten 4,97 Mio/µl; Hb 14,6 g/dl; Hkt 44 %; MCV 91 fl; MCH 31,2 pg; MCHC 33,7 g/dl; Thrombozyten 220 Tsd/µl; Quick 99 %; INR 0,92; PTT 29 s; Natrium 142 mmol/l; Kalium 4,4 mmol/l; Serumkreatinin 0,9 mg/dl; Harnstoff 26 mg/dl; GOT (AST) 69 U/l; GPT (ALT) 71 U/l; GGT 78 U/l; Bilirubin gesamt 1,2 mg/dl; Lipase 54 U/l; Pankreasamylase 62 U/l; Tryptase 103 ng/ml

Wie lautet die Verdachtsdiagnose?

Welches klinische Bild verursacht die Erkrankung?

An welche Differenzialdiagnosen müssen Sie denken?

Wie ist die Pathogenese?

Welche weiteren Untersuchungen sollten veranlasst werden?

Gibt es sinnvolle Therapiemaßnahmen?

Welche Komplikationen der Erkrankung können auftreten?

Wie ist das weitere Prozedere?

---

[1] Das Bild wurde freundlicherweise von einem Patienten zur Verfügung gestellt.

Verdachtsdiagnose

Anamnese, klinische Befunde und Laboruntersuchungen wirken zunächst unspezifisch und lassen nicht sofort an eine bestimmte Erkrankung denken. Die diffusen gastrointestinalen Beschwerden (Bauchschmerzen, Übelkeit, Diarrhö), Kopfschmerzen, Symptome einer vegetativen Dysregulation (Flush, Tachykardie, Hypotonie) und eine allgemeine Schwäche (Fatigue) lassen prinzipiell eine Vielzahl von möglichen Diagnosen zu. Das gleichzeitige Auftreten von Beschwerden in verschiedenen Körpersystemen, die vorangegangene Konsultation von Ärzten unterschiedlicher und auch gleicher Fachdisziplinen („Doctor-Hopping") und das Vorliegen von pathologischen Befunden, die das Gesamtbeschwerdebild nicht zu erklären vermögen, sollten den Verdacht auf eine Störung der Immunzelle lenken, die als einziger Zelltyp alle Körpersysteme kontrolliert: die Mastzelle. Tatsächlich finden sich bei der Patientin ein stark erhöhter Tryptase-Wert (103 ng/ml) sowie ein auffälliger Hautbefund inkl. positivem Darier-Zeichen, die den Verdacht auf das Vorliegen einer **systemischen Mastozytose** stützen. Auch das episodische Auftreten der Beschwerden sowie die Verkürzung der beschwerdefreien Intervalle sprechen hierfür.

Klinisches Bild

Die Mastozytose ist eine Erkrankung, die durch eine Vermehrung von Mastzellen in verschiedenen Geweben gekennzeichnet ist. Hier sind v.a. Haut und Knochenmark zu nennen, aber auch in allen Geweben und anderen Organen wie Milz, Leber und Gastrointestinaltrakt kann es zu einem vermehrten Vorkommen von Mastzellen kommen. Durch diese vielfältigen Manifestationsorte und die daraus resultierenden Beschwerden umfasst diese Erkrankung einen großen Symptomkomplex, der eine Diagnosefindung häufig erschwert (➤ Tab. 2.1).

Es werden verschiedene Formen der Mastozytose unterschieden (➤ Tab. 2.2).

Die überwiegend Kinder und Jugendliche betreffenden **kutanen Formen** der Mastozytose sind durch eine ausschließliche Mastzellvermehrung in der Haut gekennzeichnet. Hierbei ist die makulopapulöse Variante die häufigste kutane Mastozytose. Sie tritt bei betroffenen Kindern meist innerhalb der ersten 2 Lebensjahre auf. Bei mehr als der Hälfte der kutanen Mastozytosen des Kindesalters kommt es bis zur Adoleszenz zu einer spontanen Rückbildung der Erkrankung. Alle kutanen Formen sind durch das charakteristische Erscheinungsbild rötlich brauner, teils erhabener Flecken gekennzeichnet, deren Größe von einigen Millimetern bis hin zu einigen Zentimetern reichen kann. Typischerweise finden sich diese Hautveränderungen bei der ma-

Tab. 2.1 Mögliche Symptome einer Mastozytose

Haut	▪ Flush ▪ Urtikarieller Ausschlag ▪ Juckreiz ▪ Neigung zu blauen Flecken
Gastrointestinaltrakt	▪ Bauchschmerzen ▪ Übelkeit ▪ Erbrechen ▪ Diarrhö ▪ Ulzera
Muskuloskelettales System	▪ Knochenschmerzen ▪ Osteoporose ▪ Muskelschmerzen ▪ Gelenkschmerzen
Neurologische Symptome	▪ Kopfschmerzen ▪ Konzentrationsprobleme ▪ Müdigkeit (Fatigue) ▪ Wortfindungsstörungen
Herz-Kreislauf-System	▪ Tachykardie ▪ Hypotonie oder Hypertonie
Lunge/Atemwege	▪ Rhinorrhö ▪ Dyspnoe ▪ Mukus
Leber	▪ Hepatomegalie ▪ Leberwerterhöhung
Milz	▪ Splenomegalie
Sonstige	▪ Tinnitus ▪ Rasche Erschöpfbarkeit ▪ Gewichtsabnahme

Tab. 2.2 WHO-Klassifikation der Mastozytose (Arber et al. 2016 und AWMF 2010)

Kategorie	Subklassen/Subformen	Prognose
Kutane Mastozytose (CM)	Makulopapulöse kutane Mastozytose (MPCM) (früher: Urticaria pigmentosa [UP])	Gut
	Diffuse kutane Mastozytose (CDM)	Gut
	Mastozytom (MIS)	Gut
Systemische Mastozytose	Indolente systemische Mastozytose (ISM)	Gut
	Schwelende („smouldering") systemische Mastozytose (SM)	Gut
	Systemische Mastozytose mit assoziierter hämatologischer Neoplasie (SM-AHN)	Abhängig von assoziierter hämatologischer Erkrankung
	Aggressive systemische Mastozytose (ASM)	Schlecht
	Mastzellleukämie (MCL)	Schlecht
Mastzellsarkom (MSC)		Schlecht

kulopapulösen und der diffusen kutanen Form über Oberschenkel und Rumpf der Erkrankten verteilt, während es beim Mastozytom zum Auftreten eines solitären Mastzellherdes kommt. Werden die betroffenen Hautstellen mechanisch gereizt, kommt es in der Regel innerhalb weniger Sekunden zu einer Rötung sowie eventuellen urtikariellen Schwellung der Haut (Darier-Zeichen).

Bei den **systemischen Formen** kommt es auch zu einer Mastzellvermehrung in anderen Organen als der Haut. Hier ist v. a. das Knochenmark zu nennen, aber auch eine Vermehrung in Leber, Milz, Gastrointestinaltrakt und Lymphknoten ist möglich. Etwa 90 % der Patienten mit systemischem Befund weisen zudem auch eine makulopapulöse kutane Mastozytose auf. Die häufigste Variante des Erwachsenen ist die indolente systemische Mastozytose. Genauso heterogen wie die Gruppe der systemischen Mastozytosen ist auch ihr klinisches Erscheinungsbild. Bei allen Formen können gastrointestinale Beschwerden wie Abdominalschmerzen, Übelkeit und Diarrhöen auftreten. Auch Tachykardie, Hypotonie, Flush-Symptomatik, Tinnitus, Muskelschmerzen und Abgeschlagenheit sind mögliche klinische Ausprägungen eines systemischen Befunds. Bei der systemischen Mastozytose mit assoziierter hämatologischer Neoplasie wird das klinische Bild durch die assoziierte hämatologische Erkrankung aus dem Bereich der myeloischen und lymphatischen Neoplasien geprägt. Die aggressive systemische Mastozytose zeigt charakteristischerweise einen progredienten Verlauf, der mit Organdestruktion und Funktionsverlust der betroffenen Organe einhergeht. Durch einen starken Befall des Knochenmarks kommt es zur Verdrängung der weiteren Zellreihen und damit verbunden zu Zytopenien oder Myelofibrose. Je nach Organbefall können Hepato-/Splenomegalien, Osteoporose sowie Osteolysen mit pathologischen Frakturen auftreten (➤ Tab. 2.1).

Differenzialdiagnosen

Das sehr heterogene klinische Bild und die oft unspezifischen Symptome lassen eine Vielzahl möglicher Differenzialdiagnosen zu. Einige werden im Folgenden kurz beleuchtet.

DD der kutanen Mastozytose

- **Neurofibromatose Typ 1:** ist eine häufige genetische Erkrankung, die v. a. die Haut und das Nervensystem betrifft. Das Hauptmerkmal sind charakteristische Hautveränderungen, sog. Café-au-lait-Flecken. Diese Café-au-lait-Flecken sind bis zu mehrere Zentimeter große, unscharf begrenzte braune Flecken, die über den gesamten Körper verteilt sein können. Das für die kutane Mastozytose typische Darier-Zeichen ist bei dieser Erkrankung nicht auslösbar. Die Diagnose der Neurofibromatose Typ 1 wird anhand diagnostischer Kriterien gemäß der *NIH Consensus Development Conference* von 1987 gestellt.

- **Dermatofibrom:** kann durch seine Größe (wenige Zentimeter) und das solitäre Auftreten an Extremitäten und Rumpf als Differenzialdiagnose zum Mastozytom in Betracht gezogen werden. Es handelt sich um einen gutartigen Tumor der Haut, der sich als bräunlicher, nicht schmerzhafter Knoten manifestiert.

DD der systemischen Mastozytose
- **Gastrointestinale Erkrankungen:**
  - **Nahrungsmittelallergien/-intoleranzen:** sind besonders durch ihre diffusen gastrointestinalen Symptome und evtl. auftretenden kutanen Manifestationen eine wichtige Differenzialdiagnose zur systemischen Mastozytose. Die Diagnosestellung einer Nahrungsmittelallergie beinhaltet neben einer ausführlichen Ernährungsanamnese auch Hauttests (Prick-Test, Intrakutantest), Blutuntersuchungen auf spezifische IgE-Antikörper sowie mögliche Provokationstests. Speziell die Histaminintoleranz zeigt, v. a. in den Bereichen Triggerfaktoren und Klinik, viele Überschneidungen mit der systemischen Mastozytose.
  - **Chronisch-entzündliche Darmerkrankungen:** zeigen charakteristische, den Gastrointestinaltrakt betreffende, Symptome wie Diarrhöen, Abdominalschmerzen und mögliche Übelkeit. Zum Ausschluss bzw. zur Bestätigung dieser Erkrankungsgruppe muss eine Koloskopie (inkl. einer histopathologischen Untersuchung einer Biopsie) erfolgen.
- **Immunologische/neoplastische Erkrankungen:**
  - **Neuroendokriner Tumor (NET):** geht aus Zellen des neuroendokrinen Systems hervor und ist meist im Gastrointestinaltrakt lokalisiert. Hierfür charakteristische Symptome sind Flush, Diarrhö

und eine kardiale Symptomatik. All diese Symptome lassen sich auch bei einer systemischen Mastozytose wiederfinden und machen eine klinische Unterscheidung schwierig. Erst die laborchemische Testung auf den Tumormarker Chromogranin A in Kombination mit der Testung von 5-Hydroxyindolessigsäure im 24-h-Sammelurin geben Aufschluss über das mögliche Vorliegen eines NET. Zusätzlich sollte eine bildgebende Diagnostik wie CT oder PET-CT (DOTATOC-PET) zur Lokalisation des Tumors durchgeführt werden.

- **Hereditäres Angioödem (HAE, ➤ Kap. 6):** ist eine seltene Erkrankung, bei der es durch einen Gendefekt zu einem Proteinmangel (C1-Esterase-Inhibitor, C1-INH) und daraus resultierend zu Ödemen der Haut, Schleimhaut und an inneren Organen kommen kann. Bei Ödemen im Gastrointestinaltrakt kann es zu Krämpfen und Abdominalschmerzen kommen. Ödeme des Gesichts gehen häufig mit einer Rötung einher. Die laborchemische Diagnostik bei Verdacht auf ein HAE beinhaltet die Messung der C1-INH-Konzentration, der C1-INH-Aktivität sowie die Konzentrationsmessung des Komplementfaktors C4. Beim Vorliegen eines HAE Typ 1 und 2 finden sich Auffälligkeiten dieser Werte.

MERKE

Bei schon länger bestehenden diffusen gastrointestinalen Beschwerden wie Übelkeit, Abdominalschmerz und Diarrhö immer auch die Mastozytose als mögliche Differenzialdiagnose in Betracht ziehen!

Pathogenese

Mastzellen entwickeln sich aus pluripotenten Stammzellen des Knochenmarks und werden zunächst als Vorläuferzellen, sog. Mastzell-Progenitoren, aus dem Knochenmark ins Blut freigesetzt. Erst wenn diese Vorläufer in Gewebe einwandern, kommt es dort durch verschiedene Einflussfaktoren zur Differenzierung und Entwicklung der reifen Mastzellen. Einer der wichtigsten Faktoren bei der Reifung ist der **Stammzell-**

faktor (SCF), der als Ligand des KIT-Rezeptors, einer transmembranären Tyrosinkinase, dient. Neben der Differenzierung induziert der SCF auch die Proliferation und das Überleben der Mastzelle sowie deren Mediatorenfreisetzung. Durch eine Gain-of-function-Mutation in Codon 816 des für den KIT-Rezeptor codierenden Gens kommt es zu einer SCF-unabhängigen **Daueraktivierung der Tyrosinkinase** und somit zu unkontrollierter Proliferation, verlängertem Überleben und erleichterter Mediatorenfreisetzung. Zudem kommt es zu einer abnormen Infiltration klonaler mutierter Gewebsmastzellen von verschiedenen Organen und Geweben. Das Auftreten weiterer Mutationen, neben der **KIT-Mutation,** als mögliche Ursachen einer Mastozytose ist inzwischen in einer Reihe von Untersuchungen nachgewiesen worden.

Der Begriff **Mastozytose** beschreibt eine sehr heterogene Gruppe von verschiedenen seltenen Erkrankungen. So unterschiedlich wie diese Subtypen sind auch deren Symptome und somit das klinische Erscheinungsbild der Mastozytose. Verantwortlich hierfür sind die Anreicherung neoplastischer Mastzellen in verschiedenen Organen und Geweben sowie die Freisetzung zahlreicher Mediatoren (**>** Tab. 2.3).

Tab. 2.3 Ausgewählte Mastzellmediatoren

Mediator	Ausgewählte Wirkungen
Histamin	Vasodilatation, gesteigerte Membranpermeabilität, Angiogenese, Chemotaxis, Steigerung von Peristaltik und Säuresekretion im Magen
Serotonin	Vasokonstriktion, Förderung der Blutgerinnung, Übelkeit, Erbrechen, Schmerz
Tryptase	Schmerz, Inflammation, Gewebszerstörung, Freisetzung von Neuropeptiden
Chymase	Angiotensin-II-Bildung, Inflammation, Schmerz
Carboxy-peptidase A	Modifikation von Proteinen (z. B. Synthese von Angiotensin II)

Tab. 2.3 Ausgewählte Mastzellmediatoren *(Forts.)*

Mediator	Ausgewählte Wirkungen
Bradykinin	Vasodilatation, erhöhte Gefäßpermeabilität, Schmerz, Chemotaxis
Heparin	Hemmung der Blutgerinnung, Angiogenese, Modulation anderer Mastzellmediatoren, Osteoporose
Substanz P	Vasodilatation, erhöhte Gefäßpermeabilität, Schmerz, Chemotaxis, Schmerz
Prostaglandin D2	Bronchokonstriktion, Vasodilatation, Schmerz
Leukotrien C4	Vasokonstriktion, Schmerz
Plättchen-aktivierender Faktor	Vasodilatation, Inflammation, Thrombozytenaktivierung
Vascular Endothelial Growth Factor (VEGF)	Angiogenese
Thromboxan A2	Thrombozytenaggregation, Vasokonstriktion
Zytokine und Chemokine (IL-1–6, IL-9, IL-10, IL-13, TNF-α)	Inflammation, Schmerz, Gewebszerstörung
NO	Vasodilatation

IL: Interleukin; TNF-α: Tumornekrosefaktor alpha, NO: Stickstoffmonoxid

Weitere Untersuchungen

Welche weiterführende Diagnostik durchgeführt wird, hängt davon ab, ob beim Patienten das Vorliegen einer kutanen oder einer systemischen Form der Mastozytose vermutet wird.

Bei den **kutanen Formen** sind eine ausführliche Anamnese, das kutane Erscheinungsbild sowie ein positives Darier-Zeichen zunächst richtungweisend. Zur Sicherung der Diagnose muss eine Biopsie der Haut erfolgen. Nach histochemischer und immunhistochemischer Färbung (Giemsa, Antikörper gegen Tryptase, CD117 und CD25) zeigen sich bei der kutanen Mastozytose typischerweise intradermale Mastzellinfiltrate. Zusätzlich sollten die Serum-Tryptase sowie die Konzentration von N-Methylhistamin im 24-h-Sammelurin bestimmt werden. Diese Werte liegen bei den kutanen Varianten regelhaft im Normbereich und lassen so eine Abgrenzung zu den systemischen Formen der Mastozytose zu. Sollte der klinische Verlauf unkompliziert und der Tryptasewert niedrig sein, sind keine weiteren Untersuchungen indiziert. Eine regelmäßige Tryptasekontrolle wird jedoch empfohlen.

Die Diagnose **systemische Mastozytose** wird anhand spezifischer WHO-Diagnosekriterien gestellt (➤ Tab. 2.4).

Tab. 2.4 WHO-Diagnosekriterien der Mastozytose [F940–002]

Hauptkriterium
▪ Multifokale, dichte Mastzellaggregate (> 15 Mastzellen) in der Knochenmarksbiopsie und/oder in Biopsien aus anderen extrakutanen Organen

Nebenkriterien
▪ Mehr als 25 % der Mastzellen in den Infiltraten sind spindelförmig geformt, oder mehr als 25 % aller Mastzellen im Knochenmarkspräparat bzw. des Präparats aus einem anderen, extrakutanen Organ sind unreif oder atypisch.
▪ KIT-Punktmutation in Codon 816 in Mastzellen aus dem Knochenmark oder aus einem anderen extrakutanen Organ.
▪ Mastzellen im Knochenmark oder einem anderen extrakutanen Organ exprimieren die Antigene CD2 und/oder CD 25.
▪ Eine basale Tryptase-Konzentration im Serum von > 20 ng/ml (bei einer bestehenden myeloischen Neoplasie ist dieses Kriterium zur Feststellung einer systemischen Mastozytose nicht geeignet).

Dabei ist das Vorhandensein multifokaler, dichter Mastzellaggregate (> 15 Mastzellen) in der Knochenmarksbiopsie oder der Biopsie eines anderen extrakutanen Organs das einzige Hauptkriterium. Neben diesem Hauptkriterium existieren vier Nebenkriterien. Die ersten drei Nebenkriterien sind: gehäuftes Auftreten spindelförmiger oder atypischer Mastzellen, Vorliegen einer KIT-Punktmutation in Codon 816 und Antigen CD2 und/oder CD25 exprimierende Mastzellen jeweils in Knochenmarksausstrichen oder Biopsien aus anderen, extrakutanen Organen. Das vierte Nebenkriterium, eine basale Tryptasekonzentration im Serum von > 20 ng/ml, ist bei einer bestehenden myeloischen Neoplasie nicht zur Diagnosestellung geeignet. Für die Diagnose einer systemischen Mastozytose müssen entweder das Haupt- und ein Nebenkriterium oder drei Nebenkriterien erfüllt sein.

Die weiteren Untersuchungen sind somit:
- eine (erneute) Bestimmung der **Serum-Tryptase,**
- eine **histologische/immunhistochemische Untersuchung** einer Biopsie aus dem Knochenmark oder einem anderen extrakutanen Gewebe,
- eine **molekulargenetische Untersuchung** des Präparats zum Nachweis oder Ausschluss der KIT^{D816V}-Mutation.

Optional kann die Bestimmung von **N-Methylhistamin im 24-h-Sammelurin** erfolgen (nicht erforderlich für die Diagnosekriterien, aber eine nichtinvasive ergänzende Untersuchung).

Therapiemaßnahmen

Zur medikamentösen Therapie der Mastozytose gibt es bisher nur wenige groß angelegte Studien, sodass mögliche Therapieansätze auf klinischen Erfahrungen bei der Behandlung einzelner Patienten beruhen. Die Evidenzstufe der Therapieempfehlungen ist daher gering (Evidenzstufe IV). Jede medikamentöse Therapie einer Mastozytose sollte demzufolge jedem Patienten individuell angepasst und engmaschig kontrolliert werden.

Da eine kurative Therapie der Mastozytose bislang nicht zur Verfügung steht, stehen bei der Behandlung v. a. folgende drei Aspekte im Vordergrund:

1. **Verminderte Mediatorenfreisetzung/Mastzellstabilisierung:**
   - *Meidung von Triggerfaktoren:* Es gibt bestimmte Faktoren, die eine Freisetzung von Mediatoren

aus Mastzellen bewirken können. Diese Trigger können von Patient zu Patient sehr unterschiedlich sein. Zu den möglichen Auslösern gehören z. B. Nahrungsmittel, Alkohol, bestimmte Medikamente, Infektionen, Insektengifte, aber auch Stress sowie emotionale Erregung.

– *Cromoglicinsäure:* Über eine Hemmung des Kalziumeinstroms stabilisiert Cromoglicinsäure die Mastzellmembran und verhindert somit die Freisetzung von Mediatoren.
– *Ketotifen:* wirkt wie die Cromoglicinsäure als Mastzellstabilisator. Zudem ist das Medikament ein kompetitiver H_1-Rezeptor-Antagonist, wodurch zusätzlich die Wirkung von Histamin blockiert wird.
– *Glukokortikoide:* Auch Glukokortikoide stabilisieren die Mastzellmembran und vermindern so die Freisetzung von Mastzellmediatoren.

2. **Symptomkontrolle:**
– *Gastrointestinale Beschwerden:* Zur Hemmung gesteigerter Magensäuresekretion und zur Behandlung der dadurch entstehenden gastritischen Beschwerden können H_2-Rezeptor-Antagonisten sowie Protonenpumpeninhibitoren eingesetzt werden. Bei Übelkeit und Erbrechen ist der Einsatz von $5-HT_3$-Rezeptor-Antagonisten möglich.
– *Kutane Symptome:* Das Auftreten kutaner Symptome wie Juckreiz, Rötung und Schwellung kann durch topische Glukokortikoide und H_1-Rezeptor-Antagonisten behandelt werden. Einige Patienten berichten zudem von einer Besserung der kutanen Symptomatik durch den Einsatz von Lichttherapie (UVA1) oder Photochemotherapie (PUVA).
– *Schmerzen:* Zur Schmerztherapie wird beim Vorliegen einer Mastozytose vorrangig die Verwendung von Paracetamol empfohlen, da NSAR sowie Metamizol mögliche Trigger für eine Mediatorenfreisetzung darstellen.
– *Asthmoide Beschwerden:* Leukotrienantagonisten hemmen die bronchokonstriktorische Wirkung der Leukotriene und wirken zudem antiinflammatorisch.

– *Osteoporose:* Leiden Patienten unter einer Mastozytose-induzierten Osteoporose, können Bisphosphonate zur Behandlung eingesetzt werden.

■ **Reduktion der Mastzellzahl:**
– *Ciclosporin:* Durch die Dauergabe des Immunsuppressivums Ciclosporin kann versucht werden, die Mastzellzahl und das unkontrollierte Wachstum der Mastzellen zu reduzieren.
– *Glukokortikoide:* Wie beim Einsatz von Ciclosporin, kann durch die Dauergabe von systemischen Glukokortikoiden eine Reduktion der Mastzellzahl angestrebt werden.
– *Interferon-α:* Bei fortgeschrittenen oder aggressiven Verläufen einer Mastozytose kann mittels Interferon-α eine Mastzellreduktion angestrebt werden. Berichten zufolge zeigte diese Therapie bisher jedoch nur bei einem Teil der behandelten Patienten eine zytoreduktive Wirkung.
– *2-Chlorodesoxyadenosin:* Dieses Zytostatikum kann bei therapierefraktären, aggressiven Formen der Mastozytose als weitere Behandlungsmöglichkeit eingesetzt werden. Durch die Vielzahl an mitunter schweren Nebenwirkungen muss vorher jedoch eine genaue Risiko-Nutzen-Analyse erfolgen.
– *Imatinib:* Obwohl die Entstehung der Mastozytose eng mit der Mutation der Tyrosinkinase KIT verbunden ist, kommt der Tyrosinkinase-Inhibitor Imatinib nicht als Behandlungsoption in Betracht. Zumindest bei Patienten mit der am häufigsten vorkommenden Mutation in Exon 17 (KIT^{D816V}) ist Imatinib durch eine, aus der Mutation resultierende sterische Änderung des Rezeptors wirkungslos.

Neben den möglichen medikamentösen Therapieansätzen sollten bei der Behandlung von Patienten mit Mastozytose noch einige allgemeine Maßnahmen bedacht werden. An Mastozytose erkrankte Patienten haben eine **erhöhte Neigung zu Anaphylaxien.** Auslöser hierfür sind v. a. Insektenstiche, aber auch Medikamente oder Nahrungsmittel. Über dieses Risiko müssen die Patienten aufgeklärt werden; zudem muss vor etwaigen Operationen der Anästhesist über das Vorliegen einer Mastozytose informiert werden. Außerdem sollte allen

Mastozytose-Patienten mit Anaphylaxieanamnese ein Notfallset, bestehend aus einem Adrenalin-Autoinjektor, einem flüssigen Antihistaminikum und einem Glukokortikoid, rezeptiert werden.

MERKE

Aufgrund der großen Heterogenität in der Pathogenese der Mastozytose und ihres vielfältigen klinischen Erscheinungsbildes gibt es kein festes Schema, nach dem Betroffene therapiert werden. Selbst Patienten mit der gleichen Subform (z. B. der indolenten systemischem Mastozytose) zeigen mitunter völlig unterschiedliche Ausprägungen in ihren Symptomen und müssen daher individuell und unter regelmäßiger ärztlicher Kontrolle behandelt werden.

Weiteres Prozedere

Zunächst sollte die Patientin über die Verdachtsdiagnose der systemischen Mastozytose aufgeklärt werden. Da bereits ein aktueller Serum-Tryptasewert vorliegt, ist eine weitere Blutabnahme nicht notwendig. Ergänzend zur Tryptase-Bestimmung kann bei der Patientin die Messung von N-Methylhistamin im 24-h-Sammelurin erfolgen; eine Erhöhung würde die Verdachtsdiagnose erhärten. Da in der Laborkontrolle die Leberwerte erhöht waren, sollte eine Abdomensonografie zum Ausschluss oder Nachweis einer Hepato- und/oder Splenomegalie erfolgen.

Weiterführend wird der Patientin das weitere Prozedere erklärt, das nötig ist, um die Diagnose endgültig zu sichern. Dazu muss noch eine Knochenmarksbiopsie inkl. immunhistochemischer Untersuchung sowie eine molekulargenetische Untersuchung des Präparats auf eine funktionell relevante KIT-Mutation durchgeführt werden.

Nach Erhalt aller Ergebnisse und der Bestätigung der Diagnose werden mit der Patientin die möglichen Therapieansätze besprochen, und es wird eine medikamentöse Therapie eingeleitet. Da jeder Patient mit einer Mastozytose sehr individuell auf verschiedene Medikamente reagiert, werden v. a. zu Therapiebeginn engmaschige Kontrollen durch den behandelnden Arzt durchgeführt. Bei diesen Terminen sollte zudem regelmäßig eine Kontrolle der Tryptase- und der Leberwerte sowie des Blutbilds (Eosinophilie, Monozytose, andere Penien oder Zytosen) erfolgen.

Abschließend wird die Patientin über das erhöhte Anaphylaxierisiko und die Anwendung eines Notfallsets aufgeklärt, zudem werden mögliche Triggerfaktoren der Mastozytose besprochen.

Komplikationen

Bei den kutanen Formen der Mastozytose gibt es keine relevanten Komplikationen, zumal die in der Kindheit auftretenden Verlaufsformen meist eine Remission bis zur Pubertät zeigen.

Die **indolente systemische Mastozytose** verläuft im günstigsten Fall nur langsam progredient. Bei einer gastrointestinalen Manifestation dieser Mastozytoseform kann es durch eine überschießende Magensäuresekretion zu Ulzera und damit verbunden zu gastrointestinalen Blutungen kommen. Auch Malabsorption sowie eine Hepatosplenomegalie sind weitere mögliche Komplikationen.

Im Rahmen einer **aggressiven systemischen Mastozytose** kann es durch die rasche Progredienz zu Verlusten von Organfunktionen, zu Aszites, Malabsorption und Zytopenie kommen. Zudem können bei der aggressiven Verlaufsform, im Rahmen einer Osteoporose, pathologische Frakturen auftreten. Die systemischen Mastozytosen mit begleitender hämatologischer Neoplasie, die Mastzellleukämie und das Mastzellsarkom weisen mögliche Komplikationen der jeweiligen assoziierten Erkrankung auf. Auch die Prognose bei diesen Formen der Mastozytose wird durch die begleitende Erkrankung bestimmt; in diesem Fall zeigt sich eine schlechte Prognose mit einem mittleren Überleben von 1–2 Jahren.

Alle Typen der Mastozytose haben als Komplikationen die Symptome einer gesteigerten Freisetzung von Mastzellmediatoren gemeinsam. Hierzu gehören episodische Tachykardien und Hypotonien bis hin zur Synkope. Zudem haben alle Betroffenen ein erhöhtes Risiko, eine lebensbedrohliche Anaphylaxie zu erleiden.

Zusammenfassung

Die Mastozytose bezeichnet eine heterogene Gruppe seltener Erkrankungen, die in kutane und systemische Verlaufsformen eingeteilt werden können. Zu den typischen Symptomen gehören Flush-Symptomatik, Tachykardie, über den Körper verteilte rötlich-braune Flecken, gastrointestinale Beschwerden wie Diarrhö, Übelkeit und Erbrechen, eine allgemeine Abgeschlagenheit sowie starke Kopfschmerzen. Die Diagnose wird anhand festgelegter Diagnosekriterien gestellt, welche die Bestimmung der Serum-Tryptase, eine Knochenmarksbiopsie (inkl. histochemischer und immunhistochemischer Testung) sowie eine molekulargenetische Untersuchung des gewonnenen Materials erfordern. Da der Erkrankung eine Mutation eines für eine Tyrosinkinase codierenden Gens (KIT-Mutation) zugrunde liegt, gibt es keine ursächliche Therapie. Die medikamentöse Therapie besteht aus der Behandlung der drei Ansatzpunkte Mastzellstabilisierung bzw. verminderte Mediatorenfreisetzung, Symptomkontrolle und Reduktion der Mastzellzahl. Relevante Komplikationen sind Beeinträchtigungen von Organfunktionen bei aggressiven Verläufen sowie ein erhöhtes Anaphylaxierisiko.

ADRESSEN UND ANSPRECHPARTNER

Selbsthilfeverein Mastozytose e. V.
Hecke 4
47918 Tönisvorst
www.mastozytose.de
Tel.: 02156/775 74 09
E-Mail: vorstand@mastozytose.de

Praxis am Venusberg
Ambulante Spezialsprechstunde für Mastzellpatienten
Dr. Martin Mücke
Haager Weg 21
53127 Bonn
www.praxis-am-venusberg.de
Tel.: 0228/281 074

CBT – Centrum für Blutgerinnung und Transfusionsmedizin
Labordiagnostik für Mastzellpatienten
Dr. Holger Seidel
Am Probsthof 3
53121 Bonn
www.cbtmed.de
Tel.: 0228/201 800

St. Elisabeth-Krankenhaus Bonn
Internistische Abklärung für Mastzellpatienten
Prof. Dr. Franz Ludwig Dumoulin
Prinz-Albert-Str. 40
53113 Bonn
www.gk-bonn.de
Tel.: 0228/508 72 74

Prof. Dr. Tim H. Brümmendorf und Dr. med. Jens Panse
Spezialambulanz für Mastozytose
ZSEA – Zentrum für seltene Erkrankungen Aachen
Universitätsklinikum Aachen
Tel.: 0241/808 98 05
E-Mail: tbruemmendorf@ukaachen.de

Prof. Dr. med. Martin Raithel
Medizinische Klinik II
Malteser Waldkrankenhaus Erlangen gGmbH
Rathsberger Str. 57
91054 Erlangen
Tel.: 09131/8220
E-Mail: info@waldkrankenhaus.de

QUELLEN

AWMF. Leitlinien der Deutschen Dermatologischen Gesellschaft (DDG): Mastozytose. Stand: 21.12.2010; www.
dev.awmf.org/uploads/tx_szleitlinien/013-058l_S1_Mas-
tozytose.pdf (letzter Zugriff: 19.9.2017).

Arber DA, et al. The 2016 revision to the World Health Or-
ganization classification of myeloid neoplasms and acute
leukemia. Blood 2016; 127: 2391–2405:

Arock M, et al. KIT mutation analysis in mast cell neoplasms: recommendations of the European Competence
Network on Mastocytosis. Leukemia 2015; 29(6): 1223–
1232.

Cardet JC, Akin C, Lee MJ. Mastocytosis: update on phar-
macotherapy and future directions. Expert Opin Pharma-
cother 2013; 14(15): 2033–2045.

Carter MC, Metcalfe DD, Komarow HD. Mastocytosis. Immunol Allergy Clin North Am 2014; 34(1): 181–186.

Chatterjee A, Ghosh J, Kapur R. Mastocytosis: a mutated
KIT receptor induced myeloproliferative disorder. On-
cotarget 2015; 6(219): 18250–18264.

Koop I. Gastroenterologie compact. Alles für Klinik und
Praxis. 3.; vollständig überarb. A. Stuttgart: Thieme,
2013.

Lee JK, et al. Gastrointestinal manifestations of systemic
mastocytosis. World J Gastroenterol 2008; 14(45): 7005–
7008.

Metcalfe DD. Mast cells and mastocytosis. Blood 2008;
112(4): 946–956.

Molderings GJ et al. Systemische Mastozytose als Grund
für chronische gastrointestinale Beschwerden. Dtsch
Arztebl 2005; 102(24): A 1744–1749.

Fall 3

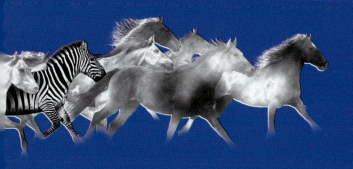

3

Von 0 auf 2 Promille

Niko Overgahr genannt Willebrand und Martin Mücke

Anamnese

Gerd M.[1] (61 Jahre) stellt sich aktuell wegen eines schmerzenden, geblähten Bauchs und häufiger Diarrhöen in Ihrer gastroenterologischen Praxis vor. Herr M. ist bereits seit etwa 5 Jahren aufgrund einer diabetischen Enteropathie bei Ihnen in Behandlung. Diese Spätfolge eines langjährigen schlecht eingestellten Diabetes geht typischerweise mit Diarrhö oder Obstipation einher – Symptome, die durch eine Motilitätsstörung des Darms entstehen. Als Herr M. das erste Mal mit diesen Beschwerden in Ihrer Praxis vorstellig wurde, haben Sie eine umfassende Diagnostik durchgeführt, die neben einer ausführlichen Anamnese (speziell die Abfrage von Ernährungsgewohnheiten) auch Bildgebung (Endoskopie, Abdomensonografie) und ausführliche Laboruntersuchungen (inkl. Stuhluntersuchungen) beinhaltete. Dadurch konnten Differenzialdiagnosen der wechselnden Stuhlbeschaffenheiten ausgeschlossen und die Verdachtsdiagnose einer diabetischen Enteropathie bestätigt werden. Der dieser Erkrankung zugrunde liegende Typ-2-Diabetes ist bei Herrn M. trotz enger endokrinologischer Betreuung nicht optimal eingestellt. Als zusätzliche metabolische Risikofaktoren bestehen bei ihm Übergewicht, ein arterieller Hypertonus und ein Nikotinabusus.

Die aktuellen Beschwerden Ihres Patienten erklären Sie durch die diabetische Enteropathie. Vor allem zur Kontrolle der Diarrhöen beginnen Sie eine symptomatische Therapie mit Loperamid und geben Herrn M. einen Kontrolltermin in 5 Tagen. Bereits nach 4 Tagen wird der Patient wieder bei Ihnen vorstellig und beklagt sich, dass die Beschwerden statt sich zu bessern sogar verschlimmert hätten. Ein daraufhin durchgeführter Lactulose-Wasserstoffatemtest ergibt eine bakterielle Fehlbesiedelung des Dünndarms und somit die Ursache für die Symptome von Herrn M. Sie verschreiben Ihrem Patienten Ciprofloxacin, das er für 10 Tage einnehmen und danach nochmals bei Ihnen vorstellig werden soll. Bei diesem Termin berichtet Herr M., dass die Schmerzen und der häufige Durchfall endlich verschwunden seien und es ihm nun deutlich besser gehe.

Bei einem routinemäßigen Kontrolltermin, etwa 3 Monate später, erzählt Ihnen der Patient, dass er momentan kaum gastrointestinale Beschwerden habe, es ihm aber in letzter Zeit öfter mal schwindelig würde und zwar so sehr, dass er sich hinsetzen müsse. Sie raten Herr M., sich wegen dieser Symptome an seinen Hausarzt und ggf. an einen Neurologen zu wenden. Ein paar Tage später erfahren Sie vom Hausarzt des Patienten, dass Herr M. in die Notaufnahme eingeliefert wurde, nachdem er in der Dusche gestürzt war. Im Vorfeld des Unfalls war wohl wiederholt die Schwindelsymptomatik aufgetreten, und seine Ehefrau berichtete von Schwanken beim Gehen sowie zeitweise auftretender verwaschener Sprache. In der Notaufnahme wurde eine Testung der Blutalkoholkonzentration durchgeführt, die einen Wert von 219 mg/dl (ca. 2,3‰) ergab, obwohl sowohl Patient als auch Ehefrau glaubhaft versicherten, dass Herr M. keinen Alkohol getrunken hätte. Da sich nach der Entlassung des Patienten weitere ähnliche Vorfälle ereigneten, wurde er stationär ins Krankenhaus eingewiesen, um einen möglichen Alkoholkonsum zu kontrollieren. Trotz einer 24-stündigen Alkoholkarenz zeigte der Patient nach Nahrungsaufnahme abermals die oben beschriebenen Symptome sowie einen stark erhöhten Blutalkoholwert.

Untersuchungsbefund (bei stationärer Aufnahme)

58-jähriger Mann in normalem AZ und übergewichtigem EZ (178 cm, 87 kg, BMI 27,5 kg/m^2). Schleimhäute und Zunge unauffällig. Pupillen rund und isokor, bds. lichtreagibel. Herz: Herztöne regelrecht, keine

---

[1] Name und Details der Schilderung verändert

vitientypischen Nebengeräusche. Lunge: vesikuläres Atemgeräusch, Lungengrenzen zwei Finger breit atemverschieblich. Abdomen: kein Druckschmerz, keine Resistenzen, weich, lebhafte Peristaltik. Orthopädisch und neurologisch orientierend unauffällig.

Laborbefund

Leukozyten 7,6 Tsd/µl; Erythrozyten 5,2 Mio/µl; Hb 15,3 g/dl; HKT 46 %; MCV 91 fl; MCH 32,3 pg; MCHC 34,7 g/dl; Thrombozyten 240 Tsd/µl; Quick 98 %; INR 0,91; PTT 28 s; Natrium 141 mmol/l; Kalium 4,8 mmol/l; Serumkreatinin 0,8 mg/dl; Harnstoff 40 mg/dl; GOT (AST) 38 U/l; GPT (ALT) 27 U/l; GGT 30 U/l; Bilirubin gesamt 0,3 mg/dl; Lipase 26 U/l; Pankreasamylase 63 U/l; CRP 0,3 mg/dl

Wie lautet die Verdachtsdiagnose?

Welches klinische Bild verursacht die Erkrankung?

An welche Differenzialdiagnosen müssen Sie denken?

Wie ist die Pathogenese?

Welche weiteren Untersuchungen sollten veranlasst werden?

Gibt es sinnvolle Therapiemaßnahmen?

Wie ist das weitere Prozedere?

Welche Komplikationen der Erkrankung können auftreten?

Verdachtsdiagnose

Anamnese, klinische Befunde und Laborunter-suchungen lassen zunächst an eine Alkoholintoxikation denken. Der Patient hat jedoch glaubhaft versichert, keinen Alkohol getrunken zu haben, was auch durch die Kontrolle während des Krankenhausaufenthalts bestätigt wurde. Dennoch waren die Blutalkoholwerte des Patienten bei mehreren voneinander unabhängigen Testungen erhöht. Dies lässt an eine sehr seltene Erkrankung namens **Eigenbrauer-Syndrom** (engl. „gut fermentation syndrome") denken, bei der durch eine Fehlbesiedelung des Darms mit Pilzen endogen Alkohol gebildet wird.

Klinisches Bild

Das klinische Bild des Eigenbrauer-Syndroms ist durch die Intoxikation mit endogen produziertem Alkohol geprägt (➤ Tab. 3.1).

Tab. 3.1 Symptome des Eigenbrauer-Syndroms

Kategorie	Symptom
Neurologisch	▪ Gangunsicherheit ▪ Standunsicherheit ▪ Verwaschene Sprache ▪ Sehstörungen
Psychisch	▪ Enthemmung ▪ Psychomotorische Unruhe ▪ Verminderte Aufmerksamkeit ▪ Amnestische Lücken
Gastro-intestinal	▪ Abdominalschmerz ▪ Blähungen ▪ Übelkeit ▪ Erbrechen
Sonstige	▪ Verlangen nach glukosereichen Lebensmitteln ▪ Muskelschmerzen

Abhängig von der Blutalkoholkonzentration zeigen die Patienten verschiedene Symptome, die v. a. neurologi-scher und psychologischer Natur sind. Dazu gehören u. a. eine Enthemmung, psychomotorische Unruhe, verminderte Aufmerksamkeit, amnestische Lücken, Gang- und Standunsicherheit, verwaschene Sprache und evtl. Visuseinschränkungen. Darüber hinaus kön-nen die Betroffenen Symptome zeigen, die durch die Fehlbesiedelung des Darms mit bestimmten Pilzen und der damit verbundenen abnormen Glukoseverstoff-wechslung entstehen. Dazu können ein aufgeblähter Bauch, Abdominalschmerzen sowie Übelkeit bis hin zum Erbrechen gehören. Auch ein gesteigertes Verlan-gen der Patienten nach glukosereichen Nahrungsmit-teln wurde mehrfach beschrieben.

Differenzialdiagnosen

Die zwei Schwerpunkte der klinischen Symptome des Eigenbrauer-Syndroms, neurologisch/psychologisch und gastrointestinal lassen einige mögliche Differen-zialdiagnosen zu.

Neurologische Differenzialdiagnosen

▪ **Kleinhirnläsionen:** die u. a. durch Tumoren, Blutungen oder Entzündungen (z. B. multiple Sklerose) hervorgerufen werden können, zeigen einen ganz ähnlichen Symptomkomplex wie den des Eigenbrauer-Syndroms. Gemeinsame Symptome sind z. B. Gang- und Standunsicherheit sowie Sprachprobleme. Die Diagnostik umfasst eine ausführliche neurologisch-klinische Untersuchung, Bildgebung (cMRT, Angiografie des Gehirns) und Labordiagnostik (Liquoruntersuchung).
▪ **Alkoholabusus:** Die gleichen Symptome wie bei einer Intoxikation durch endogen produzierten Alkohol lassen sich natürlich auch bei einer Intoxikation durch exogen zugeführten Alkohol finden. Hier bringen eine genaue Anamnese und eine ärztlich kontrollierte Alkoholkarenz näheren Aufschluss über das mögliche Vorliegen eines Eigenbrauer-Syndroms.

Gastroenterologische Differenzialdiagnosen

▪ **Nahrungsmittelintoleranzen/-unverträglichkeiten:** können die gleiche Klinik wie das Eigenbrauer-Syndrom hervorrufen. Auch hierbei sind Abdominalschmerzen, Blähungen und Übelkeit charakteristische Symptome. Eine Diagnosestellung erfolgt mittels ausführlicher Ernährungsanamnese, Atemtests (H$_2$-Atemtest), Antikörpertestungen sowie histopathologischer Untersuchungen (z. B. bei Zöliakie).

- **Chronisch entzündliche Darmerkrankungen** wie Morbus Crohn und Colitis ulcerosa zeigen ebenso diffuse gastrointestinale Symptome (Diarrhö, Abdominalschmerz, Übelkeit). Zum Ausschluss bzw. zur Bestätigung dieser Erkrankungen muss eine Koloskopie (inkl. histopathologischer Untersuchung einer Biopsie) erfolgen.
- **Reizdarmsyndrom:** Diese gastrointestinale Ausschlussdiagnose sollte stets bedacht werden, wenn den Magen-Darm-Trakt betreffende Symptome vorliegen, für die auch nach ausführlicher Diagnostik keine Ursachen gefunden werden können. Nach der Durchführung aller notwendigen diagnostischen Untersuchungen kann die Diagnose Reizdarmsyndrom anhand der Rom-II-Konsensuskriterien der *American Gastroenterological Association* gestellt werden.

MERKE

Bevor eine so seltene Diagnose wie das Eigenbrauer-Syndrom gestellt werden kann, muss zunächst eine Vielzahl von sehr viel wahrscheinlicheren Differenzialdiagnosen bedacht und die dazugehörige Diagnostik durchgeführt werden!

Pathogenese

Man geht davon aus, dass die hauptsächliche Ursache des Eigenbrauer-Syndroms eine Fehl- bzw. Überbesiedelung des Darms mit bestimmten Hefepilzen der Gattungen *Candida* (z. B. *Candida albicans*) und *Saccharomycetes* (z. B. *Saccharomyces cerevisiae*, ➤ Abb. 3.1) ist. In den wenigen bisher dokumentierten Fällen dieser Erkrankung hatten die Patienten bereits eine gastrointestinale Vorerkrankung, die v. a. mit Darmmotilitätsstörungen und Stuhlunregelmäßigkeiten einherging (z. B. Kurzdarmsyndrom, Morbus Crohn). Zusätzlich unterzogen sich alle Betroffenen im Vorfeld des Auftretens der Erkrankung einer mehrtägigen bis mehrwöchigen Antibiotikatherapie (u. a. wegen vorangegangener Operationen oder einer Fehlbesiedelung des Dünndarms). Als Folge der antibakteriellen Therapie kam es bei den Patienten zu einer Überwucherung des Darms mit Hefepilzen. Die wegen der Motilitätsstörungen des Magen-Darm-Trakts mitunter langen Passagezeiten der Nahrung unterstützen das Wachstum zusätzlich.

Physiologischer Ethanolabbau im menschlichen Organismus

Der Alkoholabbau erfolgt im Gesunden über drei Teilschritte. Im ersten Schritt wird Ethanol zu Acetaldehyd umgewandelt. Dazu stehen dem Körper drei Enzymsysteme zur Verfügung. Den größten Anteil hat dabei die Alkoholdehydrogenase – ein Enzym, das v. a. in der Leber, aber auch in Darm, Niere und Lunge vorkommt. Auch das CYP2E1-System und die Katalase übernehmen in geringerem Maße Teile des Abbaus. In

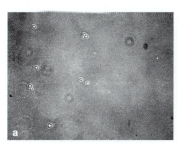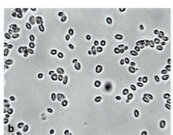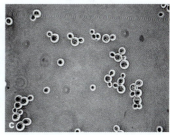

Abb. 3.1 *Saccharomyces cerevisiae* unter dem Mikroskop, a) 100-fache, b) 400-fache und c) 1000-fache Vergrößerung [T957-001]

einem zweiten Schritt, den die Aldehyddehydrogenase katalysiert, wird der anfallende Acetaldehyd zu Acetat oxidiert. Im dritten Schritt wird das Acetat dann durch Coenzym A aktiviert und steht dem Körper für weitere zahlreiche Stoffwechselwege zur Verfügung. Der physiologische Kohlenhydratabbau erfolgt grob durch die Umwandlung von Glukose zu Pyruvat in der Glykolyse und daran anschließend die Umwandlung von Pyruvat zu Acetyl-CoA mittels Pyruvatdehydrogenase. Wie auch beim dritten Schritt des Alkoholabbaus wird Acetyl-CoA anschließend in weiterführende Stoffwechselwege wie den Citratzyklus eingebracht.

Pathologische Ethanolproduktion durch Hefepilze
Kommt es wie beim Eigenbrauer-Syndrom zu einer vermehrten Besiedelung mit Hefepilzen, können diese durch die Metabolisierung von Kohlenhydraten eine größere Menge endogenen Alkohols produzieren. Möglich ist dies, da diese Pilze ein Enzym besitzen, das im menschlichen Organismus nicht vorkommt. Das Enzym, die Pyruvatdecarboxylase, kann Pyruvat zu Acetaldehyd umwandeln. Dieses auch beim Alkoholabbau anfallende Zwischenprodukt kann dann auf dem umgekehrten Weg durch die Alkoholdehydrogenase zu Ethanol verstoffwechselt werden (wie bei der alkoholischen Gärung durch

Hefe). Somit kombiniert das Enzym der Pilze, die Pyruvatdecarboxylase, den Kohlenhydrat- mit dem Alkoholstoffwechsel (➤ Abb. 3.2).

MERKE

Eine besondere Rolle spielt dabei auch ein Polymorphismus der Aldehyddehydrogenase, der bei etwa 50 % der Asiaten auftritt. Da es durch den Polymorphismus zu einer Funktionseinschränkung dieses Enzyms kommt, fällt vermehrt Acetaldehyd im Körper an, der dann unter pathologischen Bedingungen zu Ethanol umgewandelt wird. Wegen dieses Polymorphismus gibt es in Asien wesentlich mehr beschriebene Fälle von endogener Alkoholproduktion.

Weitere Untersuchungen
Der Verdachtsdiagnose Eigenbrauer-Syndrom sollte zunächst eine ausführliche Diagnostik vorangehen, um mögliche häufigere Differenzialdiagnosen auszuschließen. Um die Diagnose zu bestätigen, sollte der Patient für mindestens 24 h in ein Krankenhaus eingewiesen werden, damit unter klinischen Bedingungen eine absolute Alkoholkarenz während dieser Zeit gewährleistet werden kann. Dann wird ein oraler Glukosetest in Kombination mit regelmäßigen

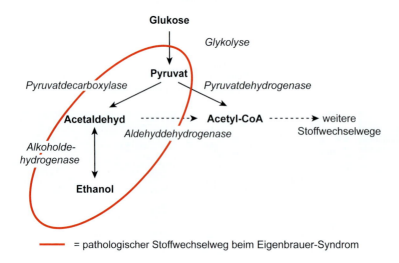

— = pathologischer Stoffwechselweg beim Eigenbrauer-Syndrom

Abb. 3.2 Abbau von Alkohol und Kohlenhydraten beim Eigenbrauer-Syndrom [P240/P493/L143]

Blutalkoholtests durchgeführt. Dazu werden dem Patienten nach einer 3-stündigen Nahrungskarenz 5 g Glukose verabreicht. Eine Stunde später wird dann die Ethanolkonzentration im Blut des Patienten gemessen. Der Test fällt positiv aus, wenn die Ethanolkonzentration im Blut > 22 µmol/l beträgt.

Neben dieser Testung auf eine abnorme Kohlenhydratmetabolisierung sollte mittels Stuhldiagnostik der direkte Nachweis für das vermehrte Vorliegen von Hefepilzen der Gattungen *Candida* und *Saccharomycetes* erbracht werden.

Die weiteren Untersuchungen sind somit:

- Oraler Glukosetest kombiniert mit Blutalkoholkontrollen
- Direkter Erregernachweis mittels Stuhldiagnostik

Therapiemaßnahmen

Wegen des seltenen Auftretens der Erkrankung konnten bisher keine groß angelegten Studien durchgeführt und somit keine festen Therapieschemata etabliert werden.

Das Ziel der Therapie sollte bei Patienten mit Eigenbrauer-Syndrom die Normalisierung der Ethanolkonzentration im Blut sein. Erreicht wird dies durch eine strikte Diät mit einem niedrigen Gehalt an Kohlenhydraten und Hefeprodukten. Darüber hinaus kann die Fehlbesiedelung der Hefepilze mit einer antimykotischen Therapie (z. B. mit Nystatin oder Amphotericin) behandelt werden.

Ein weiterer Therapieansatz ist die Vermeidung lang andauernder antibiotischer Therapien, wenn es nicht unbedingt notwendig ist. Dadurch lässt sich die physiologische Darmflora erhalten und eine Fehl- bzw. Überbesiedelung vermeiden.

MERKE
Die Therapie besteht hauptsächlich in einer Eradikation der pathologischen Metabolisierer (Hefepilze) und einem Entzug ihres Substrats (Kohlenhydrate).

Weiteres Prozedere

Wenn der Patient mit der bestätigten Diagnose und nach Einleitung der Therapie wieder entlassen wird, sollten Sie ihn für regelmäßige Kontrolltermine einbestellen, um eine regelmäßige Testung der Ethanolkonzentration im Blut sowie wiederholte Stuhldiagnostik durchzuführen. Außerdem sollte eine Ernährungsberatung erfolgen, da der Patient eine kohlenhydrat- und hefearme Diät befolgen muss. Ferner sollten Sie den Patienten darüber informieren, dass es wegen der Grunderkrankung (in Herrn M.s Fall die diabetische Enteropathie) jederzeit zu einem erneuten Auftreten des Eigenbrauer-Syndroms kommen kann. In einem solchen Fall ist es dann möglich, die Symptome schnell richtig zu deuten und eine Therapie einzuleiten.

Komplikationen

In akuten Phasen der Erkrankung sind die wichtigsten möglichen Komplikationen des Eigenbrauer-Syndroms **Unfälle,** die aufgrund der endogenen Alkoholintoxikation stattfinden. Es wurde mehrmals Fälle beschrieben, in denen Patienten mit Eigenbrauer-Syndrom in Notaufnahmen eingeliefert wurden, da sie infolge einer erhöhten Ethanolkonzentration im Blut gestürzt oder anderweitig verunfallt sind. Hier besteht z. B. auch das Risiko für Verkehrsunfälle unter Alkoholeinfluss.

Eine weitere wichtige Komplikation des Eigenbrauer-Syndroms sind **soziale Probleme,** in die der Patient durch seine Erkrankung geraten kann. Da kaum jemand von der Existenz dieser seltenen Krankheit weiß, wird die resultierende Alkoholintoxikation des Patienten als Alkoholabusus fehlinterpretiert. Da den Patienten auf ihrem mitunter monate- bis jahrelangen Leidensweg bis zur richtigen Diagnose kaum jemand Glauben schenkt, können sich auch **psychopathologische Folgen** ergeben (z. B. eine Depression oder sozialer Rückzug). Auch ein Verlust des Arbeitsplatzes aufgrund der Alkoholproblematik ist denkbar.

Auch **organische Schädigungen,** wie sie bei einem langjährigen Alkoholmissbrauch auftreten (z. B. Leberzirrhose), gehören zu den Komplikationen. Allerdings sind dies Spätfolgen der Erkrankung, die nur in den wenigen Fällen auftreten, in denen die Erkrankung nicht therapiert wird bzw. häufig rezidiviert und somit eine dauerhafte endogene Alkoholproduktion stattfindet.

Zusammenfassung

Das Eigenbrauer-Syndrom ist eine sehr seltene Erkrankung, bei der es durch eine Fehlbesiedelung des Darms mit Hefepilzen zu einer endogenen Alkoholproduktion kommt. Die klinischen Symptome reichen dabei von neurologischen Ausfällen wie Stand- und Gangunsicherheit, Sprachproblemen sowie Gedächtnisstörungen bis hin zu gastrointestinalen Beschwerden wie Blähungen, Diarrhö, Übelkeit sowie Abdominalschmerz. Die Diagnose kann mithilfe eines oralen Glukosetests, dem eine 24-stündige Nahrungs- und Alkoholkarenz vorangegangen sein muss, und des direkten Erregernachweises im Stuhl gestellt werden. Bei der Behandlung des Eigenbrauer-Syndroms stehen eine kohlenhydratarme Ernährung und eine antimykotische Therapie im Vordergrund. Die Komplikationen der Erkrankung resultieren v. a. aus der Alkoholintoxikation im Alltag der Patienten, die mit einem Alkoholabusus in Verbindung gebracht wird. Sozialer Rückzug und Arbeitsplatzverlust können die Folge sein.

ADRESSEN UND ANSPRECHPARTNER

The Environmental Illness Resource
Matthew Hogg (Gründer)
162 Bramham Drive
Harrogate
North Yorkshire, HG3 2UB
England
E-Mail: support@ei-resource.org

QUELLEN

Hunnisett A, Howard J, Davies S. Gut fermentation (or the 'auto-brewery') syndrome: a new clinical test with initial observations and discussion of clinical and biochemical implications. J Nutr Med 1990; 1(1): 33–38.

Dahshan A, Donovan K. Auto-brewery syndrome in a child with short gut syndrome: case report and review of the literature. J Pediatr Gastroenterol Nutr 2001; 33(2): 214–215.

Cordell B, McCarthy J. A case study of gut fermentation syndrome (auto-brewery) with Saccharomyces cerevisiae as the causative organism. Int J Clin Med 2013; 4(7): 309–312.

Blomstrand R. Observations on the formation of ethanol in the intestinal tract in man. Life Sciences 1971; 10(2): 575–582.

Welch BT, et al. Auto-brewery syndrome in the setting of long-standing Crohn's disease: a case report and review of the literature. J Crohns Colitis 2016; 10(12): 1448–1450.

Eaton KK. Gut fermentation: a reappraisal of an old clinical condition with diagnostic tests and management: discussion paper. J R Soc Med 1991; 84: 669–671.

Eaton KK, et al. Abnormal gut fermentation: laboratory studies reveal deficiency of B vitamins, zinc and magnesium. J Nutr Environ Med 2004; 14(2): 115–120.

Joneja JM, et al. Abnormal gut fermentation: the 'auto-brewery' syndrome. J Can Diet Assoc 1997; 58(2): 97–100.

Logan BK, Jones AW. Endogenous ethanol 'auto-brewery syndrome' as a drunk-driving defence challenge. Med Sci Law 2016; 40(3): 206–2015.

Ziegler D et al. Diabetische Neuropathie. Diabetologie 2016; 11(2): 82–92.

Fall 4

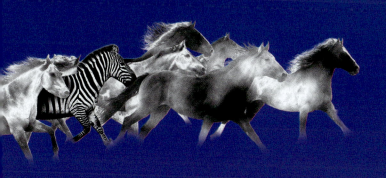

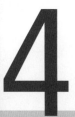

Unglaublich krank

Rupert Conrad

Anamnese

Die 6-jährige Anna H. kommt mit einem stark geschwollenen linken Fuß ins Krankenhaus. Die Mutter erscheint äußerst besorgt und engagiert. Sie berichtet, die Verletzung habe sich entwickelt, nachdem ihre Tochter in eine Glasscherbe getreten sei; trotz regelmäßiger Behandlung der Wunde gemäß hausärztlicher Empfehlung sei aber keine Besserung eingetreten. Die Mutter drängt auf schnelle Behandlung. Beim Entfernen des Verbands fällt dem behandelnden Arzt auf, dass sich darin Reste von Erde finden. Die Mutter gibt an, sie habe „Heilerde" verwandt, um die Wunde besser zu reinigen. Nach wenigen Tagen fachgerechter Behandlung im Krankenhaus schwillt der Fuß ab, und es kommt zu einer vollständigen Abheilung.

Ein ½ Jahr später wird Anna H. mit dem Notarzt in Begleitung ihrer sehr besorgt wirkenden Mutter ins Krankenhaus gebracht, nachdem sie zu Hause bewusstlos zusammengebrochen war und eine ausgeprägte Hypotension und Bradykardie diagnostiziert wurden. Die Tochter wird intensivmedizinisch behandelt, Kreislauf und Herzrhythmus stabilisieren sich unter der Behandlung. In der Anamnese berichtet die Mutter, ihre Tochter habe in den vorangegangenen Tagen wiederholt über Atemnot, körperliche Schwäche und Schwindel geklagt sowie mehrfach erbrochen. Eine toxikologische Untersuchung bei Verdacht auf unabsichtliche Vergiftung ergibt eine toxische Konzentration des Metaboliten von Metoprolol im Blut. Anna H. versichert auf Nachfrage, sie habe nur die von Hausarzt verordneten „Vitamintabletten" genommen. Die Mutter erklärt mit ausgeprägter Besorgnis, dass die Tochter vielleicht unabsichtlich die Herzmedikamente der im Haus lebenden Großmutter eingenommen habe. Anna wird 2 Tage nach stationärer Aufnahme entlassen.

3 Monate später wird Anna H. erneut mit dem Krankenwagen nach notärztlichem Einsatz in Begleitung ihrer Mutter ins Krankenhaus eingeliefert. Sie ist zu Hause zusammengebrochen und hat gekrampft. Es wird eine massive Unterzuckerung diagnostiziert. Die Mutter berichtet den Ärzten von wiederholtem Erbrechen, Durchfällen und „Schwächeanfällen" in den Vortagen. In der laborchemischen Untersuchung fällt ein deutlich erhöhter Insulinspiegel bei unauffälligem C-Peptid-Spiegel auf. Bei einer Anamnese der Tochter in Abwesenheit der Mutter gibt diese an, dass die Mutter ihr in den letzten Wochen wiederholt angeblich vom Hausarzt verordnete „Vitaminspritzen" verabreicht habe, nach denen sie sich jeweils „sehr schlecht" gefühlt habe.

Wie lautet die Verdachtsdiagnose?

Welches klinische Bild verursacht die Erkrankung?

Wie ist die Pathogenese?

Wie ist die Epidemiologie dieser Erkrankung?

Welche Untersuchungen sollten veranlasst werden?

Gibt es sinnvolle Therapiemaßnahmen?

Welche Komplikationen der Erkrankung können auftreten?

Gibt es Präventionsmaßnahmen?

Verdachtsdiagnose

Anamnese, klinische Befunde und die Ergebnisse der Laboruntersuchungen sprechen für die Diagnose „**Münchhausen-by-proxy**" (Mbp).

Klinisches Bild

Das klinische Bild des Mbp ist nicht zuletzt deshalb äußerst komplex, weil es sich in der komplizierten Interaktion zwischen (mindestens) drei Akteuren manifestiert. Die Akteure sind:

1. das vorgeblich erkrankte Kind, das dringend medizinische Hilfe benötigt,
2. eine enge Bezugsperson, zumeist die Mutter, die dringend auf weitere Abklärung und Behandlung beharrt, und
3. das medizinische Personal in Gestalt des Kinderarztes und seiner Helfer, die medizinische Hilfe leisten.

Was kennzeichnet nun das klinische Bild im Einzelnen?

Betrachtet man die **Symptomatik des Kindes,** so handelt es sich zumeist um alarmierende, Symptome, die einer Diagnostik und Therapie nur schwer zugänglich sind. Nachfolgend aufgeführte Fakten zur körperlichen Symptomatik betroffener Kinder beziehen sich auf die bislang umfangreichste Übersichtsarbeit zum Störungsbild (Sheridan 2003), die auf der Auswertung von 451 Fallberichten basiert. Aufseiten des Kindes kann die klinisch präsentierte Symptomatik ein sehr weites Spektrum an Beschwerden bzw. Symptomen umfassen, im Mittel wurden 3 verschiedene Symptome bei den Kindern geschildert. ➤ Tab. 4.1 gibt einen Überblick über die häufigsten Symptome.

Tab. 4.1 Nach Häufigkeit geordnete Symptome* der betroffenen Kinder, die bei Auswertung von 451 Fallberichten zu Mbp berichtet wurden (Sheridan 2003) [F1003–001]

Berichtete Symptome	Anzahl (%) der Fallberichte
Atemstillstand	121 (26,8 %)
Abmagerung/Fütterstörung	111 (24,6 %)
Durchfall	90 (20,0)
Krampfanfall	79 (17,5 %)
Zyanose	53 (11,7 %)
Verhaltensstörung	47 (10,4 %)
Asthma	43 (9,5 %)
Allergie	42 (9,3 %)
Fieber	39 (8,6 %)
Schmerz, nicht anderweitig spezifiziert	36 (8,0 %)
Infektion, nicht anderweitig spezifiziert	34 (7,5 %)
Verletzung	29 (6,4 %)
Blutung, nicht anderweitig spezifiziert	28 (6,2 %)
Entwicklungsverzögerung	26 (5,7 %)
Lethargie, Müdigkeit/ Erschöpfung	26 (5,7 %)
Otitis	23 (5,1 %)
Entzündung der Atemwege	23 (5,1 %)
Hämatemesis	22 (4,9 %)
Erbrechen	22 (4,9 %)
Kopfschmerzen	20 (4,4 %)
Dehydratation	19 (4,2 %)
Teerstuhl	18 (4,0 %)
Hautläsionen	15 (3,3 %)
Bewusstlosigkeit	15 (3,3 %)
Gastrointestinale Symptome, nicht anderweitig spezifiziert	13 (2,9 %)
Hämaturie	13 (2,9 %)

Tab. 4.1 Nach Häufigkeit geordnete Symptome* der betroffenen Kinder, die bei Auswertung von 451 Fallberichten zu Mbp berichtet wurden (Sheridan 2003) [F1003–001] *(Forts.)*

Berichtete Symptome	Anzahl (%) der Fallberichte
Anämie	12 (2,7 %)
Urogenitale Symptome, nicht anderweitig spezifiziert	10 (2,2 %)
Sprechen/Hören	10 (2,2 %)
Harnwegsinfektion	10 (2,2 %)
Arrhythmie/Bradykardie	9 (2,0 %)
Hypernatriämie	9 (2,0 %)
Neurologische Störung, nicht anderweitig spezifiziert	9 (2,0 %)
Ataxie	8 (1,8 %)
Kardiovaskuläre Symptome, nicht anderweitig spezifiziert	8 (1,8 %)
Diabetes mellitus	8 (1,8 %)
Inkontinenz	8 (1,8 %)
Sepsis	8 (1,8 %)
Verstopfung	7 (1,6 %)
Hypoglykämie	7 (1,6 %)
Überessen/Hunger/ Polyphagie	7 (1,6 %)
Angeborene Anomalie	6 (1,3 %)
Zystische Fibrose	6 (1,3 %)
Ödem	6 (1,3 %)
Hypotonie	6 (1,3 %)
Zerebralparese	5 (1,1 %)
Husten	5 (1,1 %)
Dyspnoe	5 (1,1 %)
Hypokaliämie	5 (1,1 %)

* Die Übersicht beschränkt sich auf Symptome, die in mindestens 1 % der Fallberichte erwähnt wurden.

In über der Hälfte der Fälle (57 %) werden die Symptome aktiv herbeigeführt. Demgegenüber steht die übertriebene Schilderung bereits vorhandener Symptome oder die Vortäuschung nicht vorhandener Symptome. In fast der Hälfte der Fälle finden Manipulationen zur aktiven Herbeiführung von Symptomen auch während der Krankenhausbehandlung statt. Dies muss berücksichtigt werden, wenn eine fehlende Besserung von Symptomen während einer Krankenhausbehandlung als Beleg gegen eine Mbp-Symptomatik gewertet wird. Neben den körperlichen Symptomen zeigen betroffene Kinder komorbid häufig Probleme in der emotionalen Entwicklung, die aus der schwer gestörten Beziehung zur schädigenden Bezugsperson resultieren. Letztlich ist die von Mbp betroffene Bezugsperson für das Kind emotional nicht als sicherer Bezugspunkt verfügbar, vielmehr wird das Kind zum Zweck der emotionalen Stabilisierung der erkrankten Täterin instrumentalisiert (Bools et al. 1992).

Bei der an Mbp erkrankten **Bezugsperson,** von der die o. g. Symptome hervorgerufen bzw. vorgetäuscht werden, handelt es sich in der großen Mehrzahl d. F. um die leiblichen Mütter (76,5 %); allerdings können auch andere Bezugspersonen wie z. B. der leibliche Vater (6,7 %) als Täter in Erscheinung treten. Während bei den erkrankten Müttern leibliche Kinder beiderlei Geschlechts in etwa gleicher Häufigkeit von dem krank machenden Verhalten betroffen sind, zeigt sich bei den Vätern, dass die Söhne etwa dreimal häufiger betroffen sind. Die Mbp-Patienten haben zumeist ein starkes Interesse an medizinischer Diagnostik und Behandlung, hatten allerdings lediglich in 14,2 % der Fallberichte eine medizinische Ausbildung bzw. eine berufliche Tätigkeit im medizinischen Bereich. Nicht selten zeigen sie selbst Symptome einer artifiziellen Störung bzw. eines Münchhausen-Syndroms, in genannter Übersichtsarbeit traf dies in etwa ⅓ d. F. (29,3 %) zu. In der Interaktion präsentieren die Mütter sich als selbstlos um das Wohl des Kindes bemühte Lebensretter. Das ganze Leben scheint diesem Zweck untergeordnet zu sein. Während im Kontakt mit Ärzten diese Beziehungsgestaltung im Vordergrund steht, können im unbeobachteten Kontakt mit dem Kind durchaus Gleichgültigkeit und Nichtachtung vorherrschen. Die Mutter stabilisiert sich selbst immer wieder in der Interaktion mit dem medizinischen System/Personal, das ihr die Möglichkeit gibt, in der (unbewusst) gewählten Rolle in Erscheinung zu treten.

Insofern kommt dem **Kinderarzt** bzw. dem **medizinischen Fachpersonal** als drittem Akteur in der komplexen Interaktion eine wesentliche Rolle zu. Gerade weil die Mütter äußerst besorgt und bekümmert um das Wohlergehen des Kindes wirken, kann auf ärztlicher Seite eine Haltung entstehen, den anamnestischen Angaben der Mutter unkritisch zu glauben, auch wenn die Schilderungen mit anderen fremdanamnestischen Angaben nicht übereinstimmen. Diese diagnostische Blindheit birgt die Gefahr einer Fixierung auf das Vorhandensein einer körperlichen Erkrankung und ist mit dem Risiko einer iatrogenen Schädigung durch Überdiagnostik bzw. Fehlbehandlung verbunden. Da die Mutter in ihrer vorgeblichen Sorge nicht von der Seite des Kindes weicht, kann die Diagnose von Mbp zusätzlich erschwert sein.

MERKE

Es gibt nicht das eine typische Symptom beim Kind, das auf Mbp hinweist. Die körperlichen Beschwerden umfassen ein sehr weites Spektrum an Störungsbildern. Mbp manifestiert sich in einer komplexen Interaktion zwischen Bezugsperson, Kind und medizinischem Fachpersonal.

Pathogenese

Die an Mbp-Erkrankten zeigen komorbid häufig andere psychische Störungen, die das ganze Spektrum an Erkrankungen umfassen (Sheridan 2003; Rosenberg 1987). Neben somatoformen, Angst- und depressiven Störungsbildern zeigen sich psychotische Erkrankungen und Persönlichkeitsstörungen (Sheridan 2003). Eine valide Diagnosesicherung im Rahmen einer umfangreichen Untersuchung ist häufig nicht möglich, da die Betroffenen Diagnostik und Behandlung ablehnen. Es gibt auch keinen unmittelbaren Zusammenhang zwischen einem der o.g. Störungsbilder und Mbp (Bass und Adshead 2007), auch wenn insbesondere artifizielle Störungen und somatoforme

Störungen in sorgfältig untersuchten kleinen Stichproben bei bis zu zwei Drittel der Erkrankten vorlagen (Bass und Jones 2011) und schwere Persönlichkeitsstörungen (z.B. Borderline-Störung) bei 89% der Betroffenen zu diagnostizieren waren (Bools et al. 1994).

Die Schwere des Störungsbildes wird schon daran erkennbar, dass das Verhalten einem dem Menschen evolutionär zutiefst innewohnenden Verhaltensmuster zuwiderläuft, nämlich den eigenen (genetischen) Nachwuchs notfalls unter Einsatz des eigenen Lebens zu schützen und damit die Überlebenswahrscheinlichkeit der Nachkommenschaft zu sichern. Vordergründig entsprechen die Mütter dem Bild der fürsorglichen und aufopferungsbereiten Bezugsperson, für die das Kindeswohl oberste Priorität hat. Gerade dadurch, dass die gesellschaftlich vorgelebte Rolle perfekt den sozialen Erwartungen entspricht, bekommen die Mütter seitens des medizinischen Fachpersonals sehr viel Zuwendung und Bestätigung. Diese Belohnung ist von solcher Wichtigkeit, dass die Mütter immer wieder alarmierende Symptome des Kindes erfinden oder erzeugen, um die beschriebene Rolle einnehmen zu können. Daraus folgt, dass die Mütter die Kinder selbst ins Krankenhaus bringen, in ihrer Sorge nicht von der Seite des Kindes weichen und in intensivem Austausch mit dem medizinischen Fachpersonal bezüglich Diagnostik und Therapie stehen.

Das kann dazu führen, dass die Grenzen zwischen professionellem Team und Angehörigem verschwimmen, die Mutter sich selbst als Teil des Behandlungsteams erlebt und inszeniert und dies auch vonseiten der behandelnden Ärzte und Pfleger nicht infrage gestellt wird. Innerlich erlebt die Mutter in der Beziehung zum geschädigten Kind eine Bedrohung dahingehend, dass ihr das Kind in seiner Bedürftigkeit lebensnotwendige Zuwendung raubt, was zu Aggression und Ablehnung führt (Plassmann 1994). Die innerlich erlebte Bedrohung durch die Ansprüchlichkeit des Kindes resultiert aus biografischen Erfahrungen der Mutter, die mit mangelnder Versorgung bzw. Vernachlässigung durch die eigenen Eltern zu tun hat. Ein nicht erwachsener, kindlicher Anteil der Mutter konkurriert also quasi mit dem eigenen Kind um Zuwendung und Aufmerksamkeit. Der Konflikt zwischen geforderter mütterlicher Zuwendung und innerer Ablehnung wird durch das Krankmachen des Kindes gelöst (Plassmann 2014). Die Mutter selbst erlangt die Kontrolle über die Bedürfnisse des Kindes, und in der zur ärztlichen Behandlung führenden schädigenden Handlung sind Fürsorge und Aggression enthalten und gleichzeitig in erträglichen Einklang gebracht.

Betrachten wir die Kindheitserfahrungen der Mütter etwas genauer, so zeigt sich bei der großen Mehrheit eine **unsichere Bindung** an die Eltern (Adshead und Bluglass 2005), die mit emotionaler Vernachlässigung und Traumatisierung einhergeht (Parnell und Day 1997). Bei Fallberichten von Müttern mit somatoformer oder artifizieller Störung zeigen sich viele Arztbesuche, Krankenhausaufenthalte und medizinische Interventionen, deren Hintergrund unklar bleibt (Bass und Glaser 2014; Bass und Adshead 2007; Adshead und Bluglass 2005). So liegt die Vermutung nahe, dass die Mütter selbst Opfer eines missbräuchlichen Umgangs mit ihrer Gesundheit waren. Zusammenfassend findet sich bei Mbp eine **transgenerationale Weitergabe von Traumatisierung,** die sich in letzter Konsequenz in zerstörerischer Aggression äußert.

MERKE
Pathogenetisch lässt sich Mbp als eine transgenerationale Weitergabe von Traumatisierung verstehen.

Epidemiologie
Eine erste umfassende Literaturübersicht von Rosenberg (1987) listete 117 Fälle des Störungsbildes auf, eine aktualisierte Literaturübersicht von Sheridan (2003) kommt bereits auf 451 Fälle. Aufgrund der Komplexität des Krankheitsbildes und der damit verbundenen Schwierigkeiten der Diagnosestellung ist von einer hohen Dunkelziffer auszugehen. Allein die Tatsache, dass die Abklärung und Behandlung körperlicher Symptome des betroffenen Kindes nicht immer in demselben Krankenhaus erfolgt, erschwert die Diagnose erheblich. Hinzu kommt die Tatsache, dass der definitive Nachweis der Schädigung durch die Mutter etwa durch Videoüberwachung oder das Eingeständnis der Erkrankten nur in Ausnahmefällen gelingt. Zumeist fügt detek-

tivischer Spürsinn verschiedene Ungereimtheiten wie Puzzleteile zu einem Gesamtbild zusammen, das die Diagnose einer künstlich herbeigeführten Erkrankung als wahrscheinlichste Erklärung erkennen lässt. Aufgrund der erheblichen Implikationen dieser Diagnose, etwa die damit evtl. verbundene Trennung von Mutter und Kind, kann auch auf ärztlicher Seite bezüglich der Diagnosestellung Zurückhaltung bis hin zur Verleugnung diagnostischer Ungereimtheiten bestehen, weil die Tragweite der Diagnosestellung nachvollziehbarerweise ein hohes Maß an diagnostischer Sicherheit wünschenswert erscheinen lässt.

Wenn auch die Mehrzahl der Mbp-Fälle aus englischsprachigen Industrienationen wie England, USA, Kanada, Neuseeland und Australien berichtet wurden, so gibt es klare Belege für das weltweite Auftreten der Erkrankung. Eine Übersichtsarbeit von Feldman und Brown (2002) listet 59 Publikationen mit 122 Fällen aus 24 Ländern auf. Neben verschiedenen ost- und westeuropäischen Ländern sind Südamerika, der Nahe Osten, Indien, Sri Lanka und Japan vertreten.

Legt man eine enge Krankheitsdefinition zugrunde, so liegt die Inzidenz von Mbp-Fällen bei Kindern < 16 Jahren zwischen 0,5 und 2 % auf 100.000 Fälle (McClure et al. 1996; Denny et al. 2001), wobei es Hinweise darauf gibt, dass diese Häufigkeitsschätzungen nur die Spitze des Eisbergs erfassen (Ferrara et al. 2013), die tatsächlichen Zahlen also weit höher liegen. Das Alter der betroffenen Kinder liegt bei Diagnosestellung zwischen 0 Monaten und 21 Jahren, das Durchschnittsalter zwischen 3,3 und 4,1 Jahren (Rosenberg 1987; Sheridan 2003). Drei Viertel der Fälle werden vor dem 6. Lebensjahr, die Hälfte der Fälle vor dem 2. Lebensjahr des Kindes diagnostiziert (Sheridan 2003). Mädchen und Jungen sind in etwa gleich häufig von der Schädigung durch die Bezugsperson betroffen (Rosenberg 1987; Sheridan 2003).

MERKE
Mbp tritt weltweit auf; die Inzidenz von Mbp-Fällen bei Kindern < 16 Jahren liegt zwischen 0,5 und 2 % auf 100.000 Fälle.

Diagnostik

Die Bezeichnung Münchhausen-by-proxy geht auf den englischen Kinderarzt Roy Meadows zurück, der in der renommierten medizinischen Fachzeitschrift *The Lancet* zwei Fälle publizierte, in denen Mütter ihren gesunden Kindern Schaden zufügten, sodass diese krank wurden und in der Folge eine medizinische Behandlung notwendig war (Meadows 1977). Die Bezeichnung Münchhausen-by-proxy wurde von Meadows deshalb gewählt, weil analog zu den Lügengeschichten des Barons von Münchhausen die Mütter durch ihr Verhalten und ihre Schilderungen das Vorhandensein schwerer Erkrankungen vortäuschen, allerdings nicht bei sich selbst, sondern stellvertretend („by proxy") bei ihren Kindern. Die Publikation von Meadow löste eine Flut von Fallberichten zu diesem Thema aus, die bis heute anhält und die klinische Relevanz dieses Störungsbildes verdeutlicht.

In der aktuellen Ausgabe der *International Classification of Diseases* (ICD-10, dt. Internationale Klassifikation der Krankheiten und verwandter Gesundheitsprobleme) wird die Diagnose unter **F68.1 Artifizielle Störung** codiert; die stellvertretende Vortäuschung von Symptomen ist in der Definition enthalten, wird aber nicht explizit genannt.

„A. Anhaltende Verhaltensweisen, mit denen Symptome erzeugt oder vorgetäuscht werden und/oder Selbstverletzungen, um Symptome herbeizuführen.

B. Es kann keine äußere Motivation gefunden werden (wie z. B. finanzielle Entschädigung, Flucht vor Gefahr, mehr medizinische Versorgung etc.). Wenn ein solcher Hinweis gefunden wird, sollte die Kategorie Z76.5 (Simulation) verwandt werden.

C. Ausschlussvorbehalt. Fehlen einer gesicherten körperlichen oder psychischen Störung, die die Symptome erklären könnte."

Dilling et al. 2013: 230

In der aktuell in den USA für psychische Störungen üblichen Diagnoseklassifikation, der 5. Auflage des *Diagnostic and Statistical Manual of Mental Disorders* (DSM-5), ist das Störungsbild unter der Codierung

300.19 Vorgetäuschte Störung, anderen zugefügt sehr viel genauer definiert:

„A. Vortäuschen körperlicher oder psychischer Merkmale oder Symptome oder Erzeugen einer Verletzung oder Krankheit bei einer anderen Person in Verbindung mit identifiziertem Täuschungsverhalten.

B. Die Person stellt eine andere Person (Opfer) Dritten gegenüber als krank, behindert oder verletzt dar.

C. Das Täuschungsverhalten ist offensichtlich, auch wenn keine offensichtlichen äußeren Anreize für das Verhalten vorliegen."

Die Mbp-Diagnose stellt den Kinderarzt vor erhebliche Herausforderungen. Umso wichtiger ist es, **Hinweiszeichen oder Alarmsymptome** nicht zu übersehen, z. B.:

- In der Vorgeschichte des Kindes finden sich verschiedene Erkrankungen oder Verhaltensauffälligkeiten.
- Symptome werden nur von der Bezugsperson, nicht vom Kind geschildert.
- Es besteht eine Inkongruenz zwischen der Symptomschilderung durch die Bezugsperson und anderen fremdanamnestischen Angaben.
- Es liegt eine Inkongruenz zwischen den von der Bezugsperson geschilderten Symptomen und den Untersuchungsbefunden vor.
- Die berichteten Symptome tauchen nur im Kontakt oder kurz nach Kontakt des Kindes mit der Bezugsperson auf.
- Unerklärlich schlechtes Ansprechen des Kindes auf die medizinische Behandlung.
- Bei wiederholten Vorstellungen des Kindes werden immer neue Symptome berichtet.
- Der biologische bzw. pathophysiologische Hintergrund der geschilderten Symptome erscheint unwahrscheinlich.
- Obwohl eine definitive medizinische Erklärung für Symptome gefunden wurde, wird diese von der Bezugsperson in Zweifel gezogen und das Kind zur weiteren Diagnostik und Behandlung vorgestellt.
- Das Kind fehlt häufig in der Schule, ist sozial isoliert.
- Das Kind betreibt wenig außerschulische Freizeitaktivitäten.

- Das Kind benutzt ohne medizinische Notwendigkeit medizinische Hilfen im Alltag (z. B. Rollstuhl, Krücken).
- Das Kind ist bzgl. der eigenen Gesundheit und Körpersymptomen verunsichert (häufige Untersuchungen, auch wenn es sich gesund fühlt).
- Das Kind ist in seinen Aktivitäten und seinem Bewegungsradius stark auf die Mutter fixiert.
- Die Mutter leidet an einer artifiziellen oder somatoformen Störung.
- Die Mutter leidet an einer Persönlichkeitsstörung.

Die mittlere Zeit vom Symptombeginn zur Diagnosestellung liegt zwischen 14,9 (Rosenberg 1987) und 21,8 Monaten (Sheridan 2003). Als Hilfestellung in der Diagnostik sind auch Screeningbögen verfügbar (Greiner et al. 2013), die Hinweiszeichen systematisch erfassen können. Allerdings fehlt es bislang in der Praxis an standardisierten Vorgehensweisen bei Verdachtsfällen (Bass und Glaser 2014). Der frühzeitigen Diagnosestellung durch den Kinderarzt stehen häufig auch **Verzögerungen auf ärztlicher Seite** im Wege. Diese können ganz unterschiedliche Gründe haben, u. a. (nach Bass und Glaser 2014):

- Die Sorge, eine behandelbare Erkrankung zu übersehen.
- Die übliche Praxis der Zusammenarbeit mit Eltern.
- Schwierigkeit, dem Druck der auf Diagnostik und Behandlung drängenden Bezugsperson zu widerstehen.
- Missbehagen, einem Elternteil nicht zu glauben oder ihn zu verdächtigen, insbesondere wenn sich der Verdacht als unbegründet herausstellen könnte.
- Der Arzt erlebt sich als auf die fremdanamnestischen Angaben der Eltern angewiesen.
- Die Schwierigkeit einzugestehen, dass der Arzt hinsichtlich der Symptomatik im Dunkeln tappt.
- Die diagnostische Herausforderung für Ärzte mit Interesse an seltenen Erkrankungen.
- Bei niedergelassenen Ärzten, die auf sich gestellt sind, wenig Austausch mit anderen Ärzten.
- Die verstärkte Subspezialisierung, mit wenig Kommunikation zwischen den Spezialisten und keinem Arzt, der sich wirklich zuständig für das Kind fühlt.

- Angst vor Beschwerden der Bezugsperson, wenn deren Behandlungsvorstellungen nicht umgesetzt werden.
- Unklarheit darüber, wann der Verdacht geäußert werden sollte, wie mit der Bezugsperson gesprochen und was dokumentiert werden sollte.
- Der zeitliche Aufwand, der damit einhergeht, einen Verdacht auf Mbp zu erhärten und Konsequenzen einzuleiten.
- Zurückhaltung des Arztes bzgl. der Hinzuziehung des Jugendamtes, weil er über die vom Amt eingeleiteten Maßnahmen wenig Kontrolle hat und deren Nutzen bezweifelt.

Der Nachweis der Verfälschung oder Vortäuschung von Symptomen in der Anamnese bzw. der Nachweis selbst herbeigeführter Symptome erfordert nicht selten detektivisches Gespür beim Arzt. Möglichkeiten des Nachweises für einige Symptome sind in ➤ Tab. 4.2 aufgeführt.

Der tatsächliche Nachweis der Schädigung ist oft äußerst schwierig. In jedem Fall müssen die medizinischen Nachweise auch im Hinblick auf mögliche juristische Folgen sorgfältig dokumentiert und gesichert werden. In der Übersicht über 451 Fälle gelang ein sicherer Nachweis in 144 Fällen, wobei in 54 Fällen das Verschwinden der Symptome nach Trennung von Bezugsperson und Kind wegweisenden Aufschluss gab. In 60 Fällen gelang der Videonachweis der schädigenden Handlung. Bei lediglich 50 Mbp-Patienten gelang der Nachweis über das (teilweise) Eingeständnis der schädigenden Handlungen, wobei auch dieser Nachweis in Anbetracht der manipulativen Tendenzen der Mbp-Patienten mit Vorsicht betrachtet werden muss.

Im Einzelfall setzt die Diagnosesicherung in Verdachtsfällen ein eng vernetztes, interdisziplinär arbeitendes Behandlungsteam voraus, das mit den erheblichen psychischen Belastungen, die mit Kindesmisshandlung einhergehen, so professionell umgehen kann, dass Schuldzuweisungen und unreflektierter Aktionismus vermieden werden (Stirling et al. 2007; RCPCH 2009).

Tab. 4.2 Medizinische Nachweismöglichkeiten bei ausgewählten Symptomen im Rahmen von Mbp (orientiert an Rosenberg 1987) [F1003–002]

Symptom	Art der Herbeiführung	Möglichkeit des diagnostischen Nachweises
Atemstillstand	Ersticken mit der Hand	Druckstellen auf dem Nasenrücken Direktes Überführen (Video)
	Vergiften	Toxikologische Untersuchung von Mageninhalt, Blut, Stuhl, Urin bzw. Gewebeproben Gas-Flüssigkeits-Chromatografie
Abmagerung, Fütterstörung	Nahrungsrestriktion durch Mutter Vergiftung	Zusätzliche Fremdanamnesen Längerer Krankenhausaufenthalt mit gesunder, ausreichend kalorienreicher Ernährung (s. Symptom Atemstillstand durch Vergiften)
Durchfall	Gabe von Abführmitteln	Analyse von Stuhl und Mageninhalt Krankenhausaufenthalt führt zur Besserung der Symptomatik
Krampfanfall	Vergiftung durch Insulin, trizyklische Antidepressiva, Salz	Toxikologischer Nachweis durch Blut, Urinanalyse, Nahrungsanalyse
	Ersticken oder Karotissinuskompression	Druckstellen auf Nasenrücken oder Hals
Blutung	Marcumar®-Vergiftung	Blutuntersuchung mit INR-Wert, toxikologischer Nachweis Längerer Krankenhausaufenthalt bessert die Symptomatik
	Verteilen/Verschmieren eigenen Blutes an Körperöffnungen des Kindes	Blutgruppenbestimmung

MERKE

Der tatsächliche Nachweis von Mbp ist schwierig und stellt den Arzt vor erhebliche Herausforderungen. Mbp setzt das medizinische Fachpersonal erheblichen psychischen Belastungen aus.

Therapiemaßnahmen

Das therapeutische Vorgehen ist insofern hochkomplex, weil es nicht nur einen Patienten im Blick haben muss, sondern die pathologische Interaktion zwischen Patient, gefährdetem Kind und medizinischem Fachpersonal. Dementsprechend verlangen die Behandlungsinterventionen neben medizinischer Behandlung auch die Einschaltung von Behörden, meist handelt es sich dabei um das Jugendamt. An erster Stelle muss sichergestellt werden, dass eine weitergehende Ge-

fährdung des Kindeswohls ausgeschlossen ist. Im Einzelfall muss hier eine sorgsame Abwägung zwischen verschiedenen Rechtsgütern erfolgen. Das **elterliche Sorgerecht** ist durch den Schutz von Ehe und Familie im Grundgesetz verankert (Art. 6 GG). Familienrechtliche Vorgaben zur Ausübung der elterlichen Sorge finden sich im Bürgerlichen Gesetzbuch (BGB). Dort heißt es in § 1631 Abs. 2: *„Kinder haben ein Recht auf gewaltfreie Erziehung. Körperliche Bestrafungen, seelische Verletzungen und andere entwürdigende Erziehungsmaßnahmen sind unzulässig.“* In § 1666 BGB werden Maßnahmen zum Schutz des Kindes durch das Familiengericht näher definiert. Dazu kommt der 2005 in das Kinder- und Jugendhilfegesetz (KJHG) aufgenommene § 8a, der den **Schutzauftrag des Jugendamtes bei Kindeswohlgefährdung** genauer definiert:

„(1) Werden dem Jugendamt gewichtige Anhaltspunkte für die Gefährdung des Wohls eines Kindes oder Jugendlichen bekannt, so hat es das Gefährdungsrisiko im Zusammenwirken mehrerer Fachkräfte einzuschätzen."

Der Arzt muss – konfrontiert mit einem Verdachtsfall – eine rechtliche Güterabwägung zwischen **ärztlicher Schweigepflicht und Fürsorgepflicht** vornehmen (AWMF 2008). Im Einzelfall kann die ärztliche Schweigepflicht unter dem Gesichtspunkt des rechtfertigenden Notstands (§ 34 StGB) durchbrochen werden. Kommt das Jugendamt nach näherer Prüfung zu der Auffassung, dass eine akute Gefährdung vorliegt, kann nach § 42 KJHG (SGB XIII) eine **Inobhutnahme des Kindes** durch das Jugendamt auch gegen den Willen der Eltern erfolgen. Im weiteren Verlauf wird über das Familiengericht eine Klärung der Gefährdungslage vorgenommen. Auch eine vorläufige Einschränkung des Aufenthaltsbestimmungsrechts der Eltern für das Kind, etwa zur Einleitung einer stationären Behandlung, erfolgt durch das Familiengericht (AWMF 2008). Im Einzelfall kann etwa bei Gefährdung weiterer Kinder oder zur Überprüfung der Richtigkeit von Angaben Sorgeberechtigter auch die Hinzuziehung der Polizei erforderlich sein.

Da es sich bei der Schädigung bzw. Misshandlung des Kindes um ein Offizialdelikt handelt, erfolgt in jedem Fall eine Weiterleitung der Informationen an die Staatsanwaltschaft, die die Einleitung eines Strafverfahrens prüft. Im Bereich der Jugendhilfe besteht allerdings der Grundsatz: „Hilfe statt Strafe". Der Schwerpunkt liegt auf der **Etablierung eines Helfernetzwerks,** dessen Mitglieder sich mit Kenntnis der Sorgeberechtigten des Kindes zusammensetzen, um Lösungen für die bestmögliche weitere Entwicklung des Kindes zu finden. Das Hilfesystem sollte auf Nachhaltigkeit angelegt sein, damit Beziehungsabbrüche, Umzüge etc. nicht zu einem Versagen der Jugendhilfe führen (AWMF 2008).

Der Erkrankte selbst sollte auf die Kindeswohlgefährdung angesprochen werden. Dabei ist wichtig, dem Betroffenen mit Einfühlungsvermögen zu begegnen und ein womöglich innerlich nachvollziehbar bestehendes Gefühl der moralischen Entrüstung im Zaum zu halten.

Bei aller Empathie ist gleichzeitig unmissverständlich klarzumachen, dass eine Fortsetzung der schädigenden Handlungen in keiner Weise geduldet werden kann und auf jeden Fall unterbleiben muss. Die ärztliche Gesprächsführung sollte versuchen sicherzustellen, dass der Dialog nicht abreißt. Im Gesprächsverlauf sollten dem Betroffenen neben den notwendigen behördlichen Maßnahmen die (Verdachts-)Diagnose, verbunden mit Hilfs- bzw. Behandlungsangeboten, mitgeteilt werden. Dies verdeutlicht dem Erkrankten, dass sein Verhalten primär aus einer ärztlich-fürsorglichen Haltung und nicht aus einer strafrechtlichen Perspektive betrachtet wird.

Voraussetzung für eine Therapie ist, dass vom Patienten das heimliche kindesschädigende Verhalten anerkannt und diesbezüglich unmissverständlich ein Veränderungswunsch formuliert wird. Allerdings sind die schädigenden Bezugspersonen häufig nicht zum Eingeständnis der schädigenden Verhaltensweisen bereit, da die Verleugnungsbarriere undurchdringlich bleibt (Plassmann 2014). So gestanden lediglich 11 % der Mbp-Patienten in der Auswertung von 451 Fällen die schädlichen Handlungen zumindest teilweise ein. Der Leidensdruck entsteht nicht primär aus dem Erkennen der eigenen Pathologie und der Schädigung des eigenen Kindes, sondern aus der Konfrontation mit der Diagnose und dem Entzug des Sorgerechts (Plassmann 2014). Durch diese Maßnahmen wird ein zwar pathologisches, aber den Erkrankten vordergründig stabilisierendes System ins Wanken gebracht, was mit heftigem Widerstand beantwortet wird. In diesem Fall fehlt die Voraussetzung für eine sinnvolle Therapie, nämlich Motivation und Veränderungsbereitschaft.

Sind die Therapievoraussetzungen erfüllt, so umfasst die Therapie drei Phasen, wobei ein wesentliches Ziel die Wiedervereinigung von kranker Bezugsperson und Kind ist, sofern vertretbar (Eminson und Postlethwaite 1999; Bass und Adshead 2007):

1. **Umfassende Anerkennung der Erkrankung** einschließlich aller damit verbundenen Probleme in der Interaktion mit dem Kind und im familiären Kontext: Hiermit verbunden ist eine Auseinandersetzung mit der eigenen traumatischen Biografie, die sehr schmerzhaft und belastend sein kann.

2. **Verbesserung der elterlichen Kompetenz und Sensibilität:** Hierzu ist die Einbeziehung des Familiensystems und installierter Hilfssysteme erforderlich. Insbesondere muss der Umgang mit Krankheit und Krankheitssymptomen sowie ein gesunder Ausdruck von emotionaler Zuwendung erlernt werden.
3. **Etablierung eines langfristigen Plans inkl. eines Helfernetzwerks,** in dessen Rahmen das Kind wieder in die Obhut des Elternteils zurückkehren kann (Stirling et al. 2007).

Die Nachuntersuchung einer kleinen Stichprobe von 10 schweren Mbp-Fällen nach Wiedervereinigung nach im Mittel über 5 Jahren im Anschluss an eine Therapie zeigte positive Verläufe (Berg und Jones 1999). Ohne angemessene Therapie ist ein Verbleib bei der schädigenden Bezugsperson nicht zu rechtfertigen (Bools et al. 1993). Es kann sich im Verlauf der Therapie herausstellen, dass eine solche Wiedervereinigung nicht möglich ist. In diesem Fall muss an der Etablierung eines alternativen Versorgungskonzepts gearbeitet werden. Aufgrund der nicht selten zu diagnostizierenden schweren Persönlichkeitspathologie bei Betroffenen ist in jedem Fall von einer langjährigen, herausfordernden Therapie auszugehen. Bislang gibt es keine aussagekräftigen Studien, auf deren Grundlage eine valide Aussage über die Prognose der Therapie gemacht werden kann.

MERKE

Die therapeutischen Maßnahmen müssen das gesamte Familiensystem im Blick haben und auf Nachhaltigkeit angelegt sein. Neben der medizinischen Behandlung umfassen sie psychiatrisch-psychotherapeutische Behandlungsangebote sowie behördliche Maßnahmen wie die Einschaltung des Jugendamtes.

Komplikationen

Im Hinblick auf Komplikationen ist zunächst auf die nicht unbeträchtliche **Letalität der geschädigten Kinder** hinzuweisen. Hier liegen die Angaben zwischen 6 und 9 % (Rosenberg 1987; Sheridan 2003). Die getöteten Kinder waren zwischen 0 und 8 Jahre alt.

Permanente körperliche Gesundheitsschäden werden in den genannten Übersichtsarbeiten in 7–8 % d. F. berichtet. In Anbetracht der hohen Dunkelziffer unentdeckter Fälle ist aber davon auszugehen, dass die tatsächlichen Zahlen deutlich höher liegen.

Eine weitere Komplikation liegt darin, dass häufig auch **Geschwister** von den schädigenden Handlungen betroffen sind. In der Auflistung von 451 Fallberichten litten 61 % der Geschwister unter Symptomen, die verdächtig auf eine Verursachung durch Mbp waren. Dies verdeutlicht, dass eine Behandlung bei Mbp immer das gesamte Familiensystem einbeziehen sollte.

Nicht zuletzt besteht eine wesentliche Komplikation in der **psychischen Traumatisierung** der betroffenen Kinder, die eindrucksvoll etwa in der autobiografischen Schilderung von Julie Gregory (2004) sowie in weiteren Fallberichten (Bryk und Siegel 1997) beschrieben wird. Mit der Schädigung durch die engste Bezugsperson sind Hilflosigkeit und ein tiefgreifender Vertrauensverlust verbunden, der die Kinder ein Leben lang begleitet. Dadurch ist die Wahrscheinlichkeit einer psychischen Erkrankung deutlich erhöht. In einer Nachuntersuchung (im Mittel 5,6 Jahre nach der Mbp-Diagnose) wies mehr als die Hälfte der 54 geschädigten Kinder (52 %) Verhaltensauffälligkeiten, emotionale sowie schulische Probleme, verbunden mit Konzentrations- und Aufmerksamkeitsstörungen, auf.

MERKE

Nicht selten führt Mbp zum Tod der geschädigten Kinder.

Präventionsmaßnahmen

Die **Sekundärprävention** dient der Früherkennung von Krankheiten. Diesbezüglich sind die **Kindervorsorgeuntersuchungen U1–U9** bis zum 64. Lebensmonat des Kindes nach § 26 SGB V von besonderer Bedeutung, bei denen sich der Kinderarzt ein umfassendes Bild über den aktuellen Entwicklungsstand des Kindes und ggf. die Mutter-Kind-Interaktion verschaffen kann (AWMF 2008). Die Untersuchungen sind allerdings nicht verpflichtend, auch wenn in der Mehrzahl der Bundesländer ein Meldewesen eingeführt wurde, das bei einem Versäumnis von Vorsorgeuntersuchungen zu erneuter Einladung und ggf. Information an die Jugendhilfe führt. Insbesondere dadurch, dass es keine gesetzliche Verpflichtung zur Untersuchung und keine bundeseinheitliche Regelung bzgl. des Meldewesens gibt, sind die präventiven Möglichkeiten durch die Vorsorgeuntersuchungen eingeschränkt. Im Übrigen geht es um eine verbesserte Aufklärung und Sensibilisierung in der ärztlichen Ausbildung für dieses seltene Krankheitsbild, weil aus den genannten Gründen erst zu spät an die Diagnose Mbp gedacht wird.

Die **Tertiärprävention** beschäftigt sich mit der Möglichkeit, Krankheitsfolgen bzw. Rezidive zu minimieren. Neben der langfristigen Behandlung der Betroffenen und der Etablierung von Hilfenetzwerken kommt hier der **Psychotherapie geschädigter Kinder** eine wesentliche Bedeutung zu. Wie in der Pathogenese des Mbp aufgezeigt wurde, liegt dem Störungsbild maßgeblich eine Traumatisierung zugrunde. Nur wenn die betroffenen Kinder im Rahmen der Jugendhilfe und ggf. darüber hinaus kinder-und jugendpsychiatrische Behandlungsangebote erhalten, welche die Traumatisierung aufarbeiten helfen, kann vorgebeugt werden, dass aus den Opfern nicht zukünftige Mbp-Patienten hervorgehen.

MERKE

Die beste Prävention gegen das Auftreten von Mbp ist die frühe und sachgerechte Behandlung kindlicher Traumatisierung.

Zusammenfassung

Das Münchhausen-by-proxy-Syndrom (Mbp) ist eine seltene Erkrankung, die den Kinderarzt vor erhebliche Herausforderungen stellt. Die Erkrankung ist dadurch gekennzeichnet, dass neben der schädigenden Bezugsperson und dem geschädigten Kind auch dem medizinischen Fachpersonal eine zentrale Rolle in der Ausgestaltung der Symptomatik zukommt. Regelhaft suchen Betroffene mit ihrem Kind eine medizinische Behandlung und schildern alarmierende Symptome. Die Symptomschilderungen können erfunden oder übertrieben sein, es kann sich aber auch um die Schilderung von Symptomen handeln, die durch die schädigende Bezugsperson selbst hervorgerufen wurden. Es gibt kein typisches Symptom, das auf die Diagnose hinweist. Im Kontakt wirken die Mbp-Patienten ausgesprochen fürsorglich und aufopferungsvoll, sind sehr interessiert an medizinischer Diagnostik und Behandlung und weichen nicht von der Seite des Kindes, weswegen den Schilderungen häufig Glauben geschenkt wird. Inkongru-enzen zwischen diesen Schilderungen und Untersuchungsbefunden, ausbleibende Besserung trotz Behandlung und andere Auffälligkeiten können Hinweiszeichen sein. Eine sichere Diagnosestellung ist häufig nicht möglich, was eine zusätzliche Erschwernis darstellt.

Bei Verdacht auf Mbp sind eine frühzeitige Sicherung von Beweismaterial sowie die Einschaltung der zuständigen Behörden notwendig, um eine weitere Gefährdung des Kindswohls zu unterbinden. Die schädlichen Handlungen ziehen nicht selten den Tod des Kindes nach sich. Mbp-Patienten verleugnen in den meisten Fällen die destruktiven Handlungen, eine Behandlungsbereitschaft ist nur selten gegeben. In der Vorgeschichte finden sich bei Betroffenen in der Mehrzahl traumatisierende Erfahrungen mit unsicherer Bindung an die Eltern, sodass sich Mbp als transgenerationale Weitergabe von Traumatisierung verstehen lässt.

ADRESSEN UND ANSPRECHPARTNER
Prof. Dr. med. Ulrich Sachsse
Asklepios Fachklinikum Göttingen
Rosdorfer Weg 70
D-37081 Göttingen
Tel. 0551/402-1010
E-Mail: u.sachsse@asklepios.com

Prof. Dr. med. Reinhard Plassmann
Psychotherapeutisches Zentrum Bad Mergentheim
Erlenbachweg 24
D-97980 Bad Mergentheim
Tel.: 07931/5316-1302
E-Mail: r.plassmann@ptz.de

QUELLEN
Adshead G, Bluglass K. Attachment representations in mothers with abnormal illness behaviour by proxy. Br J Psychiatry J Ment Sci 2005; 187: 328–333.

AWMF. S2-Leitlinie Kindesmisshandlung und Vernachlässigung. Stand 2008. www.kindesmisshandlung.de/media-pool/32/328527/data/AWMF-S2_Leitlinie_Kinder-schutz_2008-2009.pdf (letzter Zugriff: 20.9.2017).

Bass C, Adshead G. Fabrication and induction of illness in children: the psychopathology of abuse. Adv Psychiatr Treat 2007; 13: 169–177.

Bass C, Glaser D. Early recognition and management of fabricated or induced illness in children. Lancet Lond Engl 2014; 383: 1412–1421.

Bass C, Jones D. Psychopathology of perpetrators of fabricated or induced illness in children: case series. Br J Psychiatry J Ment Sci 2011; 199: 113–118.

Berg B, Jones DP. Outcome of psychiatric intervention in factitious illness by proxy (Munchausen's syndrome by proxy). Arch Dis Child 1999; 81: 465–472.

Bools C, et al. Munchausen syndrome by proxy: a study of psychopathology. Child Abuse Negl 1994; 18: 773–788.

Bools C, et al. Follow up of victims of fabricated illness (Munchausen syndrome by proxy). Arch Dis Child 1993; 69: 625–630.

Bryk M, Siegel PT. My mother caused my illness: the story of a survivor of Munchausen by proxy syndrome. Pediatrics 1997; 100: 1–7.

Denny SJ, et al. Epidemiology of Munchausen syndrome by proxy in New Zealand. J Paediatr Child Health 2001; 37: 240–243.

Dilling H, Freyberger HJ, WHO (eds.) Taschenführer zur ICD-10 Klassifikation psychischer Störungen: Nach dem Pocket Guide von J. E. Cooper. Bern: Hogrefe 2013.

Eminson M, Postlethwaite RJ. Munchausen syndrome by proxy abuse: a practical approach. Oxford: Butterworth-Heinemann 1999.

Feldman MD, Brown RM. Munchausen by proxy in an international context. Child Abuse Negl 2002; 26: 509–524.

Ferrara P, et al. Factitious disorders and Munchausen Syndrome: the tip of the iceberg. J Child Health Care 2013; 17: 366–374.

Gregory J. Sickened: The True Story of a Lost Childhood. Reprint ed. New York: Bantam 2004.

Greiner MV, et al. A preliminary screening instrument for early detection of medical child abuse. Hosp Pediatr 2013; 3: 39–44.

McClure RJ, et al. Epidemiology of Munchausen syndrome by proxy, non-accidental poisoning, and non-accidental suffocation. Arch Dis Child 1996; 75: 57–61.

Meadow R. Munchausen syndrome by proxy. The hinterland of child abuse. Lancet 1977; 13(2): 343–345.

Parnell TF, Day DO (eds.). Munchausen by Proxy Syndrome: Misunderstood Child Abuse. Thousand Oaks, CA: Sage 1997.

Plassmann R. Munchausen syndromes and factitious diseases. Psychother Psychosom 1994; 62: 7–26.

Plassmann R. Das Münchhausen-by-proxy-Syndrom. Vortrag Freiburg 2014; www.ptz.de/fileadmin/media/Aktuel-ler_Text-Das_Muenchhausen-by-proxy-Syn-drom-13.05.2014.pdf (letzter Zugriff: 4.12.2017).

RCPCH – Royal College of Paediatrics and Child Health. Fabricated or Induced Illness by Carers (FII). A Practical Guide for Paediatricians, 2009. www.rcpch.ac.uk/system/files/protected/page/Fabricated%20or%20Induced%20Illness%20by%20Carers%20A%20Practical%20Guide%20for%20Paediatricians%202009.pdf (letzter Zugriff: 20.9.2017).

Rosenberg DA. Web of deceit: a literature review of Munchausen syndrome by proxy. Child Abuse Negl 1987; 11: 547–563.

Sheridan MS. The deceit continues: an updated literature review of Munchausen syndrome by proxy. Child Abuse Negl 2003; 27: 431–451.
Stirling J, American Academy of Pediatrics Committee on Child Abuse and Neglect. Beyond Munchausen syndrome by proxy: identification and treatment of child abuse in a medical setting. Pediatrics 2007; 119: 1026–1030.

WEITERFÜHRENDE LITERATUR
Sachsse U (Hrsg.). Proxy – dunkle Seite der Mütterlichkeit. Stuttgart: Schattauer 2015.

Fall 5

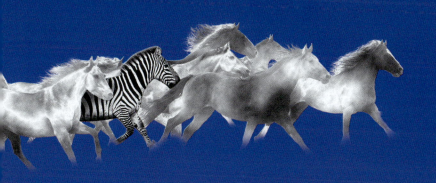

5

Ein seltener Fall von posttraumatischer Gangunsicherheit

Laurèl Rauschenbach

Anamnese

In Ihrer Sprechstunde stellt sich eine 52-jährige Tierärztin mit einer seit 18 Monaten bestehenden Gangunsicherheit vor. Die Patientin berichtet, dass es in den letzten Wochen zu einer Exazerbation der Beschwerden gekommen und sie zuletzt mehrfach gestürzt sei. Zwischenzeitlich habe sie das Gefühl, ihre Beine nicht mehr adäquat kontrollieren zu können. Darüber hinaus beklagt sie intermittierende Kopfschmerzen, Konzentrationsschwierigkeiten und eine neu aufgetretene Hörschwäche. Ihr Ehemann habe außerdem eine zunehmende Vergesslichkeit und eine verwaschene Sprache bemerkt.

Auf Nachfrage berichtet die Patientin von einer vorbekannten arteriellen Hypertonie und einem allergischen Asthma bronchiale. Mit 17 Jahren habe sie im Rahmen eines schweren Reitunfalls eine Tibiakopffraktur und eine Kalottenfraktur erlitten. Im Alter von 29 Jahren sei es einmalig zu einer Episode stärkster Kopfschmerzen gekommen, woraufhin ein intrakranielles Aneurysma operativ versorgt werden musste.

In der Medikationsliste findet sich eine antihypertensive Therapie mit Ramipril und eine Bedarfsmedikation mit Salbutamol. Allergien sind keine bekannt. Die Patientin raucht und konsumiert gelegentlich Alkohol.

Untersuchungsbefund

52-jährige, wache, kooperative und allseits orientierte Patientin in leicht reduziertem AZ und adipösem EZ. Blutdruck 149/90 mmHg, Puls 55/min, Atemfrequenz 17/min, Temperatur 36,7 °C. Thorakoabdominal keine Auffälligkeiten. Die Extremitäten sind ubiquitär aktiv und passiv beweglich. Schmerzen werden verneint. In der neurologischen Untersuchung ergeben sich Hinweise auf das Vorliegen einer Schallempfindungsstörung auf beiden Ohren und eine leichte Dysarthrie. Der Muskeltonus und die Muskeleigenreflexe an den unteren Extremitäten sind seitengleich gesteigert, ein Babinski-Zeichen lässt sich bds. auslösen. Im Finger-Nase-Versuch zeigen sich in beiden Extremitäten deutliche Unsicherheiten. Das Gangbild wirkt breitbasig und leicht ataktisch, in der erschwerten Gangprüfung zeigen sich deutliche Unsicherheiten mit einer ungerichteten Fallneigung. In der neuropsychologischen Testung (DemTect) ergeben sich Hinweise auf das Vorliegen von milden kognitiven Einschränkungen mit einem Punktwert von 9.

Laborbefund

- **Serologie:** Hb 9,1 g/dl; Hkt 35 %; Leukozyten 6,3/nl; Thrombozyten 255/nl, Natrium 141 mmol/l; Kalium 4,1 mmol/l; Glukose 127 mg/dl; Harnstoff 44 mg/dl; Kreatinin 0,72 mg/dl; Triglyzeride 192 mg/dl; Cholesterin 197 mg/dl; GOT 32 U/l; GPT 31 U/l; GGT 12 U/l; Bilirubin 0,7 ng/dl
- **Liquor:** Glukose 2,5 mmol/l; Laktat 1,7 mmol/l; Eiweiß 33 mg/dl; Leukozyten 0/µl; Erythrozyten 2/µl; IgG 1,1 mg/dl; oligoklonale Banden: negativ; IL-6 5 ng/l; Ferritin 652 ng/dl

Wie lautet Ihre Verdachtsdiagnose? An welche Differenzialdiagnosen müssen Sie denken?

Welches klinische Bild verursacht die Erkrankung?

Nennen Sie die Ursache der vorliegenden Erkrankung.

Wie ist die Epidemiologie dieser Erkrankung?

Welche Untersuchungen sind von Bedeutung?

Welche Therapiemaßnahmen sind bei der Erkrankung sinnvoll?

Welche Komplikationen der Erkrankung sind relevant?

Gibt es Präventionsmaßnahmen?

Wie ist das weitere Prozedere?

Verdachts-/Differenzialdiagnosen

In Zusammenschau der vorliegenden Befunde muss zwangsläufig an eine zentralnervöse Schädigung gedacht werden. Das breitbasig-ataktische Gangbild, die Dysarthrie und die Koordinationsstörung erlauben die Diagnose eines zerebellären Syndroms. Darüberhinausgehend weist das positive Babinski-Zeichen auf eine Störung innerhalb der Pyramidenbahn hin, während die bilaterale Schallempfindungsstörung eine symmetrische Schädigung des N. vestibulocochlearis vermuten lässt. Die neuropsychologische Testung ergibt ferner Hinweise auf das Vorliegen von kognitiven Einschränkungen im Sinne eines beginnenden demenziellen Syndroms.

Auf den ersten Blick erscheint diese Symptomkonstellation diffus, da verschiedenste neuroanatomische Systeme betroffen sind. Das Verteilungsmuster lässt deshalb in erster Linie an ein inflammatorisches, metabolisches oder vaskuläres Ereignis denken. Laborchemisch zeigen sich keine relevanten Auffälligkeiten, im Liquor hingegen ergeben sich Hinweise auf das Vorliegen einer vor Kurzem abgelaufenen Subarachnoidalblutung. Dazu passend weist die Patientin zerebrovaskuläre Risikofaktoren auf, die sich in der Anamnese eruieren lassen. Sowohl die skizzierte Kalottenfraktur als auch die durchlebte Subarachnoidalblutung im Rahmen eines rupturierten Hirnarterienaneurysmas legen außerdem eine vorbestehende zerebrale Schädigung nahe. Schlussendlich muss, in Zusammenschau aller Befunde, an das Krankheitsbild der superfiziellen Hämosiderose gedacht werden.

Auch wenn seltene Erkrankungen integraler Bestandteil differenzialdiagnostischer Überlegungen sein sollten, müssen auch andere Verdachtsdiagnosen in Betracht gezogen werden:

- **Zerebrale Ischämie:** Im Rahmen von mikro- und makroangiopathischen Gefäßveränderungen kann es zu spontan auftretenden Durchblutungsstörungen kommen. In Abhängigkeit von der Lokalisation ischämischer Ereignisse können spastische Paresen, Sensibilitätsstörungen, Ataxie oder Dysarthrie auftreten. Im Gegensatz zur superfiziellen Hämosiderose kommt es hierbei jedoch regelmäßig zu einer akut einsetzenden Beschwerdesymptomatik, die sich zudem einem bestimmten vaskulären Versorgungsgebiet zuordnen lässt.
- **Multiple Sklerose (MS):** Im Rahmen einer schubförmigen oder chronisch-progredienten Demyelinisierung kommt es zur variablen Ausbildung von spastischen Paresen, Hypästhesien und einer zerebellären Ataxie. Die MS stellt aufgrund ihrer multilokulären Manifestation eine wichtige Differenzialdiagnose zur superfiziellen Hämosiderose dar, jedoch würde man keine bilaterale Schallempfindungsstörung und auch keinen Liquorbefund ohne Hinweise auf eine mononukleäre Pleozytose oder intrathekale Immunglobulinsynthese erwarten. Darüber hinaus manifestiert sich die MS regelmäßig in jüngeren Jahren.
- **Amyotrophe Lateralsklerose (ALS):** Bei der ALS kommt es zu einer chronisch-progredienten Schädigung des ersten und zweiten Motoneurons (➤ Kap. 8). Ähnlich wie bei der superfiziellen Hämosiderose kann es dabei zur Ausbildung von spastischen Paresen und einer Bulbärparalyse mit einhergehender Dysarthrie kommen. Nicht vereinbar mit einer superfiziellen Hämosiderose, aber typisch für die ALS sind atrophe Paresen und Muskelfaszikulationen. Ein zerebelläres Syndrom oder Hörstörungen gehören nicht zum klinischen Bild der ALS.
- **Autosomal-dominante zerebelläre Ataxien (ADCA):** Ähnlich wie die superfizielle Hämosiderose leiden die Betroffenen an einer zerebellären Ataxie und wahlweise an spastischen Paresen. Darüber hinaus finden sich jedoch häufig auch eine Ophthalmoplegie, spastische Muskelatrophien oder extrapyramidale Symptome.
- **Multisystematrophie (MSA):** Vergleichbar mit einer superfiziellen Hämosiderose, leiden die Betroffenen an einer zerebellären Ataxie und pyramidalen Störungen. Darüber hinaus liegt zwangsläufig eine autonome Funktionsstörung und/oder eine extrapyramidale Störung vor.
- **Morbus Wilson:** Die autosomal-rezessiv vererbte Dysfunktion von Coeruloplasmin führt zu einer chronisch-progredienten Akkumulation von Kupfer im Nervensystem. Ähnlich wie bei der superfiziellen

Hämosiderose kommt es dabei zur Ausbildung einer zerebellären Ataxie und eines demenziellen Syndroms. Ergänzend treten im weiteren Verlauf jedoch auch eine hepatische Enzephalopathie und choreatische Hyperkinesien in den Vordergrund.

- **Neurolues:** Die zerebrale Spätmanifestation einer *Treponema-pallidum*-Infektion kann den Symptomen einer superfiziellen Hämosiderose sehr ähneln. Dabei kann es zum Auftreten von Hirnnervenausfällen, spastischen Paresen und einer zerebellären Ataxie kommen. Anders als im geschilderten Fallbeispiel würde man im Rahmen der Liquordiagnostik jedoch eine lymphozytäre Pleozytose und eine intrathekale Immunglobulinsynthese erwarten. Eine sichere Differenzierung gelingt letztendlich durch den serologischen Nachweis von spezifischen Antikörpern.
- **MERRF-Syndrom:** Beim MERRF-Syndrom („myoclonic epilepsy with ragged red fiber") handelt es sich um eine mitochondriale Enzephalopathie, bei der es zu spastischen Paresen, zerebellärer Ataxie, Epilepsie, Hypakusis und einem demenziellen Syndrom kommen kann. Die Erkrankung verläuft chronisch-progredient, unterliegt einem maternalen Vererbungsmuster und manifestiert sich häufig im jungen Erwachsenenalter.

MERKE

Patienten mit einer diffusen und schwer einzuordnenden Beschwerdesymptomatik weisen häufig einen langen Krankheitsverlauf auf, weil die frühzeitige Diagnose der zugrunde liegenden Pathologie nur in Ausnahmefällen gelingt. Grundsätzlich sollte bei neurologischen Erkrankungen zuerst versucht werden, die verschiedenen Symptome einem bestimmten neuroanatomischen System zuzuordnen. Dadurch können Rückschlüsse auf die Lokalisation krankhafter Prozesse innerhalb des Nervensystems gezogen werden. Erst in einem zweiten Schritt sollten dann differenzialdiagnostische Überlegungen bzgl. der möglichen Ursachen erfolgen.

Klinisches Bild

Die superfizielle Hämosiderose zeichnet sich durch eine chronisch-progrediente und diffuse Beschwerdesymptomatik aus, weshalb die Diagnose im Regelfall erst sehr spät gestellt wird. Trotz der häufig sehr individuellen Krankheitsverläufe finden sich bei der Mehrzahl der Patienten folgende Symptome:

- Bilaterale, retrokochleäre Hypakusis (95 %)
- Zerebelläre Ataxie (88 %)
- Myelopathie mit zentral motorischen (76 %) und sensorischen (13 %) Defiziten
- Demenzielles Syndrom (24 %)
- Hyposmie (17 %)
- Blasen- und Mastdarmfunktionsstörung (13 %)
- Anisokorie (10 %)

MERKE

Die Symptomtrias aus bilateraler Hypakusis, Ataxie und Myelopathie sollte an das Krankheitsbild der superfiziellen Hämosiderose denken lassen.

Ursachen

Durch chronisch-rezidivierende Einblutungen in die subarachnoidalen, subpialen und subependymalen Schichten von Gehirn und Rückenmark kommt es zu einer Akkumulation von Hämosiderin im ZNS. Dabei finden sich die Hämosiderinablagerungen an oberflächlichen Strukturen, die Kontakt zum Liquor cerebrospinalis aufweisen. Abhängig von der Lokalisation der zugrunde liegenden Blutungsquellen kann es dabei zu unterschiedlichsten Verteilungsmustern der Hämosiderindepots kommen. Häufige Blutungsquellen stellen hypervaskularisierte Tumoren, Gefäßmalformationen oder Traumata dar, seltener finden sich Arachnoidalzysten, Meningozelen oder neurochirurgische Interventionen in der Anamnese. Pathophysiologisch betrachtet kommt es mit zunehmender Hämosiderinablagerung zu lokal-destruktiven Gewebereaktionen, die mit Demyelinisierung, Nervenzelluntergang und reaktiv-gliotischen Veränderungen einhergehen. Betroffen sind v. a. Hirnnerven mit einem langstreckigen intrakraniellen Verlauf.

MERKE

In der Hälfte aller Fälle lässt sich mit den aktuell verfüg-baren Verfahren keine Blutungsquelle identifizieren.

Epidemiologie

Die superfizielle Hämosiderose ist eine seltene Erkran-kung, gewinnt jedoch mit zunehmender Verfügbarkeit der hochauflösenden MRT und zunehmender Kennt-nisnahme des Syndroms in den klinischen Neurowis-senschaften an Bedeutung. Valide Zahlen zur genauen Inzidenz sind gegenwärtig nicht verfügbar. Bis 2007 wurden in der Literatur 270 Fälle beschrieben, mit ei-ner erhöhten Inzidenz bei Männern und einem media-nen Erkrankungsalter von 50–60 Jahren.

Untersuchungen

Unter Zuhilfenahme einer MRT-Untersuchung kann die Verdachtsdiagnose verifiziert werden. Ergänzend sollten weitere diagnostische Maßnahmen ergriffen werden, um mögliche Blutungsquellen im ZNS zu iden-tifizieren und um ggf. rechtzeitig therapeutisch interve-nieren zu können.

Diagnostisches Vorgehen ➤ Abb. 5.1.

Anamnese

Zu Beginn sollte die sorgfältige Erhebung einer zielge-richteten Anamnese im Fokus der Betrachtung stehen. Auch wenn pathognomonische Symptome bei der su-perfiziellen Hämosiderose fehlen, können bestimmte Kriterien wegweisend für die Diagnosestellung sein:

- **Zeitliche Dynamik:**
  - Langjähriger Krankheitsverlauf
  - Chronisch-progrediente Beschwerdesymptomatik
- **Risikofaktoren:**
  - Arterielle Hypertonie
  - Nikotinabusus
  - Polyzystische Nierenerkrankung
  - Neurochirurgische Eingriffe in der Vergangenheit
  - Kraniospinale Traumata in der Vergangenheit
- **Medikamente:** Einnahme oraler Antikoagulanzien
- **Familie:**
  - Blutungsneigung
  - Gefäßfehlbildungen (v. a. Hirnarterienaneurys-mata, Kavernome, Angiome, durale arteriovenöse Fisteln)

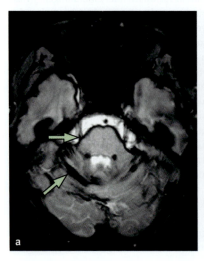 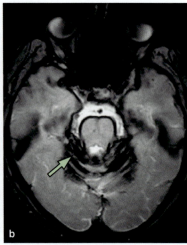

Abb. 5.1 MRT, T2: Superfi-zielle, hypointense Hämosi-derinablagerungen an den Oberflächen des Hirn-stamms und des Zerebel-lums. Nebenbefindlich ein Hydrocephalus e vacuo im Rahmen einer generalisier-ten Gehirnatrophie. Mit freundlicher Genehmigung von Prof. Klockgether, Universitätsklinikum Bonn (Lancet Neurology, 2010). [F999-001]

– Tumoren (v. a. Hämangioblastome, Ependy-
mome)

Neurologische Untersuchung

Anschließend sollte eine ausführliche neurologische
Testung des Patienten erfolgen, um charakteristische
Anomalien der superfiziellen Hämosiderose identifizie-
ren zu können:

- **Hirnnervenstatus:**
  – Hyposmie
  – Anisokorie
  – Bilaterale Hypakusis im Sinne einer Schallemp-
  findungsstörung
- **Sensomotorische Testung:**
  – Paresen ohne radikuläre Zuordnung, gesteigerter
  Muskeltonus
  – Gesteigerte Muskeleigenreflexe, verbreiterte Re-
  flexzonen, positive Pyramidenbahnzeichen
  – Hypästhesie ohne radikuläre Zuordnung
- **Stand-, Gang- und Koordinationstestung:**
  – Ataktisches, breitbasiges Gangbild
  – Positiver Unterberger-Tretversuch
  – Dysmetrie mit Intentionstremor, Dysdiadochoki-
  nese, Nystagmus
- **Sprech- und Sprachtestung:** Dysarthrie
- **Neuropsychologische Testung:** demenzielles Syn-
  drom

Apparative Diagnostik

Sollten sich klinisch Hinweise auf das Vorliegen einer
superfiziellen Hämosiderose ergeben, erfolgt die Diagnosestellung an Hand einer kranialen und holospinalen
MRT-Untersuchung. Durch Einsatz invasiver und ap-
parativer Zusatzuntersuchungen gelingt der Nachweis
einer vor Kurzem abgelaufenen Subarachnoidalblutung
sowie die Detektion von zugrundeliegenden Blutungs-
ursachen:

- **Magnetresonanztomografie (MRT)/Magnetreso-
  nanzangiografie (MRA)** zum Nachweis von superfiziellen Hämosiderinablagerungen und möglichen
  Blutungsquellen:
  – T2W/T2*W-Sequenz: superfizielle, flächige Hy-
  pointensitäten in Gehirn und Rückenmark. Hy-

perintense Areale als Ausdruck einer beginnen-
den Demyelinisierung
  – T1/T2-Sequenz: generalisierte Volumenminde-
  rung von Gehirn und Rückenmark im Sinne atro-
  phischer Veränderungen
  – T1/Gadolinium: Tumoren als mögliche Blutungs-
  quellen
  – TOF-Sequenz: Gefäßfehlbildungen als mögliche
  Blutungsquellen
- **Lumbalpunktion** zum Nachweis einer akuten oder
  subakuten Subarachnoidalblutung (SAB):
  – Erythrozyten nach erfolgter Drei-Gläser-Probe
  – Xantochromie nach Erythrozytenzerfall
  – Ferritin nach Erythrozytenzerfall
  – Erythrophagen nach Phagozytose von Erythrozy-
  ten
  – Siderophagen nach Phagozytose von Hämoside-
  rin
- **Zerebrale und spinale digitale Subtraktionsangio-
  grafie** zum Nachweis von Gefäßfehlbildungen als
  mögliche Blutungsquellen

Therapiemaßnahmen

Die frühe Diagnosestellung anhand der MRT-Untersuchung ist entscheidend, um rechtzeitig therapeutisch
intervenieren und irreversiblen Folgeschäden vorbeugen zu können. Im Vordergrund steht dabei die kausale
Therapie von Blutungsquellen durch verschiedenste
operative oder interventionelle Verfahren. Ziel ist es,
erneute Einblutungen zu vermeiden, um den chronisch-progredienten Verlauf der Erkrankung zu unterbrechen. Abhängig von der jeweiligen Ätiologie stehen
neurochirurgische Eingriffe (z. B. Tumoren, Gefäßmalformationen, Traumata) oder endovaskuläre Interventionen (z. B. Gefäßmalformationen) zur Verfügung.
Wenn der Nachweis einer Blutungsquelle nicht gelingt
bzw. die Notwendigkeit einer adjuvanten Therapie besteht, können bestimmte Eisenchelatoren (z. B. Deferi-
pron) verwendet werden.

Die zunehmende Inzidenz der superfiziellen Hämosiderose wird zukünftig die Durchführung prospektiver
und multizentrischer Studien ermöglichen, wodurch

neue experimentelle Ansätze auf ihren klinischen Nutzen getestet werden können.

MERKE

Gegenwärtig stehen nur therapeutische Maßnahmen zu Verfügung, die das Voranschreiten der Erkrankung aufhalten oder zeitlich hinauszögern. Vor diesem Hintergrund gewinnt die frühzeitige Diagnosestellung an zusätzlicher Bedeutung.

Komplikationen

Wenn die Identifikation und anschließende Elimination assoziierter Blutungsquellen nicht gelingt, kommt es durch weitere Zunahme der Hämosiderinablagerungen zu einer sukzessiven klinischen Verschlechterung. Auch der alleinige Einsatz medikamentöser Therapiemaßnahmen kann den Progress der Erkrankung nur selten unterbinden, eine Rekonvaleszenz gelingt nur in wenigen Ausnahmefällen. Die irreversible Schädigung zentralnervöser Strukturen führt zu einer progredienten Aggravation der neurologischen Beschwerdesymptomatik, sodass den Betroffenen in letzter Konsequenz Bettlägerigkeit, der Verlust von Sinneswahrnehmungen und geistiger Zerfall drohen.

Präventionsmaßnahmen

Die frühzeitige Erkennung von potenziellen Blutungsquellen bei Patienten mit einer unspezifischen neurologischen Beschwerdesymptomatik, zerebrovaskulären Risikofaktoren und einer positiven Familienanamnese ermöglichen die prophylaktische Ausschaltung der Blutungsquellen, noch bevor es zur lebensbedrohlichen Manifestation einer Subarachnoidalblutung kommt.

Zusammenfassung

Obwohl es sich bei der superfiziellen Hämosiderose um eine seltene Erkrankung des ZNS handelt, ist mit zunehmender Verfügbarkeit sensitiver Untersuchungstechniken innerhalb der nächsten Jahre mit einer steigenden Inzidenz zu rechnen. Bei Menschen mit chronisch-progredienter **Hypakusis, zerebellärer Ataxie** und **Myelopathie** muss die superfizielle Hämosiderose differenzialdiagnostisch erwogen werden. Wegweisend kann das Vorliegen von spezifischen Risikofaktoren sein. Weil die im Rahmen der superfiziellen Hämosiderose erworbenen Schäden meist irreversibel sind, stehen die frühzeitige Erkennung der Erkrankung im MRT und die Prävention von Blutungskomplikationen im Vordergrund der ärztlichen Bestrebungen.

ADRESSEN UND ANSPRECHPARTNER
Prof. Dr. T. Klockgether
Zentrum für seltene neuromuskuläre Erkrankungen,
Bewegungsstörungen und Epilepsien
Universitätsklinikum Bonn
Sigmund-Freud-Str. 25
53105 Bonn

Dr. Jeremy Rees
University College London
National Hospital for Neurology and Neurosurgery
Queen Square
London, WC1N3BG

QUELLEN
Ellis H, et al. Teaching neuroimages: MRI changes in superficial siderosis. Neurology 2012; 78(18): 116.

Forsting M et al. (Hrsg.). MRT der Wirbelsäule und des Spi-
nalkanals. 2. A. Stuttgart, New York: Thieme 2009,
S. 324–325.

Hufschmidt A, et al. (Hrsg.). Neurologie Compact. 7. A.
Stuttgart, New York: Thieme 2017, S. 178.

Koeppen AH, et al. The pathology of superficial siderosis of
the central nervous system. Acta Neuropathologica
2008; 116(4): 371–382.

Kumar N, et al. Superficial siderosis should be included in
the differential diagnosis of motor neuron disease. Neu-
rologist 2012; 18(3): 139–145.

Levy M, Turtzo C, Llinas R. Superficial siderosis: a case report and review of the literature. Nat Clin Pract Neurol
2007; 3(1): 54–58.

Linn J, Wiesmann M, Brückmann H (Hrsg.). Atlas klinische
Neuroradiologie des Gehirns. 1. A. Berlin, Heidelberg:
Springer 2011, S. 147–148.

Urban P (Hrsg.). Erkrankungen des Hirnstamms. 1. A. Stuttgart: Schattauer 2009, S. 208–209.

Fall 6

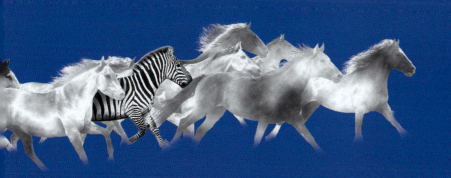

6

„Selten" geschwollen

Dorian Emmert, Martin Mücke und Christiane Stieber

Anamnese

Die 14-jährige Johanna wird von ihrer Mutter wegen starker Bauchschmerzen in die Notfallambulanz gebracht. Am Morgen sei sie mit leichtem Unwohlsein zur Schule gegangen; im Laufe des Tages entwickelten sich dann sehr starke Bauchschmerzen mit Übelkeit, und sie habe schon mehrfach erbrochen und auch Diarrhöen gehabt. Im zeitlichen Zusammenhang mit dem Beginn der Bauchschmerzen habe die Patientin einen metallischen Geschmack im Mund bemerkt. Im Rahmen der Familienanamnese erwähnt die Mutter, dass Johannas Vater des Öfteren schon nach leichten Prellungen starke Ödeme an der betreffenden Stelle entwickelt habe. Ansonsten bestünden keine Auffälligkeiten in der Familie, insbesondere keine bekannten Erbkrankheiten. Ergänzend berichtet die Mutter, dass bei Johanna in der

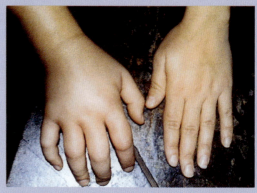

Abb. 6.1 Extremitätenschwellung [W1039]

Kindheit gelegentlich leichte bis mittelgradige Schwellungen an den Extremitäten (➤ Abb. 6.1) aufgetreten seien, die stets mit kaltem Wasser behandelt wurden.

Da Johannas Zustand sich zunehmend verschlechtert, drängt die Mutter auf eine schnelle Behandlung. Deswegen verabreichen Sie der Patientin aufgrund des Verdachts einer allergischen Reaktion ein Antihistaminikum, das jedoch keine Wirkung zeigt.

Untersuchungsbefunde

14-jährige Patientin (160 cm, 59 kg) in deutlich vermindertem AZ. Die Patientin ist bei Aufnahme wach und orientiert, wird aber zunehmend somnolent.

- **Vitalparameter:** Herzfrequenz: 88/min, Blutdruck: 140/90 mmHg, Temperatur: 36,7 °C (gemessen im Ohr)
- **Pulmo:** vesikuläres Atemgeräusch über allen Lungenfeldern ohne Rassel- oder Nebengeräusche
- **Cor:** rhythmisch, Herztöne rein, keine pathologischen Geräusche auskultierbar
- **Abdomen:** stark gebläht und gespannt mit deutlicher Abwehrspannung. Auskultation wegen massiver Krämpfe nicht beurteilbar. Haut inspektorisch unauffällig. McBurney- und Lanz-Druckpunkte, Rovsing-Zeichen, Blumberg-Zeichen, Murphy-Zeichen aufgrund der Krämpfe fraglich unauffällig. Psoas-Zeichen negativ
- **Nieren:** Nierenlager frei, kein Klopfschmerz
- **Hochauflösende Sonografie des Abdomens:** stark wandverdickte Abschnitte des Dünndarms und des Kolons, insbesondere der Mukosa und Submukosa, Lamina propria erhalten

Laborbefund

Erythrozyten 5,2 Tsd/l; Hb 17,0 g/dl; Thrombozyten 169 G/l; Leukozyten 11,4 G/l; Neutrophile (absolut) 8,18 G/l; CRP 0,4 mg/l; ALT (GPT) 49 U/l; AST (GOT) 42 U/l; Lipase: 232 U/l; AP 59 U/l; Bilirubin gesamt 0,58 mg/dl; Immunstatus und Gerinnung unauffällig

Welche weiteren Laborwerte erheben Sie?

- C1-Esterase-Inhibitor (C1-INH): 0,10 g/l (Normwert: 0,21–0,39 g/l)
- C1-INH-Aktivität: 40 %
- C4-Spiegel: 10 mg/dl (Normwert: 18–54 mg/dl)

Wie lautet Ihre Verdachtsdiagnose? An welche Differenzialdiagnosen müssen Sie denken?

Welches klinische Bild verursacht die Erkrankung?

Nennen Sie die Ursache der vorliegenden Erkrankung.

Wie ist die Epidemiologie dieser Erkrankung?

Welche Untersuchungen sind von Bedeutung?

Welche Therapiemaßnahmen sind bei dieser Erkrankung sinnvoll?

Gibt es Präventionsmaßnahmen?

Welche praktischen Hinweise können Sie der Patientin geben?

Verdachts-/Differenzialdiagnosen
Verdachtsdiagnose
Anamnese, Laborparameter und das klinische Bild lassen an die Verdachtsdiagnose eines **Hereditären Angioödems** (engl. „hereditary angioedema", HAE; Synonyme: angioneurotisches Ödem, Quincke-Ödem) **Typ 1** denken.

Differenzialdiagnosen
Folgende Krankheiten mit Angioödem sollten differenzialdiagnostisch berücksichtigt werden:

Medikamenteninduziertes Angioödem   Das medikamenteninduzierte Angioödem ist eine wichtige Differenzialdiagnose. Daher muss bei Vorliegen der Symptome eines Angioödems immer eine detaillierte Medikamentenanamnese erhoben werden. Insbesondere Hemmer des Angiotensin-Converting-Enzyms (ACE) sind dafür bekannt, Angioödeme auslösen zu können (etwa bei 0,1–1 % der Patienten, die diese Medikamente einnehmen). Tritt ein Angioödem unter einem ACE-Hemmer auf, muss dieser sofort abgesetzt werden. Wegen desselben Wirkmechanismus darf dann auch kein anderer ACE-Hemmer verordnet werden.

ACE-Hemmer wie Ramipril oder Captopril werden bei Hypertonie oder Herzinsuffizienz verordnet. Sie wirken, indem sie das v. a. an Lungenkapillarendothelien ausgeschüttete ACE hemmen und so die Umwandlung von Angiotensin I in das physiologisch wirksame Angiotensin II mindern. Durch diesen Mechanismus wird die Ausschüttung von Aldosteron gehemmt und eine blutdrucksenkende Wirkung erreicht.

Für die Pathogenese des Angioödems ist eine weitere Funktion des ACE entscheidend. Es ist an der Inaktivierung von Bradykinin beteiligt. Bei ACE-Hemmung steigt somit der Bradykininspiegel durch einen verminderten Abbau an. Da Bradykinin ein vasoaktives Peptid ist, können durch erhöhte Plasmaspiegel bei manchen Patienten Angioödeme entstehen. Auch Sartane (Angiotensin-II-Antagonisten, die den AT1-Rezeptor blockieren) können selten ein Angioödem auslösen. Durch die AT1-Blockade wirkt Angiotensin II vor allem am AT2-Rezeptor. Die Stimulation des AT2-Rezeptors er-

höht ebenfalls die lokale Bradykininkonzentration. Beim medikamenteninduzierten Angioödem handelt es sich – wie beim HAE Typ 1 und 2 – um bradykininvermittelte Angioödeme.

Daneben gibt es auch Berichte über Angioödeme nach Einnahme von Acetylsalicylsäure (ASS). Hierbei handelt es sich jedoch um ein pseudoallergisches Geschehen, das histaminvermittelt ist.

Allergisches Angioödem   Eine weitere Differenzialdiagnose ist das allergische Angioödem, das histaminvermittelt ist. Nach einer initialen Sensitivierung durch ein Allergen kommt es zu einer IgE-Produktion, wobei der Antikörper gegen das entsprechende Allergen gerichtet ist. Dieses allergenspezifische IgE ist vor allem auf Mastzellen über FcεRI, einen hochaffinen IgE-Rezeptor, gebunden. Bei erneutem Allergenkontakt kommt es nach Antigen-(Allergen-)Bindung durch IgE zur Kreuzvernetzung der FcεRI-Moleküle auf Mastzellen und dadurch zur Histaminausschüttung aus metachromatischen Granula. Das ausgeschüttete Histamin bewirkt eine über H1-Rezeptoren vermittelte Vasodilatation. Außerdem kommt es zu einer verstärkten Synthese von Arachidonsäure-Metaboliten wie Prostaglandin D2 und Leukotrien C4 und D4. Diese Metaboliten sind für die massive Vasodilatation verantwortlich. Das akute allergische Angioödem tritt etwa 1–2 h nach Kontakt mit dem Allergen auf. Als Begleiterscheinung treten hierbei häufig Quaddeln und/oder Urtikaria auf.

Erworbenes Angioödem   Auch das erworbene Angioödem ist eine wichtige Differenzialdiagnose zum HAE. Die Erstmanifestation liegt hierbei häufig (bei etwa 90 % der Patienten) nach der vierten Lebensdekade. Die erworbenen Angioödeme werden in zwei Typen eingeteilt:
- Beim **Typ 1** (C1-INH-Spiegel < 30 %) liegt eine maligne lymphoproliferative Grunderkrankung oder eine andere Systemerkrankung vor. Bei Ersterem sind vor allem das Non-Hodgkin Lymphom, bei Letzterem insbesondere paraneoplastische Syndrome zu nennen. Der genaue Pathomechanismus hierbei ist bisher nicht vollständig verstanden. Man geht der-

zeit davon aus, dass beispielsweise beim Non-Hodgkin-Lymphom eine Aktivierung des klassischen Komplementweges, von Immunkomplexen oder monoklonalen Antikörpern ausgehend, das auslösende Ereignis ist. Hierdurch kommt es zum Verbrauch von C1-INH, sodass die Plasmaspiegel von C1-INH sinken.

- Beim **Typ 2** liegen Autoantikörper gegen C1-INH vor. Diese neutralisieren das C1-INH-Protein und bewirken somit einen Funktionsverlust von C1-INH.

Beim erworbenen Angioödem beider Typen werden abdominale Beschwerden nur in etwa 50 % d. F. beobachtet.

Eine Ausschlussdiagnose ist darüber hinaus das **idiopathische Angioödem.** Hierbei treten weder eine familiäre Häufung, noch ein C1-Inhibitor-Mangel, noch Hinweise auf eine Urtikaria auf. Diese Diagnose sollte jedoch nur nach ausführlicher Diagnostik gestellt werden.

Gleich-Syndrom Beim Gleich-Syndrom handelt es sich um ein seltenes, chronisch rezidivierendes Krankheitsbild, das oft mit sehr hoher Eosinophilie (bis > 50.000/µl) einhergeht. Ursächlich sind wahrscheinlich T-Zell-Defekte und Funktionsstörungen der eosinophilen Granulozyten. Als klinisches Bild dominieren Angioödeme an Gesicht, Nacken und Körperstamm. Gelegentlich treten außerdem Fieberschübe, Arthralgien und Gewichtsverlust auf.

Nicht immer liegt bei geschwollenem Nasen-Mund-Rachen-Raum ein Angioödem vor. Daher sollte auch an folgende Differenzialdiagnosen gedacht werden:

- **Melkerson-Rosenthal-Syndrom:** Dieses Syndrom beruht auf einer unbekannten Ursache. Es geht initial mit Gesichtsschwellungen einher, die auch persistieren können. Weitere Symptome sind eine Fazialisparese und eine Zungenfältelung (Lingua plicata).
- **Ödeme aufgrund internistischer Erkrankungen:** Bei einer oberen Einflussstauung der Vena cava, Herz- oder Niereninsuffizienz, Blockade einer Lymphdrainage oder Hypothyreose (Myxödeme) kann es ebenfalls zu Ödemen kommen, die möglicherweise ein dem Angioödem sehr ähnliches Erscheinungsbild verursachen.

Klinisches Bild

Das HAE ist klinisch durch episodische Schwellungen der Haut, des Magen-Darm-Trakts und der Luftwege gekennzeichnet (➤ Abb. 6.2). Die prallen nicht erythematösen Hautschwellungen sind vorwiegend im Gesicht, an den distalen Extremitäten und im Genitalbereich lokalisiert. Urtikaria oder Quaddeln gehören hierbei nicht zum Krankheitsbild und treten nur im Zusammenhang mit anderen Krankheiten auf. Abdominale Episoden können in fünf Phasen unterteilt werden.

1. In der ersten Phase, der **Prophase,** treten Symptome wie Müdigkeit, Hyperakusis oder Aggressivität auf. Manche Patienten (wie auch die Patientin im Fallbeispiel) berichten über eine gustatorische Aura, die mit als unangenehm empfundenen Geschmacksempfindungen einhergehen. Bei etwa 30 % der Patienten tritt ein sog. Erythema marginatum bei HAE 1 und 2 auf. Diese klinischen Zeichen werden auch als Prodromi bezeichnet.
2. Die Prophase geht in die **frühe abdominale Phase** über, in der schmerzlose abdominale Symptome wie Distensionen (Ausdehnungen), Schweregefühle im Magen-Darm-Trakt oder Sättigungsgefühle auftreten.
3. Die folgende **Crescendo-Phase** ist durch leichte Abdominalschmerzen gekennzeichnet.
4. Die **Maximalphase** wird von krampf- oder kolikartigen Schmerzen dominiert, die meist etwa 24 h anhalten.
5. Die letzte Phase, die **Decrescendo-Phase,** ist durch einen kontinuierlichen Rückgang der Schmerzen gekennzeichnet. Im Zusammenhang mit der Magen-Darm-Symptomatik können Diarrhöen, Erbrechen oder Aszites auftreten.

Des Weiteren treten Larynxödeme, Ödeme der Zunge sowie seltenere Manifestationen in anderen Organen auf. Ersticken durch Larynxödeme ist die häufigste Todesursache im Zusammenhang mit dem HAE.

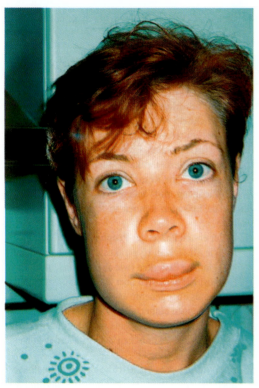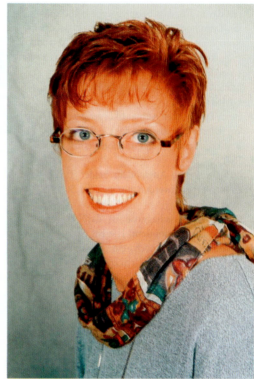

Abb. 6.2 Bild einer akuten Angioödem-Attacke [W1039]

Verlauf

Die Erstmanifestation der Krankheit liegt meist in den ersten beiden Lebensdekaden. Die Frequenz der Ödemattacken variiert von Patient zu Patient erheblich. Bei manchen treten die Attacken im Abstand von wenigen Tagen auf, während andere Patienten teilweise jahrelang symptomfrei bleiben. Möglicherweise spielen hierbei genetische Polymorphismen eine Rolle, die manche Patienten gegenüber Auslösefaktoren wie psychischem Stress, (Mikro-)Traumen z.B. durch Zahnoperationen oder Infektionskrankheiten wie Grippe oder Erkältungen sensibilisieren. Unterstrichen wird dies dadurch, dass die Konzentration von C1-INH nicht mit der Frequenz der Attacken korreliert.

Pathogenetisch unterscheidet man drei Typen: **HAE 1, HAE 2 und HAE 3.** HAE 1 und 2 unterscheiden sich in ihrem klinischen Bild nicht. Jedoch gibt es einige Punkte, die das HAE 3 von den anderen Formen unterscheidet (➤ Tab. 6.1, s. auch ➤ Tab. 6.2):

- Hauptsächlich sind Frauen betroffen.
- Der Beginn der klinischen Symptomatik tritt meist später auf als bei HAE 1/2.
- Gesichtsschwellungen treten häufiger auf (insbesondere Schwellungen der Zunge).
- Häufiger als bei HAE 1/2 kommt es nur zu Hautschwellungen ohne abdominale Episoden.
- Es tritt kein Erythema marginatum auf.
- Vereinzelt sind hämorrhagische Einblutungen in die Hautschwellungen zu beobachten.

Tab. 6.1 Vergleich der Lokalisationen der Schwellungen bei hereditären Angioödemen (modifiziert nach Bork 2006 und Bork 2010)

Lokalisation	% der betroffenen Patienten bei HAE 1/2	% der betroffenen Patienten bei HAE 3
Haut	100	93
Magen-Darm-Trakt	97	50
Larynx	54	25
Uvula	22	22
Zunge	9	54
Gehirn	8	*
Blase	5	*
Brust	5	*
Muskeln	4	*
Gelenke	4	*
Nieren	4	*
Ösophagus	2	*

*Diese Organe sind zusammengenommen nur in 4 % d. F. von Episoden betroffen.

MERKE
Bei unklaren rezidivierenden Hautschwellungen und Magen-Darm-Beschwerden (sowie einem Erythema marginatum) sollte an ein hereditäres Angioödem gedacht werden.

Ursachen/Pathogenese

HAE 1 und 2 beruhen auf Mutationen im Gen SERPING-1, das für das Protein C1 Esterase-Inhibitor (C1-INH) codiert. C1-INH ist ein Plasmaprotein, das zur Klasse der Serin-Protease-Inhibitoren (Serpine) gehört. C1-INH spielt eine wichtige Rolle in mehreren Stoffwechselwegen. Es hemmt die Komplementkaskade an mehreren Stellen (➤ Abb. 6.3). Die Komplementkaskade ist ein Stoffwechselweg im angeborenen Immunsystem, der sowohl über Membranporen die Abtötung von Bakterien bewirkt als auch vasoaktive Peptide wie C2-Kinin oder C5a generiert, die eine Vasodilatation hervorrufen.

Wahrscheinlich trägt insbesondere C2-Kinin zur Pathogenese des HAE bei (grün gestrichelte Linie in ➤ Abb. 6.3). Durch eine aufgrund der niedrigen C1-INH-Spiegel überschießende Komplementaktivierung ist im Blutbild der Wert für die Komplementkomponente C4 erniedrigt. Des Weiteren hemmt C1-INH an mehreren Punkten die Genese von Bradykinin aus dem Plasmaprotein High-Molecular-Weight-Kininogen (HMWK). Bradykinin ist der zentrale Mediator in der Pathophysiologie des HAE. Bradykinin bindet an den G-Protein-gekoppelten B2-Rezeptor auf Endothelzellen, vermittelt über einen intrazellulären Kalziumanstieg (Gq-Kopplung) eine Vasodilatation und erhöht die Gefäßpermeabilität, was zu Ödemen führt (➤ Abb. 6.3). Die Rolle von B1-Rezeptoren, die ebenfalls durch Bradykinin aktiviert werden können, ist in diesem Zusammenhang wahrscheinlich ebenfalls bedeutsam. Das desArg-Bradykinin, ein Derivat des Bradykinins, bindet bevorzugt an den B1-Rezeptor (➤ Abb. 6.3).

Hereditäres Angioödem Typ 1 Das **HAE 1,** das etwa 85 % der vererbten Formen des Angioödems ausmacht, beruht auf einem C1-INH-Mangel, der durch verschiedene Mutationsformen (Missense-, Nonsense-, Frameshift-, Insertions- oder Deletionsmutation) im SERPING-1-Gen zustande kommt und so zu einer verminderten Transkription, einem verstärkten Abbau oder der Unfähigkeit zur Sekretion des Proteins führt (eine Liste der bekannten Mutationen im SERPING-1-Gen ist unter „Weiterführende Literatur" zu finden). Bei Patienten, die eine gesunde und eine defekte Genkopie besitzen, würde man intuitiv von einer C1-INH-Konzentration von ca. 50 % des Referenzwertes ausgehen. Es konnte jedoch gezeigt werden, dass nur 10–30 % des normalen Plasmaspiegels erreicht werden. Daraus ergibt sich eine signifikant höhere Plasma-Bradykininkonzentration, da der Bradykinin produzierende Stoffwechselweg nicht mehr gehemmt wird. Die hohe Bradykininkonzentration dient als Trigger für Ödeme. Für die spezifische Lokalisierung der Ödeme sind nach derzeitigem Forschungsstand mehrere Mechanismen verantwortlich:

- Zum einen sind Traumen ein Trigger für Ödeme, da es hierdurch zur Aktivierung des Kontaktsystems

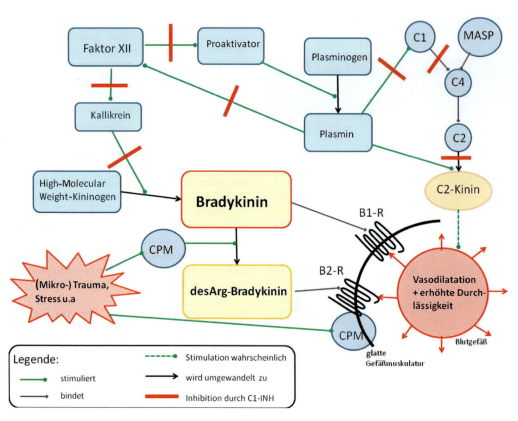

Abb. 6.3 Pathogenese des hereditären Angioödems: C2-Kinin und insbesondere (des Arg-)Bradykinin sind hauptverantwortlich für die Vasodilatation. CPM = Carboxypeptidase M [P240/P493/L143]

und somit zu einer lokalen Bradykininausschüttung kommt. Oft sind die Ödeme daher an Stellen mit (Mikro-)Traumen zu finden.

- Zum anderen kann es z.B. durch Entzündungen zu einer systemischen Bradykininausschüttung kommen. Durch die systemische Bradykininausschüttung wird ein Teil der B2-Rezeptoren durch Überstimulation desensibilisiert und internalisiert. Dadurch bindet Bradykinin nun verstärkt auch an gewebsspezifisch exprimierte B1-Rezeptoren. B1-Rezeptoren können zudem mit Carboxypeptidase M (CPM) assoziiert sein. CPM ist ein Kininase-I-Enzym, das an der Genese von desArg-Bradykinin

beteiligt ist. Außerdem kann CPM als Corezeptor des B1-Rezeptors agieren und somit die Affinität des B1-Rezeptors für Bradykinin(-derivate) erhöhen. CPM wird zwar konstitutiv exprimiert, jedoch wird die Expression z.B. durch Endotoxine und Zytokine verstärkt. Diese werden u.a. bei Infekten vermehrt gebildet, weshalb Infekte wichtige Triggerfaktoren darstellen.

Die Ödemattacken sind vermutlich überwiegend an Orten lokalisiert, an denen CPM und der B1-Rezeptor aufgrund verschiedener Faktoren verstärkt exprimiert werden.

Hereditäres Angioödem Typ 2 Beim **HAE 2** ist das Protein C1-INH aufgrund einer Missense-Mutation nicht funktionell, wird allerdings transkribiert und sezerniert. Deswegen liegen die Plasmaspiegel des C1-INH im Normalbereich, obgleich die C1-INH-Aktivität stark vermindert ist. Dadurch kommt es zu einem ähnlichen Pathomechanismus wie bei HAE 1. Bei HAE 1 ist also zu wenig C1-INH im Serum vorhanden, während bei HAE 2 die Funktionalität von C1-INH eingeschränkt ist. Beide Typen werden autosomal-dominant vererbt.

Hereditäres Angioödem Typ 3 Das **HAE 3** stellt eine Besonderheit dar, da hier weder der Plasmaspiegel von C1-INH vermindert, noch dessen Funktionalität eingeschränkt ist. Bei ca. 25 % der Patienten liegt eine Mutation des Hageman-Faktors (FXII) vor. Bisher sind vier Mutationen des FXII-Gens bekannt, die ein HAE auslösen können: Zwei Mutationen sind **Missense-Mutationen,** bei denen ein Threoninrest an Position 309 (bzw. 328, wenn man das Signalpeptid berücksichtigt) durch Lysin bzw. Arginin ersetzt wird. Dadurch kann keine Glykosylierung an diesem Aminosäurerest erfolgen. Durch die fehlende Glykosylierung kann Plasmin FXII verstärkt aktivieren und dadurch zu einer extensiven Bradykininbildung führen. Die Funktion von FXII in der intrinsischen Gerinnungskaskade bleibt hierbei unverändert. Bei den anderen beiden Mutationen handelt es sich um eine **Deletions-** und eine **Duplikationsmutation.** Beide Mutationen beeinflussen eine prolinreiche Sequenz des FXII-Proteins. Die funktionellen Konsequenzen sind denen der Missense-Mutationen sehr ähnlich, was für die Deletionsmutation experimentell gezeigt werden konnte, während für die Duplikationsvariante bisher keine weiteren Untersuchungen durchgeführt wurden.

Weitere Genmutationen, die ein HAE 3 verursachen können, werden derzeit erforscht (aktuelle Datenbank s. „Weiterführende Literatur"). Erst kürzlich wurden Mutationen im Plasminogen-Gen und im Angiopoetin-1-Gen entdeckt, die für ein HAE bei normalen C1-INH-Spiegeln verantwortlich sein könnten. Wichtig ist zudem die Rolle von Östrogen, da bei einigen Patienten erhöhte Östrogenspiegel nachgewiesen werden konn-

ten und ein Großteil der Patienten mit HAE 3 weiblich ist. Es gibt mehrere Fälle, bei denen die Angioödem-Episoden nach der Einnahme von oralen Kontrazeptiva, während einer Schwangerschaft oder nach Beginn einer Hormonersatztherapie auftraten. Bei den oralen Kontrazeptiva sind insbesondere Kombinationspräparate (Gestagen- und Östrogenkomponente) aufgrund ihres Östrogengehalts für das gehäufte Auftreten der Angioödeme verantwortlich. Daher müssen Frauen, bei denen ein HAE 3 bekannt ist, auf Monopräparate ohne Östrogenkomponente umgestellt werden. Der Grund für den starken Einfluss von Östrogenen auf die Pathophysiologie des HAE liegt wahrscheinlich darin, dass im Promotor des FXII-Gens ein Östrogen-Response-Element enthalten ist, das die Expression dieses Proteins positiv moduliert. Durch Östrogene erhöhen sich die Plasmaspiegel von FXII, sodass das Kallikrein-Kinin-System schneller aktiviert werden kann und vermehrt Bradykinin hergestellt wird.

MERKE

Bradykinin bzw. Derivate von Bradykinin sind hauptverantwortliche Metaboliten des hereditären Angioödems.

Epidemiologie

Die genaue Prävalenz des HAE ist nicht bekannt. Aktuelle Schätzungen gehen von etwa 1 : 30.000 bis 1 : 80.000 aus. Die Typen 1 (etwa 85 %) und 2 (etwa 15 %) des HAE werden autosomal-dominant vererbt. Frauen und Männer sind vom HAE 1 und 2 gleichermaßen betroffen. Etwa 25 % beruhen jedoch auf De-novo-Mutationen, was die Diagnose erschweren kann.

Ethnienspezifische Prävalenzunterschiede sind nicht bekannt, jedoch weisen Studien darauf hin, dass das klinische Bild vermutlich ethnische Unterschiede aufweist. Demzufolge haben Betroffene aus den Herkunftsländern China, Japan und Taiwan seltener abdominale Episoden.

HAE 3 wird ebenfalls autosomal-dominant vererbt. Auslösend sind Mutationen im FXII-Gen, die dazu führen, dass es in der Kinin-Kallikrein-Kaskade zu einer Überproduktion an Bradykinin kommt. Die geschätzte Penetranz der ursächlichen Mutationen beträgt bei

Männern ca. 10 % und bei Frauen ca. 60 %. Grund dafür sind wahrscheinlich die höheren Östrogenspiegel bei Frauen.

Untersuchungen

Die größte Herausforderung bei der Diagnostik des HAE ist, daran zu denken. Die Familienanamnese ist bei den 75 % der vererbten Formen meist aufschlussreich. Allerdings sind auch die vererbten Formen schwer zu diagnostizieren, da die Ausprägungen innerhalb einer Familie sehr unterschiedlich sein können. So traten beim Vater von Johanna nur nach Prellungen bzw. leichten Verletzungen (einem wichtigen Auslöseparameter von Ödemattacken beim HAE) Schwellun-

gen der betreffenden Körperregion auf. Erst nachdem bei Johanna die Diagnose gestellt werden konnte, wurde das Vorhandensein des HAE in ihrer Familie durch Testung mehrerer Verwandter aufgeklärt.

Laut aktueller Leitlinie sind bei einem HAE-Verdacht drei Laborparameter zu bestimmen: die Konzentration von C1-INH im Plasma, die C1-INH Aktivität sowie die C4-Konzentration im Plasma (> Tab. 6.2):

■ Beim **HAE 1** sind Werte für die C1-INH Konzentration und die C1-INH-Aktivität unter 50 % des Referenzwerts für das Vorliegen dieser Erkrankung beweisend. Die Konzentration der Komplementkomponente C4 kann in Einzelfällen normal sein, ist im Regelfall allerdings erniedrigt.

Tab. 6.2 Diagnostik des hereditären Angioödems mit wichtigen Differenzialdiagnosen. C1-INH-Spiegel, C1-INH-Aktivität und C4-Spiegel sind die nach Leitlinie empfohlenen Laborparameter.

Erkrankung	C1-INH-Spiegel	C1-INH-Aktivität	C4-Spiegel	Bradykinin-Spiegel (lokal)	Familien-anam-nese	Ge-schlechts-spezifität	Histamin-Spiegel	FXII-Mutation
HAE 1	↓↓	↓	↓	↑↑	+, aber 25 % de novo	–	=	–
HAE 2	=, selten ↑	↓↓	↓	↑↑	+, aber 25 % de novo	–	=	–
HAE 3	=	=	=	=	+, De-novo-Mutationen bisher nicht berichtet	Frauen häufiger betroffen	=	(+), nicht bei allen Patienten
Medikamenten-induziertes AE	=	=	=	↑	–	–	=	–
Allergisches AE	=	=	=	=	–	–	↑↑	–
Erworbenes AE*	↓	↓	↓	↑	–	–	=	–

* Bei Verdacht auf ein erworbenes Angioödem werden häufig die C1q-Spiegel bestimmt. Bei HAE liegen diese im Normbereich, bei erworbenen Angioödemen sind sie meist erniedrigt.

↑: erhöht; ↑↑: stark erhöht; ↓: erniedrigt; ↓↓: stark erniedrigt; =: normwertig; +: positiv/vorhanden; –: negativ/nicht vorhanden

- Beim **HAE 2** sind die Werte für die C1-INH Aktivität sowie die Werte für C4 erniedrigt. Die C1-INH Konzentration liegt im Referenzbereich oder ist sogar erhöht. Wenn eine eindeutige Klinik und Laborparameter das Vorliegen eines HAE Typ 1 oder 2 vermuten lassen, ist es nicht notwendig, diesen Befund mithilfe einer Sequenzierung zu bestätigen. Die humangenetische Analyse des *SERPING-1*-Gens empfiehlt sich jedoch, wenn Klinik und/oder Laborwerte nicht eindeutig sind.
- Beim **HAE 3** liegen die Werte für alle drei Laborparameter im Normbereich. Zur Sicherung der Diagnose muss eine humangenetische Testung erfolgen (z. B. Sequenzierung von FXII), wobei nur bei einem Teil der Patienten (ca. 25 %) eine Mutation im FXII-Gen vorliegt. Eine familiäre Vorgeschichte kann den Verdacht auf das Vorliegen eines HAE 3 verstärken.

Obwohl das HAE autosomal-dominant vererbt wird, weisen nicht alle Patienten eine positive Familienanamnese auf, bei HAE 1/2 sind De-novo-Mutationen berichtet.

Während einer abdominalen Episode kann in einigen Fällen eine signifikante Leukozytose mit Neutrophilie und erhöhten Hämatokritwerten beobachtet werden, während der CRP-Spiegel oft im Normbereich liegt.

Eine bildgebende Diagnostik ist beim HAE nicht notwendig. Positive Befunde sind hierbei nur während einer akuten Episode zu erwarten. Zum falschen Zeitpunkt erhobene Bildgebungen liefern falsch negative Ergebnisse. Allerdings können bildgebende Verfahren nützlich zum Ausschluss anderer Ursachen sein.

Therapiemaßnahmen

Für die Akuttherapie des HAE sind in Deutschland mehrere Medikamente zugelassen.

C1-INH-Konzentrat

C1-INH-Konzentrat beinhaltet das Protein, das bei Patienten mit HAE Typ 1 und 2 in zu geringer Konzentration bzw. in defekter Form vorhanden ist. Aktuell stehen zur Therapie zwei Medikamente zur Verfügung:

Das 1979 in Deutschland zugelassene **Berinert**®, das seit 1985 auch in pasteurisierter und virusinaktiver Form als Berinert® P erhältlich ist, sowie das 2011 zugelassene **Cinryze**®. Die empfohlene Dosierung für Berinert® liegt bei 20 U/kg und für Cinryze® bei 1.000 U. Etwa 1 h nach Einnahme tritt die Wirkung ein. C1-INH-Konzentrat zeigt eine gute Wirkung bei der Therapie von HAE 1 und 2. Berinert® ist zudem das Mittel der Wahl während Schwangerschaft und Stillzeit. Cinryze® und Berinert® sind für die Behandlung im Kindesalter zugelassen.

Beide Medikamente lassen sich außerdem bei HAE 3 anwenden, jedoch ist die Wirkung unzuverlässiger. Die Applikation beim Typ 3 erfolgt zudem off-label, wird jedoch von der aktuellen AWMF-Leitlinie als Therapie der Wahl empfohlen. Dies ist insofern verwunderlich, da bei HAE 3 kein C1-INH-Mangel vorliegt. Als möglicher Erklärungsansatz für die Wirksamkeit wird ein lokaler C1-INH-Verbrauch diskutiert. Die Verträglichkeit des C1-INH-Konzentrats ist gut, wenngleich sehr selten allergische Reaktionen beobachtet werden konnten. Bei der Langzeitanwendung kam es in Studien zu einer Zunahme der Krankheitsaktivität. Da es sich beim C1-INH-Konzentrat um ein Plasmakonzentrat handelt, sollten Patienten vor Therapiebeginn gegen Hepatitis B immunisiert werden. Das C1-INH-Konzentrat ist zur Selbstbehandlung zugelassen.

Icatibant (Firazyr®)

Icatibant ist ein synthetisches Dekapeptid und weist eine Strukturanalogie zu Bradykinin auf. Es wird allerdings nicht von den für den Bradykinin-Abbau zuständigen Enzymen inaktiviert. Wie sich durch die Strukturanalogie zu Bradykinin vermuten lässt, ist Icatibant ein kompetitiver Inhibitor des B2-Bradykininrezeptors. Icatibant ist für die Behandlung des HAE Typ 1 und 2 zugelassen. Eine Wirksamkeit konnte auch bei Typ 3 gezeigt werden, jedoch ist die Verwendung hier ebenfalls off-label. Zur Therapie wird eine Ampulle mit 3 ml (30 mg Icatibant) empfohlen. Ein Nachteil gegenüber C1-INH Konzentrat ist das in etwa 10 % d. F. beobachtete Rebound-Phänomen, d. h. das kurzfristige Wiederauftreten von Schwellungen nach Injektion. Icatibant ist seit 2011 für die Selbstbehandlung zugelassen.

Conestat alpha

Conestat alpha ist ein rekombinanter C1-INH. Durch eine posttranslationale Glykosylierung resultiert eine kürzere Halbwertszeit, was gelegentlich für die Therapie erwünscht sein kann. Als Dosierung sind 50 Einheiten pro kg Körpergewicht empfohlen, maximal jedoch 4.200 Einheiten. Als unerwünschte Arzneimittelwirkung treten gehäuft Kopfschmerzen auf. Conestat alpha ist zur Therapie des HAE 1 und 2 zugelassen. Zur Verwendung bei Typ 3 liegen bisher keine Daten vor.

Gefrorenes Frischplasma

Auch gefrorenes Frischplasma (Fresh Frozen Plasma, FFP) ist wegen seines C1-INH-Gehalts für die Behandlung des HAE 1 und des HAE 2 zugelassen. Daten zur Verwendung bei HAE 3 liegen bisher nicht vor.

MERKE

Antihistaminika, Kortikosteroide sowie Adrenalin sind bei erblichen Angioödemen wirkungslos.

Präventionsmaßnahmen

Eine medikamentöse Langzeitprophylaxe wird nur bei > 12 schweren Attacken pro Jahr oder > 24 Tagen mit entsprechenden HAE-Symptomen empfohlen. Für die Prophylaxe stehen mehrere Substanzen zur Verfügung.

Androgene

17α-alkilierte Androgene wie Danazol, Stanozol und Oxandrolon zeigen beim HAE eine gute Wirksamkeit in der Langzeitprophylaxe. Der Wirkmechanismus ist noch nicht vollständig entschlüsselt. Man geht derzeit aber davon aus, dass Androgene die Lebersynthese anregen, sodass der C1-INH-Spiegel ansteigt. Außerdem steigern Androgene auch die Expression der Aminopeptidase P, die für den Abbau von Bradykinin wichtig ist. Auch Patienten mit HAE 3 profitieren von einer Androgenprophylaxe. Allerdings besitzen Androgene ein erhebliches Nebenwirkungsspektrum. Dazu gehören anabole Effekte wie Gewichtszunahme (42,3 %) und Virilisierung bei weiblichen Patienten (45,8 %) sowie weitere Nebenwirkungen wie arterielle Hypertonien (25,5 %), psychische Veränderungen wie Depression oder gesteigerte Aggressivität (14,4 %), Menstruationsstörungen (14,4 %), Kopfschmerzen (13,5 %), Myalgien (12,7 %) und Akne (9,3 %). In seltenen Fällen konnten zudem Leberzelladenome (2,5 %) und -karzinome beobachtet werden. Androgene sind wegen ihrer Nebenwirkungen in Deutschland nicht zugelassen. Da sie aber insgesamt eine gute Prophylaxe darstellen, werden sie trotzdem gelegentlich zur Therapie eingesetzt. Eine Nutzen-Risiko-Abwägung sollte vor jeder prophylaktischen Androgeneinnahme vorgenommen werden. Insbesondere bei jüngeren Patienten sollte auf Androgene verzichtet werden, bei älteren Patienten sollte die Androgenprophylaxe einem HAE-Behandlungszentrum überlassen werden.

Antifibrinolytika

Epsilon-Aminocapronsäure und Tranexamsäure sind zwei Antifibrinolytika, die sich bei der Prophylaxe als nützlich erwiesen haben. Beide Substanzen hemmen die Umwandlung von Plasminogen zu Plasmin. Dies hat zur Folge, dass der Komplementweg durch Plasmin weniger aktiviert wird und dadurch die Häufigkeit der Angioödem-Attacken reduziert werden kann (vgl. ➤ Abb. 6.3). Antifibrinolytika werden vor allem bei Kindern eingesetzt, da Androgene in dieser Altersgruppe kontraindiziert sind. Allerdings wirken Antifibrinolytika schlechter als Androgene und können thrombotisch-embolische Ereignisse begünstigen. Auch ist eine regelmäßige Kontrolle des Augenhintergrunds notwendig, da Störungen des Farbsehens auftreten können. Tranexamsäure ist in der Regel besser verträglich als Epsilon-Aminocapronsäure.

C1-INH Konzentrat

Berinert® und Cinryze® sind auch zur Langzeitbehandlung zugelassen.

Weiteres Prozedere

- Patienten mit bekanntem HAE sollten einen Notfallausweis mit sich führen.
- Patienten sollten als Notfallmedikament immer Berinert®, Cinryze® oder Firazyr® mit sich führen, da

unerwartete Angioödem-Attacken das größte Risiko der Krankheit darstellen.
- Bei Schulkindern mit HAE sollten Lehrer und Betreuungspersonen über die Erkrankung informiert werden.

- Vor zahnärztlichen Eingriffen empfiehlt sich die prophylaktische Behandlung mit Berinert® oder Cinryze®, da (Mikro-)Traumata als Trigger für HAE-Attacken bekannt sind.
- Patienten sollten im nächstgelegenen Krankenhaus aktenkundig sein.

Zusammenfassung

- Ursächlich für HAE 1 und 2 sind autosomal-dominant vererbte Defekte im *SERPING-1*-Gen, das für C1-INH codiert. HAE 3 beruht zu etwa 25 % auf Mutationen im FXII-Gen und wird ebenfalls autosomal-dominant vererbt. Eine negative Familienanamnese schließt das Vorliegen eines HAE nicht aus, es sind auch De-novo-Mutationen berichtet.

- Klinisch manifestiert sich das HAE häufig mit Abdominalbeschwerden und Ödemen an den Extremitäten und im Gesicht.
- Therapeutisch kommen C1-INH-Konzentrat oder ein Bradykinin-B2-Rezeptor-Antagonist zur Anwendung.
- Die Patienten sollten mit Notfallmedikamenten und einem Notfallausweis ausgestattet sein.

ADRESSEN UND ANSPRECHPARTNER
Klinik:
Prof. Dr. Markus Magerl
Allergie-Centrum-Charité
Klinik für Dermatologie, Venerologie und Allergologie
Charité – Campus Mitte
Luisenstr. 2
D-10117 Berlin

Molekulargenetische Diagnostik/Forschung:
Prof. Dr. Markus Nöthen
Universitätsklinikum Bonn
Institut für Humangenetik
Sigmund-Freud-Str. 25
D-53127 Bonn

QUELLEN
Bafunno V, et al. Mutation of the angiopoietin-1 gene (ANGPT1) associates with a new type of hereditary angioedema. J Allergy Clin Immunol 2017 Jun 8. pii: S0091–6749(17)30921–1 [Epub ahead of print].

Björkqvist J, et al Defective glycosylation of coagulation factor XII underlies hereditary angioedema type III. J Clin Invest 2015; 125: 3132–3146.

Bork K. Diagnosis and treatment of hereditary angioedema with normal C1 inhibitor. Allergy Asthma Clin Immunol 2010; 6(1): 15.

Bork K, et al. Hereditary angioedema: new findings concerning symptoms, affected organs, and course. The American Journal of Medicine 2006; 119(3): 267–274.

Bork K, et al. Symptoms, course, and complications of abdominal attacks in hereditary angioedema due to c1 inhibitor deficiency. Am J Gastroenterol 2006; 101: 619–627.

Bork K, et al. Treatment for hereditary angioedema with normal C1-INH and specific mutations in the F12 gene (HAE-FXII). Allergy 2017; 72(2): 320–324.

Bork K, et al. Hereditary angioedema with a mutation in the plasminogen gene. Allergy 2018; 73(2): 442–450.

Bouillet L. Hereditary angioedema in women. Allergy Asthma Clin Immunol 2010; 6: 17.

Boyce JA, Austen KF. Allergien, Anaphylaxie und systemische Mastozytose. In: Harrisons Innere Medizin. 19. A. Berlin: ABW Verlag 2016, S. 2600–2603.

Cichon S, et al. Increased activity of coagulation factor XII (Hageman factor) causes hereditary angioedema type III. Am J Hum Genet 2006; 79(6): 1098–1104.

De Maat S, et al. Plasmin is a natural trigger for bradykinin production in patients with hereditary angioedema with factor XII mutations. J Allergy Clin Immunol 2016; 138: 1414–1423.

Henao MP, et al. Diagnosis and screening of patients with hereditary angioedema in primary care. Ther Clin Risk Manag 2016; 12: 701–711.

Hofman Z. Angioedema attacks in patients with hereditary angioedema: local manifestations of a systemic activation process. J Allergy Clin Immunol 2016; 138(2): 359–366.

Maurer M, Magerl M. Langzeitprophylaxe des hereditären Angioödems mit Androgenderivaten: kritische Bewertung und mögliche Alternativen. J Dtsch Dermatol Ges 2011; 9(2): 99–107.

Miranda AR, et al. Hereditary angioedema type III (estrogen-dependent): report of three cases and literature review. An Bras Dermatol 2013; 88(4): 578–584.

Stieber C, et al. Clinical Utility Gene card for hereditary angioedema with normal C1 inhibitor (HAEnC1). Eur J Hum Genet 2017; Oct 25 (10), doi:10.1038/ejhg.2017.104.

Tarzi MD, et al. An evaluation of tests used for the diagnosis and monitoring of C1 inhibitor deficiency: normal serum C4 does not exclude hereditary angio-oedema. Clin Exp Immunol 2007; 149: 513–516.

Wüthrich B. Liegt ein Quincke-Ödem vor? Differentialdiagnose zum Angioödem, Dermatologie Praxis 2012; 1: 20–26.

Zanichelli A. Diagnosis, course, and management of angioedema in patients with acquired c1-inhibitordeficiency. J Allergy Clin Immunol 2017; 17: 2198–2213.

Zeerleder S, Levi M. Hereditary and acquired C1-inhibitor dependent angioedema: from pathophysiology to treatment. Ann Med 2016; 48(4): 256–267.

WEITERFÜHRENDE LITERATUR

Bork K et al. Leitlinie „Hereditäres Angioödem durch C1-Inhibitor-Mangel". AWMF-Register-Nr. 061–029. Stand: 2012; www.awmf.org/uploads/tx_szleitlinien/061-029l_S1_Hereditäres_Angioödem_durch_C1-Inhibitor_Mangel_2012-abgelaufen.pdf (letzter Zugriff: 26.10.2017).

Eine vollständige Datenbank der bisher bekannten Mutationen im SERPING-1-Gen findet sich unter http://hae.enzim.hu/ (letzter Zugriff: 26.10.2017).

Eine ständig aktualisierte Liste der bekannten Mutationen für HAE 3 (sowie verschiedene andere Krankheitsbilder) findet sich unter www.ncbi.nlm.nih.gov/clinvar/ (letzter Zugriff: 26.10.2017).

Fall 7

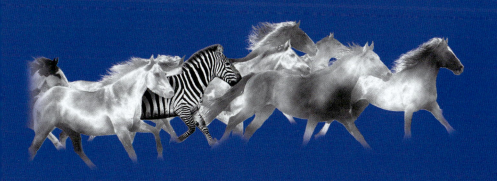

7

Der Schmetterling

Tim Bender

Anamnese

Eine 22-jährige Studentin sucht Ihre Praxis auf und berichtet von diffusen Beschwerden, die seit etwas mehr als 1 Jahr in unterschiedlichen Abständen aufträten. Der letzte Anfall vor etwa 1 Monat sei besonders schlimm gewesen, weshalb sie sich nun an Sie wende.

Diese Beschwerden äußerten sich v. a. in allgemeiner Abgeschlagenheit und einem Gefühl von zehrender Müdigkeit. Dazu würden bei jedem Schub eine ausgeprägte Muskelschwäche und gelegentliche Schmerzen der Muskeln und Gelenke auftreten. Die Schmerzen sind diffus lokalisiert, sodass die Patientin hierüber keine genaue Auskunft geben kann. Weitere Symptome, die ebenfalls während einer Krankheitsphase aufgetreten sind, haben sich in Form eines Hautausschlags im Gesichts- und Dekolletébereich, als Aphten der Mundschleimhaut, Kribbelparästhesien und Taubheitsgefühle an den Extremitäten sowie kalte und teilweise schmerzende Finger dargestellt.

Aktuell ist die Patientin bis auf ein leichtes Schwäche- und Müdigkeitsgefühl weitgehend beschwerdefrei. Sie hat keine Allergien und nimmt bis auf einen Ovulationshemmer (Kombinationspräparat) keine Medikamente ein.

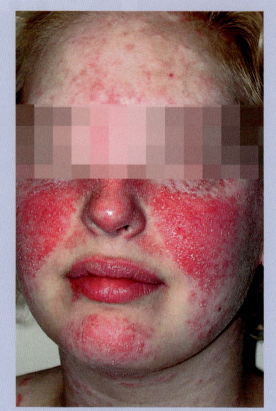

Abb. 7.1 Schweres Schmetterlingserythem [E636]

Untersuchungsbefund

22-jährige Patientin in gutem AZ und schlankem EZ (1,72 m, 60 kg, BMI 20,3). Bei der Inspektion der Haut fällt eine Gesichtsrötung auf (➤ Abb. 7.1); die sonstigen von der Patientin beschriebenen Hautveränderungen sind nicht zu sehen. Herz und Lunge stellen sich auskultatorisch unauffällig dar. Das Abdomen ist weich und nicht druckschmerzhaft.

Die Sehnenansatzpunkte sind nicht druckschmerzhaft, die Beweglichkeit der Extremitäten ist altersentsprechend. Die Muskeleigenreflexe sind bds. lebhaft auslösbar. Die Kraftgrade der oberen und unteren Extremität betragen 5/5. Das Vibrationsempfinden an beiden Malleoli liegt mit 8/8 im Normbereich. Die Hirnnerven sind neurologisch orientierend unauffällig.

Laborbefund

Leukozyten 8,6 Tsd/µl; Erythrozyten 4,4/pl; Hb 9,6 g/l; Hkt 0,4; MCV 81 fl; MCH 29 pg; MCHC 32 g/dl; Thrombozyten 155/nl; Quick 84 %; INR 1,1; PTT 34 s; Natrium 143 mmol/l; Kalium 4,7 mmol/l; Serumkreatinin 0,9 mg/dl; Harnstoff 34 mg/dl; GOT (AST) 21 U/l; GPT (ALT) 28 U/l; GGT 22 U/l; TSH 0,65 µI/ml; fT_3 4,5 pmol/l; fT_4 1,45 ng/dl; CK 75 U/l

Wie lautet Ihre Verdachtsdiagnose? An welche Differenzialdiagnosen müssen Sie denken?

Welches klinische Bild verursacht die Erkrankung?

Nennen Sie die Ursache der vorliegenden Erkrankung.

Welche Untersuchungen sind von Bedeutung?

Welche Therapiemaßnahmen sind bei der Erkrankung sinnvoll?

Welche Komplikationen der Erkrankung sind relevant? Wie ist der weitere Verlauf?

Patientenfrage: Ist trotz Erkrankung eine Schwangerschaft möglich?

Verdachts-/Differenzialdiagnosen

Bei dem von der Patientin beschriebenen diffusen Krankheitsbild kommen diverse Differenzialdiagnosen in Betracht, die z. T. eine aufwendige Spezialdiagnostik erfordern. Zuerst steht die Frage im Raum, in welches Teilgebiet der Medizin der hier beschriebene Fall eingeordnet werden kann.

- **Infektiologisch:** Ein Krankheitsbild mit Abgeschlagenheit sowie Muskel- und Gelenkbeschwerden kann mit diversen Virusinfektionen einhergehen, z. B. mit einer **Hepatitis** oder einer Infektion mit dem **Epstein-Barr-Virus (EBV).** Gerade bei Letzterer sind auch exanthematische Verlaufsformen beschrieben. Gegen die Hepatitis sprechen in unserem Fall die normwertigen Transaminasen. Eine andere Infektionskrankheit, die zur Chronifizierung neigt und insbesondere mit Muskel- und Gelenkschmerzen einhergeht, ist die **Borreliose.** Der Zeckenstich und das sich in der Folge häufig entwickelnde Erythema migrans können je nach Lokalisation unentdeckt bleiben, wodurch eine chronische Verlaufsform begünstigt wird.
- **Hämatologisch:** Eines der Leitsymptome, das die Patientin angibt, ist Müdigkeit/Erschöpfung. Dieses Symptom kann bei ansonsten gesund wirkenden Patienten ein Zeichen für eine **Anämie** sein. In den Laborwerten fällt ein erniedrigter Hb von 9,6 g/dl auf. Diese Art der Anämie kann z. B. durch einen Eisenmangel oder durch mangelhafte Ernährung entstehen. Eine weitere Erkrankung mit ähnlichen Symptomen ist die **Leukämie,** die sich ebenfalls durch eine Anämie äußern kann.
- **Neurologisch:** Im Bereich der neurologischen Differenzialdiagnosen muss zuerst an eine **multiple Sklerose (MS)** gedacht werden. Hierfür sprechen sowohl das Alter als auch der schubweise Verlauf der Erkrankung. Wie stark die Muskelschwäche und die Par- bzw. Hypästhesien sind, kann in diesem Fall nur durch den Bericht der Patientin definiert werden, da sie den Arzt in einem symptomfreien Intervall konsultiert. Die durchgeführte grob orientierende neurologische Untersuchung blieb ohne pathologischen Befund.
- **Rheumatologisch:** Schmerzen an Muskeln und Gelenken in Kombination mit diffusen Allgemeinsymptomen wie Müdigkeit/Abgeschlagenheit und diversen Symptomen an verschiedenen Organsystemen (in diesem Fall Haut/Schleimhaut, Gefäße und Nerven) können für eine Erkrankung aus dem rheumatologischen Formenkreis sprechen. Die hier zu nennenden Differenzialdiagnosen sind die **rheumatoide Arthritis (RA),** verschiedene Kollagenosen wie der **systemische Lupus erythematodes (SLE),** die **systemische Sklerose (SSc)** sowie die **Dermato- oder Polymyositis.**
- **Psychiatrisch/psychosomatisch:** In der Fallbeschreibung fällt auf, dass wir die Symptome der Patientin nur ihrem Bericht entnehmen können. Beim Arztbesuch kann kein pathologischer Untersuchungsbefund erhoben werden, und auch die Laborwerte zeigen nur leichte, unspezifische Abweichungen. Eine **depressive Episode** kann durchaus mit körperlichen Symptomen einhergehen. Allerdings sind die von der Patientin gut beschriebenen Symptome nicht typisch. Insbesondere bei diffusen Schmerzen am ganzen Körper in Verbindung mit Erschöpfung kann auch eine gestörte Schmerzwahrnehmung im Rahmen einer **Fibromyalgie** vorliegen. **Cave:** Die Fibromyalgie ist eine **Ausschlussdiagnose** und sollte daher nicht ohne vorherige Abklärung der anderen, wahrscheinlicheren Differenzialdiagnosen diagnostiziert werden!

Untersuchungen

An dieser Stelle ist es wichtig, sich im Kopf eine Reihenfolge zurechtzulegen: Was kann schnell und nichtinvasiv abgeklärt werden? Was ist am dringlichsten auszuschließen? Was ist am wahrscheinlichsten?

Sowohl recht wahrscheinlich als auch leicht auszuschließen sind die o. g. Infektionskrankheiten. Die Hepatitiden sind durch die standardmäßig mitbestimmten normwertigen Transaminasen eher unwahrscheinlich, lassen sich aber ebenso wie die Borreliose und die EBV-Infektion durch eine Immunserologie schnell und zuverlässig ausschließen. Die serologische Untersuchung ergab bei dieser Patientin keine Auffälligkeiten.

Eine ebenfalls wenig invasive Diagnostik mittels Laboruntersuchung kann bei Verdacht auf die o. g. rheumatologischen Erkrankungen vorgenommen werden. In der rheumatologischen Diagnostik spielen spezifische Antikörper für verschiedene Erkrankungen eine große Rolle. Bei der rheumatoiden Arthritis sind es Antikörper gegen das cyclische citrullinierte Peptid (CCP-AK), die eine Spezifität von nahezu 100 % aufweisen. Für die Gruppe der Kollagenosen kommt den antinukleären Antikörpern (ANA) eine große Bedeutung zu. Sowohl ein allgemeiner Anstieg als auch eine Differenzierung z. B. in Antikörper gegen Zellkernbestandteile wie Zentromere (ACA), doppelsträngige DNA (dsDNA-AK) oder Histone werden für die Diagnostik herangezogen. Ein positiver ANA-Titer in Zusammenschau der Befundkonstellation macht das Vorliegen einer Kollagenose wahrscheinlich; die weitere Differenzierung kann anschließend Hinweise auf eine spezifische Erkrankung geben. In den rheumatologischen Laboruntersuchungen der Patientin findet man einen leicht erhöhten ANA-Titer von 1 : 320. Das weitere rheumatologische Speziallabor mit Tests auf weitere Autoantikörper gegen Jo-1, Scl-70 und dsDNA war negativ. Die Diagnostik auf die hämatologischen Erkrankungen kann bei einer Anämie ebenfalls durch Blutuntersuchungen wie ein Differenzialblutbild mit ergänzenden Tests auf Vitamine und Eisen erfolgen. Zum sicheren Ausschluss einer Leukämie muss eine Knochenmarkpunktion durchgeführt werden. Diese invasive Untersuchung sollte eher bei weiterem klinischem Verdacht erfolgen.

Zur Diagnose einer MS gehören laut McDonald-Kriterien ebenfalls mehrere Schritte, die klinische und bildgebende Untersuchungen einschließen. Am Anfang steht die gründliche neurologische Untersuchung, ggf. ergänzt durch neurophysiologische Untersuchungen wie evozierte Potenziale. Bei weiterhin bestehendem Verdacht werden eine Liquorpunktion und eine MRT durchgeführt.

Erst nach Ausschluss dieser Erkrankungen sollte eine psychosomatische Ursache wie die Fibromyalgie abgeklärt und die Patientin einem Spezialisten vorgestellt werden.

Nach Abschluss der Untersuchungen erhärtet sich die Verdachtsdiagnose eines **systemischen Lupus erythematodes (SLE).**

Welches klinische Bild verursacht die Erkrankung?

Das klinische Bild beim SLE kann sehr unterschiedlich ausfallen und erschwert so die Diagnose. Zur Klassifikation und gleichzeitig auch zur Diagnosestellung wurden daher Kriterien wie die des American College of Rheumatology (ACR) erarbeitet. Die Kriterien fassen die häufigsten Ausprägungen der Krankheit zusammen (➤ Tab. 7.1). Liegen 4 von 11 Kriterien bei einem Patienten vor, so kann ein SLE angenommen werden (Sensitivität und Spezifität 96 %). Bei unserer Patientin liegen insgesamt 5 Kriterien vor: Schmetterlingserythem, Fotosensitivität, orale Aphthen, hämolytische Anämie und erhöhter ANA-Titer.

Tab. 7.1 ACR-Klassifikationskriterien des SLE

Dermato-logisch	1. Schmetterlingserythem: flaches oder leicht erhabenes Erythem meist unter Aussparung der nasolabialen Falten
	2. Diskoides Erythem: erythematöse, erhabene Hautflecken mit keratotischen Anteilen
	3. Fotosensibilität: Hautrötung aufgrund einer Reaktion auf das Sonnenlicht
	4. Orale oder nasopharyngeale Schleimhautulzera: gewöhnlich schmerzlose Ulkusbildung
Syste-misch	1. Nichterosive Arthritis mit Befall von ≥ 2 Gelenken
	2. Serositis: Pleuritis oder Perikarditis
	3. Nierenbeteiligung: Lupusnephritis mit Erythrozytenzylindern oder Proteinurie > 500 mg/Tag
	4. ZNS-Beteiligung: Krampfanfälle oder Psychosen ohne Nachweis einer Medikamentenindukution oder metabolischen Störung

Tab. 7.1 ACR-Klassifikationskriterien des SLE *(Forts.)*

Laborche-misch	1. Befall des hämatopoetischen Systems: Coombs-positive hämolytische Anämie, Thrombopenie, Leukopenie 2. Immunologische Befunde: Anti-dsDNS-Antikörper, Anti-Sm-Antikörper, Anti-phospholipid-Antikörper 3. Antinukleäre Antikörper (ANA)

MERKE

Die Antikörper können nicht in jeder Krankheitsphase gemessen werden. Deshalb ist in den Kriterien ausdrücklich erwähnt, dass ein einmaliges Vorliegen eines erhöhten ANA-Titers als Diagnosekriterium ausreicht.

Weitere Symptome wie die Parästhesien und die Muskel-/Gelenkschmerzen sind nicht sicher als Kriterien zu benennen, deuten aber ebenfalls auf die Erkrankung hin. Die Nierenfunktion wurde bisher nur im ersten Labor mit der Kreatininclearance abgeklärt. Um das Kriterium sicher auszuschließen oder zu bestätigen, fehlen noch spezifische Urinuntersuchungen.

Zum Zeitpunkt der Untersuchung beim Rheumatologen zeigten sich im Blutbild der Patientin keine Autoantikörper gegen doppelsträngige DNA (dsDNA), die als sehr spezifisch für den SLE gelten und bei über 70 % der Patienten nachweisbar sind.

MERKE

Die Diagnose des SLE erfolgt nach ACR-Kriterien. Da die Krankheit schubweise verläuft, müssen nicht alle Symptome oder Laborparameter gleichzeitig vorliegen.

Ursache

Bis heute kann die Ursache des systemischen Lupus erythematodes nicht exakt benannt werden. Im Allgemeinen liegt der Erkrankung ein autoinflammatorischer Prozess zugrunde, der von verschiedenen Faktoren beeinflusst wird. So wird z. B. das vermehrte Auftreten bei Frauen mit einem hormonellen Effekt des Östrogens in Verbindung gebracht (Cooper et al. 1998). Ebenso legen epidemiologische Studien nahe, dass eine genetische Komponente das Risiko, an SLE zu erkranken, erhöht (Kuo et al. 2015). Des Weiteren wird Um-

weltfaktoren wie UV-Strahlung, Viruserkrankungen und Medikamentenallergien eine Rolle bei der Entstehung der Erkrankung zugeschrieben (Cooper et al. 2002).

Es wird angenommen, dass die Ursache der Autoinflammation in einem Verlust der Toleranz gegenüber eigenen Körperzellen liegt. Es werden Antikörper gegen körpereigene Oberflächenantigene produziert, und es bilden sich Antikörper-Antigen-Immunkomplexe. Diese Inflammation wird durch überaktivierte antikörperproduzierende B-Zellen/Plasmazellen weiter gefördert. Die B-Zellen werden durch bestimmte Zytokine wie Interleukin-(IL-)6, IL-10 und BAFF („B-cell activating factor") von T-Helferzellen stimuliert (Hahn 2013). Diese aktive und unregulierte Immunkaskade zu unterbrechen oder abzumildern ist das Ziel der Therapie beim SLE.

Therapiemaßnahmen

Der Lupus erythematodes ist eine chronische Erkrankung, die nicht geheilt werden kann. Die Therapie zielt daher auf die Verhinderung von akuten Krankheitsschüben und möglichen Folgeschäden ab.

Bei milden Formen können **NSAR** und das Antimalariamittel **(Hydroxy-)Chloroquin** als Schubprophylaxe eingesetzt werden. Unter dieser Therapie bleiben viele Patienten mit leichteren Verläufen (z. B. mit Haut- und leichter Gelenkbeteiligung) dauerhaft in Remission.

Bei schwereren Verläufen (z. B. bei starker Organbeteiligung) und häufigen Schüben kommen **Kortison** und **Immunsuppressiva** zum Einsatz. Aufgrund der teils schwerwiegenden Nebenwirkungen dieser Therapeutika muss das Risiko-Nutzen-Verhältnis stets abgewogen werden. Bei der remissionserhaltenden Therapie des schweren SLE kommen v. a. die Immunsuppressiva Azathioprin, Methotrexat, Mycophenolat-Mofetil und Ciclosporin zum Einsatz. Bei unzureichendem Therapieerfolg oder bei fortschreitender Nierenbeteiligung wird auch Cyclophosphamid eingesetzt.

Die in der Rheumatologie in den letzten Jahren vermehrt eingesetzten Biologika werden in klinischen Studien seit Längerem mit unterschiedlichem Erfolg erprobt. Biologika sind in der Rheumatologie meist Antikörper, die gegen bestimmte Schlüsselzellen des Entzündungsprozesses, z. B. TNF-α, gerichtet sind und so die Autoinflammation bremsen. Der Antikörper **Belimumab,** der gegen den BAFF gerichtet ist, ist seit 2011 für die Indikation SLE zugelassen, allerdings nur für die Zweitlinientherapie und nicht für den Lupus des Zentralnervensystems und die Lupusnephritis.

Die Ultima Ratio bei therapierefraktärem schwerem SLE ist die Knochenmarktransplantation. Diese ist allerdings äußerst umstritten, da sie eine hohe therapiebedingte Letalität aufweist.

Patientenfrage: Lupus und Schwangerschaft

Der systemische Lupus erythematodes betrifft häufig Frauen im gebärfähigem Alter. Deshalb ist die Frage nach möglichen Komplikationen einer Schwangerschaft mit der Krankheit und auch unter der Therapie für viele Patientinnen von großer Bedeutung.

Zuerst muss die Patientin über eine sichere Verhütungsmethode beraten werden, da eine Schwangerschaft bei dieser chronischen Erkrankung geplant werden muss, um Risiken für Mutter und Kind zu vermeiden.

Generell können laut Empfehlung der *European League against Rheumatism* (EULAR) alle Patientinnen, auch bei begleitendem Antiphospholipid-Syndrom, ein Intrauterinpessar erhalten. Bei Patientinnen mit geringerem Thromboserisiko kann u. U. auch eine orale Kontrazeption erwogen werden (Andreoli et al. 2017).

Generell ist eine Schwangerschaft beim SLE nicht verboten, aber die Patientin muss sich eines höheren Risikos für sich und ihr Kind bewusst sein. Der günstigste Zeitpunkt für eine Schwangerschaft ist laut EULAR nach einem 6-monatigen Intervall ohne Krankheitsschub. Vor einer geplanten Schwangerschaft sollte die Krankheitsaktivität und speziell das Vorliegen einer Lupusnephritis (s. Komplikationen) beurteilt werden. Wegen des erhöhten Thromboserisikos sollte bereits vor der Schwangerschaft eine Antikoagulation durchgeführt werden. Dies ist besonders bei begleitendem Antiphospholipid-Syndrom wichtig.

Die Therapie in der Schwangerschaft besteht hauptsächlich aus Chloroquin und Glukokortikoiden. Bei Krankheitsschüben in der Schwangerschaft können auch Azathioprin, Ciclosporin und Tacrolimus angewendet werden. Methotrexat, Cyclophosphamid und Mycophenolat-Mofetil sollten nicht eingesetzt werden.

Während der Schwangerschaft sollten die Patientinnen zusätzlich zu den normalen Ultraschallkontrollen auch Doppleruntersuchungen im Hinblick auf eine Plazentainsuffizienz erhalten (Andreoli et al. 2017).

Komplikationen

Durch den vielfältigen Organbefall, der beim SLE beschrieben wurde, sind auch die Komplikationen vielzählig und bedürfen zusätzlich zur Therapie regelmäßiger Kontrolluntersuchungen bei verschiedenen Fachärzten.

Eine der wichtigsten und häufigsten Komplikationen stellt die **Lupusnephritis** dar. Etwa 70–100 % der Lupus-Patienten entwickeln im Verlauf eine Lupusnephritis, die je nach Schweregrad zur Dialysepflichtigkeit führen kann. Eine regelmäßige Kontrolle des Urinsediments und der Kreatininclearance sind daher von entscheidender Bedeutung, um die Nephritis zu erkennen und die Therapie anzupassen.

Eine zweite wichtige Komplikation betrifft das Herz-Kreislauf-System: die **Libman-Sachs-Endokarditis.** Hierbei kommt es zu nichtinfektiösen Ablagerungen auf den Herzklappen und im Verlauf zu einem fibrotischem Umbau der Herzklappen und der Chordae tendinae. Dies kann zu Klappeninsuffizienz oder zum Herzklappenabriss führen. Da diese Form der Endokarditis meist asymptomatisch verläuft, sind neben einer guten medikamentösen Therapie regelmäßige Kontrolluntersuchungen mittels Sonografie besonders wichtig. Hier ist die transösophageale Sonografie der transthorakalen Methode in der Diagnostik der Erkrankung überlegen.

Ebenfalls zu den häufigeren Komplikationen zählen **Thrombembolien** (ca. 20 %). Diese treten vermehrt auf, wenn begleitend zum SLE ein Antiphospholipid-Syndrom mit Lupus-Antikoagulans vorliegt. Bei Nachweis kann eine Thromboseprophylaxe mit 100 mg ASS durchgeführt werden.

Eine weitere Komplikation ist der Befall des ZNS. Dieser kann zu Epilepsie, Migräne, Depressionen und sogar zu Psychosen führen (Weiner und Peter 2002).

Trotz der teils schwerwiegenden Komplikationen hat sich die generelle Lebenserwartung von Lupus-Patienten in den letzten Jahren dank früherer Diagnostik und effektiverer Therapie der Lebenserwartung der Normalbevölkerung angeglichen.

Zusammenfassung

Der systemische Lupus erythematodes (SLE) ist eine chronisch-rheumatische Erkrankung aus der Gruppe der Kollagenosen. Die Hauptsymptome, anhand derer auch die Diagnose im Rahmen der ACR-Kriterien gestellt wird, sind: Fotosensibilität (Schmetterlingserythem als klassischer Hautbefund), Arthritis, orale Ulzera, Serositis (Pleuritis, Perikarditis), Nierenbeteiligung und typische Laborbefunde wie Anämie und positive antinukleäre Antikörper (ANA).

Diagnostisch stehen die Anamnese und die körperliche Untersuchung im Vordergrund, um die o. g. Symptome zu erfassen. Zur Erkennung von Kompli-kationen wird die Diagnostik durch Laboruntersuchungen und speziellere Tests von Nieren und Herz ergänzt. Gefürchtete Komplikationen sind die Libman-Sachs-Endokarditis und die Lupusnephritis, aber auch an anderen Organsystemen wie dem ZNS (Epilepsie) können Komplikationen auftreten.

Das Therapieziel ist eine Remissionserhaltung und das Verhindern einer Progression mit fortschreitendem Organbefall. Hierbei kommen Kortikosteroide, Antimalariamittel (z. B. Hydroxychloroquin), Immunsuppressiva (z. B. Azathioprin und Methotrexat) sowie Biologika zum Einsatz.

ADRESSEN UND ANSPRECHPARTNER
Prof. Dr. med. Matthias Schneider
Poliklinik für Rheumatologie Universitätsklinikum Düsseldorf
Moorenstr. 5
D-40225 Düsseldorf

Prof. Dr. med. Gerd Horneff
Asklepios Kinderklinik Sankt Augustin
Abteilung Allgemeine Kinder- und Jugendmedizin
Arnold-Janssen-Str. 29
D-53757 Sankt Augustin

QUELLEN
American College of Rheumatology. 1997 Update of 1982 American College of Rheumatology Revised Criteria for Classification of Systemic Lupus Erythematosus; www.rheumatology.org/Portals/0/Files/1997%20Up-date%20of%201982%20Revised.pdf (letzter Zugriff: 21.9.2017).

Andreoli L, et al. EULAR recommendations for women's health and the management of family planning, assisted reproduction, pregnancy and menopause in patients with systemic lupus erythematosus and/or antiphospholipid syndrome. Ann Rheum Dis 2017; 76(3): 476–485.
Cooper GS, et al. Hormonal, environmental, and infectious risk factors for developing systemic lupus erythematosus. Arthritis Rheum 1998; 41(10): 1714–1724.
Cooper GS, et al. Risk factors for development of systemic lupus erythematosus: allergies, infections, and family history. J Clin Epidemiol 2002; 55(10): 982–989.
Hahn BH. Belimumab for systemic lupus erythematosus. N Engl J Med 2013; 368(16): 1528–1535.
Kuo C-F, et al. Familial aggregation of systemic lupus erythematosus and coaggregation of autoimmune diseases in affected families. JAMA Intern Med 2015; 175(9): 1518–1526.
Weiner SM, Peter HH. Neuropsychiatrische Beteiligung des systemischen Lupus erythematodes. Med Klin 2002; 97(12): 730–737.

Fall 8

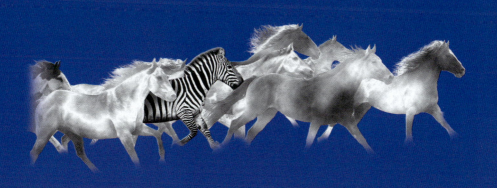

8

Fatale Faszikulationen

Larissa Wester, Martin Mücke und Patrick Weydt

Anamnese

Ein 58-jähriger Dachdecker sucht Sie in Ihrer Praxis auf. Er beklagt eine zunehmende Schwäche der rechten Hand und des rechten Arms. Das Öffnen von Marmeladengläsern sei schon seit ein paar Monaten nicht mehr möglich, und auch bei der Arbeit müsse er immer häufiger Pausen machen und schwere Aufgaben seinen Kollegen überlassen. Seit 2 Wochen sei nun auch das rechte Bein zunehmend geschwächt. Zu Beginn habe er seine Beschwerden darauf geschoben, dass er langsam alt würde, doch nun mache er sich Sorgen. Er sei auch schneller müde und habe eigenartige Zuckungen seiner Muskeln am Unterschenkel bemerkt. Sein Orthopäde habe ihm aufgrund der Schwäche im Bein zu einer Bandscheibenoperation geraten, er würde aber gern zunächst Ihre Einschätzung als Hausarzt hören, da Sie den Patienten schon lange kennen und wüssten, dass er ja eigentlich gesund sei.

Der Patient ist Nichtraucher, trinkt nur selten Alkohol und lebt zusammen mit seiner Ehefrau und zwei Kindern. In seiner Familie sind keine neurologischen Vorerkrankungen bekannt.

Untersuchungsbefund

58-jähriger Mann in leicht reduziertem AZ und normalem EZ (186 cm, 83 kg, BMI 23,9 kg/m^2). Körpertemperatur 37,5 °C. Herz, Lunge und Abdomen unauffällig.

Der Patient ist wach, bewusstseinsklar und zu allen Qualitäten orientiert. Es bestehen keine offensichtlichen kognitiven Defizite. Der Patient ist rechtshändig, es besteht kein Meningismus. Kopf und Hals sind frei beweglich. Die Zunge des Patienten zeigt sich leicht atroph mit Fibrillationen (➤ Abb. 8.1). Abgesehen davon stellt sich der Hirnnervenstatus unauffällig dar. Die Muskeleigenreflexe der oberen und unteren Extremität sind insbesondere rechts gesteigert mit einer Erweiterung der Reflexzone.

Es zeigen sich Paresen der Armabduktion und -adduktion, der Armbeugung, des Faustschlusses und der Fingerspreizung (Kraftgrad 4/5) rechts, ferner der Fußhebung und -senkung sowie der Großzehenhebung (Kraftgrad 4/5) rechts. Sonst keine manifesten Paresen der oberen Extremitäten. Zum Zeitpunkt der Untersuchung leichte Faszikulationen der Wadenmuskulatur. Der Patient weist außerdem eine Atrophie der kleinen Handmuskeln der rechten Hand auf (➤ Abb. 8.2). Leichte Muskelverschmächtigungen treten auch im lateralen Bereich der rechten Wade auf.

Die Oberflächensensibilität ist regelrecht. Gangbild mit paretischer Komponente durch leichte Fußheberschwäche des rechten Beins.

Laborbefund

Leukozyten 8,9 Tsd/µl; Erythrozyten 5,5/pl; Hb 15,8 g/dl; Hkt 39 %; MCV 83 fl; MCH 30 pg; MCHC 21,68 mmol/l; Thrombozyten 265/nl; Quick 76 %; INR 1,1; PTT 32 s; Natrium 143 mmol/l; Kalium 4,7 mmol/l; Serumkreatinin 0,97 mg/dl; Harnstoff 37 mg/dl; GOT (AST) 37 U/l; GPT (ALT) 41 U/l; GGT 31 U/l; Bilirubin gesamt 0,9 mg/dl; Lipase 54 U/l; Pankreasamylase 72 U/l; CK 340 U/l

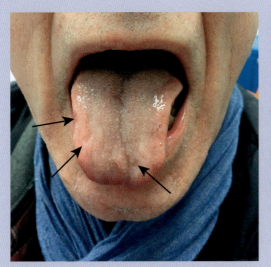

Abb. 8.1 Atrophie der Zunge [T955]

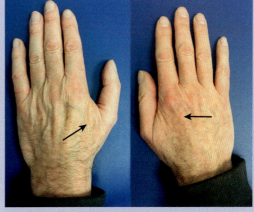

Abb. 8.2 Atrophie der kleinen Handmuskeln und der Daumenballen [T955]

Wie lautet Ihre Verdachtsdiagnose? An welche Differenzialdiagnosen müssen Sie denken?

Nennen Sie die Ursache der vorliegenden Erkrankung.

Welche Untersuchungen sind von Bedeutung?

Welche Therapiemaßnahmen sind bei der Erkrankung sinnvoll?

Der Patient möchte Genaueres zum weiteren Prozedere erfahren. Was sagen Sie ihm?

Welche Komplikationen der Erkrankung sind relevant?

Verdachts-/Differenzialdiagnosen

Die Zusammenschau aus klinischer Symptomatik, Anamnese und dem bis auf die leicht erhöhte CK regelrechten Labor sollte Sie an eine Motoneuronerkrankung denken lassen und zur Überweisung zu einem Neurologen zur weiteren Abklärung veranlassen. Für das Vorliegen einer amyotrophen Lateralsklerose (ALS) sprechen dabei der fokale Beginn, die zunehmende, sich ausbreitende Schwäche der Arm- und Beinmuskulatur rechts, die in der Untersuchung festgestellte beginnende Atrophie der kleinen Handmuskeln, die Faszikulationen im Unterschenkel und der Schlundmuskulatur (Schädigung des zweiten Motoneurons) sowie die gesteigerten Reflexe (Schädigung des ersten Motoneurons). Typisch ist auch, dass es weder zu Schmerzen noch zu Störungen der Sensibilität oder der Blasen- und Mastdarmfunktion kommt.

MERKE

Faszikulationen sind weder spezifisch noch Voraussetzung für die Diagnose ALS. Sie können z. B. durch Stress hervorgerufen und benigne sein. Wegweisend bei der Unterscheidung benigner und maligner Faszikulationen im Rahmen einer ALS sind das Fehlen von Paresen und Muskelatrophien sowie der elektrophysiologische Befund. In der Elektromyografie zeigen sich nur Faszikulationen, während bei ALS zusätzlich Fibrillationen und positive scharfe Wellen (PSW, Spontanaktivität) zu beobachten sind.

Da es sich bei der ALS um eine sehr schwerwiegende, fatal verlaufende Erkrankung handelt, sollte bei der Suche nach möglichen anderen Ursachen für die Beschwerden des Patienten sehr sorgfältig vorgegangen werden. Die folgenden Erkrankungen müssen als Ursache der Beschwerden ausgeschlossen werden:

- **Spinobulbäre Muskelatrophie (SBMA, Kennedy-Erkrankung):** Der spinobulbären Muskelatrophie liegt eine X-chromosomal vererbte Mutation des Androgenrezeptors zugrunde. Betroffene Männer zeigen häufig im jungen Erwachsenenalter zunächst proximal betonte Schwächen der unteren Extremität, des Schultergürtels und später auch der Zungen-

und Schluckmuskulatur. Typische Symptome einer spinobulbären Muskelatrophie sind eine Gynäkomastie sowie eine Atrophie der Zunge und Faszikulationen der Gesichtsmuskulatur.

Die spinobulbäre Muskelatrophie hat insbesondere hinsichtlich der Lebenserwartung eine weitaus bessere Prognose als die ALS und kann durch eine genetische Testung von dieser abgegrenzt werden.

- **Syringomyelie:** Unter einer Syringomyelie versteht man die Ausbildung eines flüssigkeitsgefüllten Hohlraums im Rückenmark, verursacht z. B. durch angeborene Fehlbildungen, Traumata oder ein neoplastisches Geschehen. Es kann zu dissoziierten Sensibilitätsstörungen und bei einem größeren Befund zu positiven Pyramidenbahnzeichen, Paraparese, Spastik und Reflexsteigerung im Bereich der Extremitäten kommen. Wegweisend für die Diagnostik und Abgrenzung zur ALS ist eine MRT.

- **Chronische zervikale Myelopathie:** Bei der chronischen zervikalen Myelopathie handelt es sich um eine Schädigung des Rückenmarks, hervorgerufen durch Durchblutungsstörungen, Kompression oder ionisierende Strahlung. Je nach Lokalisation der Schädigung treten unterschiedliche neurologische Ausfälle wie Schmerzen, Parästhesien oder Blasen- und Mastdarmstörungen auf. Anders als bei der ALS kommt es nicht zu einer bulbären Symptomatik. Die Bildgebung der Wirbelsäule in Korrelation mit der Symptomatik ermöglicht die Abgrenzung zur ALS.

- **Pseudobulbärparalyse:** Bei der Pseudobulbärparalyse kommt es durch eine Degeneration der beiden Tractus corticobulbares zu Paresen der Gesichts-, Zungen- und Schlundmuskulatur, die eine Dysarthrie verursachen können. Weitere Symptome sind eine Affektinkontinenz (pathologisches Lachen und Weinen) sowie gesteigerte Eigenreflexe der Gesichtsmuskulatur. Es handelt sich um eine Unterform der ALS, die eine ebenso schlechte Prognose hat wie die klassische ALS. Im Vergleich zur klassischen ALS treten keine Muskelatrophien oder faszikulären Zuckungen an den Extremitäten auf.

- **Chronische inflammatorische demyelinisierende Polyradikuloneuropathie (CIDP):** Bei der CIDP handelt es sich um eine immunvermittelte Polyneuropathie, die über mindestens 8 Wochen progredient verläuft. Sie manifestiert sich durch meist distal beginnende aufsteigende Paresen, die von einer Abschwächung der Muskeleigenreflexe bis hin zu Areflexie begleitet werden. Eine Eiweißerhöhung im Liquor sowie eine pathologische Verlangsamung der Nervenleitgeschwindigkeit deuten auf das Vorliegen einer CIDP hin.

- **Multifokale motorische Neuropathie (MMN):** Die MMN ist eine langsam progrediente Neuropathie, bei der es zu asymmetrisch verteilten, meist distal betonten rein motorischen Paresen der Extremitäten kommt. Muskelatrophien fehlen häufig oder sind sehr gering ausgeprägt. Es kann außerdem zu Muskelkrämpfen und Faszikulationen kommen. Die Abgrenzung zur ALS gelingt durch den Nachweis von Leitungsblöcken in der motorischen Neurografie.
- **Lymphome:** Einige Lymphome können durch eine paraneoplastische Neuropathie des zweiten Motoneurons die Symptomatik einer ALS imitieren. In diesem Fall weist ein M-Gradient in der Serumelektrophorese auf das Vorliegen einer Knochenmarksveränderung hin.

- **Lyme-Borreliose (Neuroborreliose):** Auch die Lyme-Borreliose kann eine axonale Neuropathie des zweiten Motoneurons verursachen und somit das Bild einer ALS imitieren. In der Regel treten jedoch weitere ALS-untypische neurologische Defizite auf, die eine Abgrenzung ermöglichen.
- **Einschlusskörpermyositis:** Die Einschlusskörpermyositis oder „inclusion body myositis" (IBM) ist eine entzündliche Muskelerkrankung, die mit einer zunehmenden Bewegungseinschränkung und Schwäche der Muskulatur einhergeht. Sie betrifft überwiegend Männer mittleren Alters (30. bis 50. Lebensjahr). Im Gegensatz zur ALS, bei der typischerweise zunächst die Extensoren und distale Muskeln betroffen sind, sind bei der IBM oft die proximale Muskulatur und die Flexoren zuerst betroffen. Eine Muskelbiopsie ermöglicht die Abgrenzung zur ALS.

Ursache

Die ALS ist eine neurologische Erkrankung, die mit einer Degeneration des ersten und zweiten Motoneurons einhergeht (➤ Abb. 8.3).

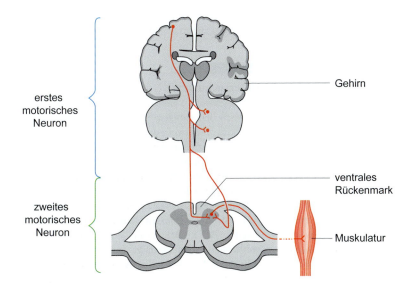

erstes motorisches Neuron

zweites motorisches Neuron

Gehirn

ventrales Rückenmark

Muskulatur

Abb. 8.3 Darstellung des motorischen Nervensystems mit erstem und zweitem Motoneuron [P240/L143]

Sie verläuft progredient und endet durchschnittlich 2–4 Jahre nach Auftreten der Symptome mit dem Tod. Das typische Erkrankungsalter liegt zwischen dem 55. und 75. Lebensjahr. Zu unterscheiden ist eine bulbäre von einer spinalen Verlaufsform. Die **spinale Verlaufsform** beginnt mit atrophischen und/oder spastischen Paresen der oberen oder unteren Extremität und steigt erst später zur bulbären Muskulatur auf. Die **bulbäre Verlaufsform** hingegen beginnt mit Lähmungen der Sprech- und Schluckmuskulatur.

Die Pathogenese der ALS ist bis heute unklar. Bekannt ist, dass 90 % der Erkrankten an einer sporadischen Form der ALS leiden, während lediglich 10 % d. F. familiär auftreten. In der klinischen Präsentation sind keine Unterschiede zwischen beiden Formen festzustellen.

Die häufigsten Mutationen, die zu einer **familiären Form** der ALS führen, werden autosomal-dominant vererbt und betreffen das *C9orf7*-Gen (45 % der familiären Fälle), das Zytosolenzym SOD1 (20 % der familiären Fälle), das RNS-bindende Protein TDP43 (5 % der familiären Fälle) und das RNS-bindende Protein FUS/TLS (5 % der familiären Fälle). Bei der familiären Form der ALS ist ein gleichzeitiges Auftreten von sehr langsam verlaufenden Formen (< 10 Jahre) und sehr aggressiv verlaufenden Formen (< 1 Jahr) innerhalb einer Familie möglich.

Seit im August 2014 die von einem an ALS erkrankten Ex-Baseballspieler gestartete „Ice Bucket Challenge" durch die sozialen Netzwerke ging, konnte durch Spenden in Höhe von 150 Mio. Euro die Forschung zur ALS maßgeblich vorangetrieben werden. Freunde und Verwandte nominierten sich dabei gegenseitig und forderten dazu auf, sich einen Kübel Eiswasser über den Kopf zu gießen und ein Video davon im Netz hochzuladen oder für die Erkrankung und ihre Erforschung zu spenden. Mittlerweile wurden über 30 Mutationen entdeckt, die mit der Erkrankung in Zusammenhang stehen. Einige dieser Mutationen sind nachweislich auch für eine weitere neurologische Erkrankung, die frontotemporale Demenz, ursächlich. Studien zeigen, dass 3–15 % der Patienten, die an einer ALS erkranken, auch eine frontotemporale Demenz entwickeln. Es bleibt zu hoffen, dass Erkenntnisse über die genetischen Grundlagen der Erkrankung in Zukunft der Entwicklung neuer Therapien dienen werden.

Die Entstehung der **sporadischen Form** der ALS wird als komplex angesehen. Neben einem fortgeschrittenen Alter ist das männliche Geschlecht der einzige nachgewiesene Risikofaktor. Im Verdacht, an der Entstehung der sporadischen Form der ALS, beteiligt zu sein, stehen außerdem Umweltfaktoren wie die Exposition mit Schwermetallionen (z. B. Blei und Quecksilber), verschiedene bakterielle und virale Infektionen, die Exposition mit Pestiziden und Insektiziden sowie Zigarettenrauch. Bis zu 15 % der scheinbar sporadischen Fälle sind mit familiären Mutationen assoziiert.

MERKE

Bei der ALS kommt es einerseits zu einem Verlust des ersten Motoneurons, das im Tractus corticospinalis von der motorischen Hirnrinde durch die Capsula interna bis in die Vorder- und Seitenstränge des Rückenmarks bzw. den Hirnstamm zieht. Die Degeneration dieser kortikalen Neurone führt zu einem Faserverlust in der weißen Substanz des Rückenmarks. Die sich dadurch entwickelnde sekundäre Gliose führt zu einer Sklerose dieser Bahnsysteme („Lateralsklerose"). Andererseits kommt es zu einem Untergang des zweiten Motoneurons, das dem Rückenmark bzw. dem Hirnstamm entspringt und die Muskeln innerviert, zur Denervierung der korrespondierenden Muskelfasern und damit zu einer Atrophie („Myatrophie").

Untersuchungen

Die Diagnose ALS galt lange Zeit als Ausschlussdiagnose. Nach den gültigen El-Escorial-Kriterien kann die Diagnose mittlerweile durch einen positiven Nachweis progredienter paralleler Schädigungen des ersten und zweiten Motoneurons gestellt werden. Da es sich um eine unheilbare Erkrankung mit fatalem Verlauf handelt, sollten jedoch andere, möglicherweise heilbare Erkrankungen als Ursache besonders sorgfältig untersucht und ausgeschlossen werden. Steht die Verdachtsdiagnose ALS im Raum, sollte der Patient neurologisch vorgestellt werden. Bestätigt sich der Verdacht, ist eine behutsame Aufklärung des Patienten und seiner Angehörigen besonders wichtig. Prognostische Aussagen können dabei nur mit äußerster Vorsicht und evtl. abhängig von Verlaufskontrollen gemacht werden. Der Verlaufstyp sowie das Alter gestatten keine verlässlichen prognostischen Schlüsse. Ein untypischer Verlauf wie ein etwaiger Stillstand, eine Besserung der Symptomatik oder das Auftreten untypischer Symptome sollten immer zu einer erneuten gründlichen Untersuchung des Patienten führen, da sie eine Fehldiagnose wahrscheinlich machen.

Als Diagnosekriterien werden die im Jahr 2015 **revidierten „El-Escorial"-Kriterien** herangezogen. Nachdem andere Ursachen für die Symptome des Patienten ausgeschlossen wurden, sind die folgenden Kriterien erforderlich, um die Diagnose ALS stellen zu können:

- Klinische Progression der Beschwerden

und

- Neurologische Defizite des ersten und zweiten Motoneurons in mindestens einer Extremität oder Körperregion (bulbär, zervikal, thorakal, lumbosakral)

oder

- Defizite des zweiten Motoneurons in der klinisch neurologischen Untersuchung (in einer Körperregion) und/oder ALS-typische Veränderungen im EMG (gelichtetes, hohes Aktivitätsmuster, pathologische Spontanaktivität, Faszikulationen und generalisiert neurogen umgebaute Potenziale motorischer Einheiten [PmE])

Charakteristische Symptome einer ALS sind:

- Muskelatrophien, die zunächst fokal und asymmetrisch, z. B. häufig an den kleinen Handmuskeln, auftreten
- Faszikuläre Zuckungen
- Kombination aus atrophischen und spastischen Paresen, die auch zu einer guten Auslösbarkeit der Eigenreflexe und einem gesteigerten Masseterreflex führen
- Fibrillationen der Zunge (diese gelten als nahezu pathognomonisch)
- Fehlen sensibler Ausfälle, Blasen- und Mastdarmstörungen sowie Sehstörungen und autonomer Dysfunktionen

MERKE

Die kombinierte Symptomatik des ersten und zweiten Motoneurons ist typisch für die ALS. Die Erkrankung kann an jeder Skelettmuskelgruppe beginnen. Im Verlauf werden immer mehr Muskeln mit einbezogen, bis es zu einer generalisierten hochgradigen Parese kommt.

Obligatorische Untersuchungen

- **Klinisch neurologische Untersuchung**
- **Neuropsychologische Einschätzung** durch einen Neuropsychologen oder Neurologen. Dazu wird die Benutzung der deutschen Version des *Edinburgh Cognitive and Behavioural ALS Screen* (ECAS) empfohlen. Beim ECAS handelt es sich um einen Score zur Einschätzung kognitiver und behavioraler Einschränkungen bei Patienten mit ALS. Viele ALS-Patienten leiden neben motorischen Einschränkungen auch unter Veränderungen im Kognitions- und Verhaltensbereich. Bei 5 % der Patienten zeigen sich Zeichen im Sinne einer voll ausgeprägten frontotemporalen Demenz (FTD).
- **Elektromyografie und Neurografie** sind hilfreiche Mittel bei der Untersuchung eines Patienten mit Verdacht auf ALS und hinsichtlich des Nachweises ALS-typischer Merkmale am sensitivsten. Ferner kann die Ausgangslage nichtbetroffener Areale eingeschätzt werden. Typische Auffälligkeiten im EMG eines an ALS erkrankten Patienten sind ein gelichtetes, hohes Aktivitätsmuster, pathologische Spontanaktivität, Faszikulationen und generealisiert neurogen umgebaute Potenziale motorischer Einheiten (PmE).
- Scheint lediglich das zweite Motoneuron betroffen zu sein, empfiehlt sich eine Leitungsblockdiagnostik.
- **Kranielle und spinale MRT** dienen insbesondere dem Ausschluss anderer Erkrankungen, z. B. der zervikalen Myelopathie oder einer polysegmentalen Radikulopathie, die ähnliche Symptome wie die ALS aufweisen.
- Darüber hinaus ermöglicht eine frühe neurologische Bildgebung eine Anfangsdokumentation und somit eine Verlaufskontrolle.
- Die **Messung der Vitalkapazität und eine Blutgasanalyse** dienen ebenfalls der Anfangsdokumentation

nach Diagnosestellung. Sie verändern sich im Laufe der Erkrankung durch die zunehmende respiratorische Insuffizienz und liefern so frühzeitig Hinweise auf die Verschlechterung des Zustands des Patienten.

- **Körpergewicht und BMI** sollten im Rahmen der Anfangsdokumentation nach Diagnosestellung ebenfalls erhoben werden, da ein Gewichtsverslust ein prognostisch ungünstiger Faktor ist.
- Die **Basislabordiagnostik** umfasst ein rotes, ein weißes und ein Differenzialblutbild, die Bestimmung von BSG, CRP, GOT, GPT, TSH, T_3 und T_4, Vitamin B_{12} (Methylmalonsäure, Homocystein), Serumeiweiß und Immunelektrophorese, CK, Kreatinin, Elektrolyte (Na^+, K^+, Ca^{2+}, Cl^-, PO_4), Glukosespiegel.

Fakultative Untersuchungen

- **Liquoruntersuchung:** Zellen, Eiweiß, Proteinelektrophorese, oligoklonale Banden, Glukose, Laktat, Neurofilamente.
- Während bei der ALS in der Regel lediglich eine leichte Eiweißerhöhung im Liquor bis maximal 80 mg/dl vorliegt, deutet eine mäßige bis deutliche Eiweißerhöhung eher auf eine spinale Raumforderung oder eine CIDP hin.
- Eine **Muskelbiopsie** dient v. a. dem Ausschluss einer Einschlusskörpermyositis oder einer Polymyositis sowie der Abgrenzung gegenüber metabolischen, immunologischen und neoplastischen Ursachen.
- Eine **neuropsychologische Testung** bei Verdacht auf eine frontotemporale Demenz.
- Bei auftretender Demenz: **Bestimmung der VLCFA** („very long chain fatty acids") sowie der Acrylsulfatase A im Serum.
- Je nach auftretenden Symptomen eine **erweiterte Labordiagnostik:** ACE, Hexosaminidase A und B, ANA, Anti-DNA, Anti-Hu, Anti-MAG, Anti-AchR, Anti-MUSK.
- **Serologie** (z. B. Borrelien, Lues, HIV), AK gegen K^+-Kanäle.
- **Untersuchung der Schluckfunktion,** z. B. mittels Videoendoskopie.
- **HNO-ärztliche Untersuchung** bei ausschließlich bulbärer und pseudobulbärer Symptomatik zur Differenzialdiagnostik von Sprech- und Schluckstörungen.

- Die **Nervenleitgeschwindigkeit** ist bei Patienten mit ALS in der Regel nur minimal reduziert. Eine Reduktion der Nervenleitgeschwindigkeit um > 25 % spricht für eine CIDP oder MMN.
- **Genetische Untersuchung:** Eine genetische Untersuchung sollte bei positiver Familienanamnese und nach ergebnisoffener humangenetischer Beratung und schriftlichem Einverständnis des Patienten erfolgen. Darüber hinaus ist eine genetische Testung bei jungen Patienten (< 35 Jahre) mit schneller Progredienz sinnvoll, da bei dieser Konstellation gehäuft eine De-novo-Mutation im *FUS*-Gen vorliegt. Untersucht wird in Deutschland zurzeit ein Panel mit etwa 30 Mutationen, darunter die Gene *SOD-1*, *TBK1*, *CHCHD10*, *NEK1*, *FUS* und *TDP-43* sowie das *C9orf72*-Gen.
- Bei klinischem Verdacht auf ein Kennedy-Syndrom (Befall ausschließlich des zweiten Motoneurons, bulbäre Symptomatik, Faszikulationen im Gesicht, männlicher Patient, endokrine Auffälligkeiten) sollte darüber hinaus das Androgenrezeptor-Gen untersucht werden.

Therapiemaßnahmen

Da für Patienten mit ALS zurzeit noch keine kausale Therapie verfügbar ist, stehen symptomatische Therapieansätze und eine frühzeitige palliative Betreuung im Vordergrund. Nach Mitteilung der Diagnose sollte zunächst eine an den Bedürfnissen und Wünschen des Betroffenen orientierte Aufklärung, idealerweise im Beisein der Angehörigen, erfolgen und eine Betreuung durch ein multidisziplinäres Team angestrebt werden. Die Einschränkungen, die auf ALS-Patienten zukommen, betreffen vier Bereiche: 1. Mobilität, 2. Kommunikation, 3. Ernährung und 4. Atmung. Die Einschränkung der Atemfunktion ist dabei fast immer das lebensbegrenzende Symptom. Als Therapieziele stehen der Erhalt der Autonomie sowie der Lebensqualität des Patienten, die Beratung zu Möglichkeiten und Grenzen der nichtinvasiven und invasiven Behandlungsoptionen, insbesondere Ernährungs- und Beatmungstherapie, sowie das Erarbeiten und Anpassen einer Patientenverfügung im Vordergrund.

Krankheitsverzögernde pharmakologische Therapie Die zurzeit einzige verfügbare, nachweislich den Krankheitsverlauf günstig beeinflussende pharmakologische Therapie ist eine Behandlung mit dem Glutamat-Antagonisten **Riluzol** (Rilutek®). Studien haben gezeigt, dass die Wahrscheinlichkeit, das erste Therapiejahr zu überleben, durch eine Behandlung mit Riluzol um ca. 9 % gesteigert wird. Insgesamt lebten mit Riluzol behandelte Patienten im Durchschnitt 2–3 Monate länger als Patienten, die in Studien ein Placebo erhalten hatten. Ein früher Einsatz des Medikaments führt zu einem langsameren Verlust der motorischen Funktionen. Der Wirkmechanismus ist dabei nur unvollständig geklärt. Bekannt ist hingegen, dass das Medikament in der Regel gut vertragen wird und nur selten zu unerwünschten Nebenwirkungen wie Übelkeit, Gewichtsverlust und Transaminasenerhöhung (aufgrund seiner hepatotoxischen Eigenschaften) führt. Da es nicht nur in fortgeschrittenen Krankheitsstadien oft zu Schluckstörungen kommt, ist Riluzol unter dem Handelsnamen Teglutik® auch in flüssiger Form verfügbar.

Symptomatische Therapie

- **Therapie der (Pseudo-)Hypersalivation (Sialorrhö):** Die Hypersalivation ist Ausdruck der Schluckstörung und ein sehr häufiges Symptom bei ALS, das zu einem erhöhten Pneumonierisiko führt und von Patienten als sozial sehr belastend empfunden wird. Therapiert werden die Schluckstörungen zunächst mit atropinhaltigen Tropfen (**cave**: langsam eindosieren, da eine Überdosierung zu Mundtrockenheit führt), Scopolamin-Pflastern oder Amitriptylin. Sollten diese Maßnahmen nicht ausreichen, stellt die Injektion von Botulinumtoxin in die Speicheldrüsen eine in der Regel hilfreiche Therapieoption dar.
- **Pneumonieprophylaxe.** Zur Prophylaxe häufig auftretender Pneumonien empfiehlt sich der Einsatz von Krankengymnastik und Logopädie. Ein tragbares Gerät („home suction device"), mit dem ein artifizieller Hustenstoß („cough assist") generiert werden kann, sowie die Anlage einer perkutanen endoskopischen Gastrostomie (PEG) können ebenfalls helfen, einer Pneumonie vorzubeugen.
- **Behandlung der Verschleimung:** Bei der Behandlung von verdicktem Schleim haben sich Acetylcys-tein, ausreichend Flüssigkeit und der Einsatz nicht-kardioselektiver Betablocker als hilfreich erwiesen. Alternativ kann eine Applikation von Botulinumtoxin in Speicheldrüsen erfolgen.
- **Behandlung der Dysarthrie:** Neben einer logopädischen Therapie können Sprechcomputer und andere Sprachhilfen dazu beitragen, die Kommunikationsfähigkeit der Patienten aufrechtzuerhalten.
- **Behandlung von Laryngospasmen:** Laryngospasmen sind unwillkürliche, selbstlimitierende Kontraktionen der Larynxmuskulatur. Ungefähr 20 % der Patienten mit ALS sind davon betroffen. Neben einer Therapie mit Protonenpumpenhemmern ist besonders die Aufklärung darüber wichtig, dass Laryngospasmen selbstlimitierend und nicht lebensbedrohlich sind.
- **Therapie motorischer Defizite:** Krankengymnastik und Ergotherapie können dabei helfen, Restfunktionen zu fördern und einer Immobilisation entgegenzuwirken. Hilfsmittel wie Peroneus- oder Fingerextensionsschienen können z. B. das Gehen erleichtern bzw. die Greiffunktion verbessern. Krafttraining sollte vermieden werden.
- **Thromboseprophylaxe:** Mit zunehmenden Paresen steigt auch das Thromboserisiko. In fortgeschrittenen Stadien der ALS sollte daher in Abhängigkeit von der Mobilität des Patienten eine Prophylaxe mit niedermolekularem Heparin erfolgen.
- **Spasmolyse:** Eine spasmolytische Therapie ist nur indiziert, wenn bei Läsionen des ersten Motoneurons spastische Paresen deutlich im Vordergrund stehen. Wirksame Medikamente sind Baclofen und Tizanidin. Zu beachten ist dabei, dass viele Patienten bei wirksamer Dosis eine stärkere Schwäche der Beine verspüren, sodass diese zwar freier bewegt werden können, Laufen jedoch nicht mehr möglich ist.
- **Faszikulationen und Krampi:** Da Faszikulationen meist nur vorübergehend während der frühen Stadien der Erkrankung auftreten, ist eine Therapie in der Regel nicht erforderlich. Nächtlich auftretende Krämpfe können z. B. mit Magnesium, Chininsulfat, Hydrierung und Physiotherapie behandelt werden.
- **Angst und Depression:** Ein Viertel der Patienten mit der Diagnose ALS leidet an Angstzuständen und

Depressionen. Besonders gern wird zur Behandlung dieser Symptome Amitriptylin eingesetzt, da es neben seiner stimmungsaufhellenden Wirkung auch einen positiven Effekt auf den Speichelfluss und die pseudobulbäre Symptomatik hat.

- **Emotionale Labilität bei Pseudobulbärparalysen:** Häufige Zeichen der Beteiligung des ersten Motoneurons sind eine erhöhte Affektdurchlässigkeit und das Vorkommen von pathologischem Lachen und Weinen. Häufig werden diese Symptome insbesondere von den Angehörigen der Betroffenen als belastend wahrgenommen. Wenn ein Behandlungsbedarf besteht, hat sich neben Antidepressiva wie Fluoxetin, Fluvoxamin, L-Dopa und Lithium eine Kombination aus Chinidin und Dextromethorphan als wirksam erwiesen.
- **Schmerztherapie:** Zur Behandlung von Schmerzen können nichtnarkotisierende Analgetika und NSAR als Initialtherapie und Opioide nach dem WHO-Stufenschema eingesetzt werden.

Weiteres Prozedere

Es ist wichtig, frühzeitig mit dem Patienten über den zu erwartenden progredienten Verlauf der Erkrankung zu sprechen und mit ihm die Möglichkeiten und Grenzen der verfügbaren medizinischen Maßnahmen zu diskutieren. Dabei sollte auf den Wissenstand und die Wünsche des Patienten Rücksicht genommen werden. Folgende Themen sollten ausführlich und ggf. wiederholt mit dem Patienten und seinen Angehörigen besprochen werden:

- **Künstliche Ernährung:** Aufgrund zunehmender Schluckbeschwerden wird die Nahrungsaufnahme mit dem Fortschreiten der Erkrankung immer schwieriger.
  Studien zeigen, dass eine katabole Stoffwechsellage eine raschere Progredienz der Erkrankung begünstigt, während erhöhte Lipidspiegel (Triglyzeride, Cholesterin, LDL) einen positiven prognostischen Faktor darzustellen scheinen. Regelmäßige Kontrollen des Gewichtszustands des Patienten sind daher besonders wichtig. Eine hochkalorische flüssige Kost kann helfen, das Gewicht zu halten.

Die perkutane endoskopische Gastrostomie (PEG) stellt eine lebensverlängernde und vor allem die Lebensqualität steigernde Maßnahme in der Behandlung der ALS dar. Die Indikation zur Anlage einer PEG sollte gestellt werden, bevor es zu massivem Gewichtsverlust mit Dehydrierung, Aspirationspneumonie und häufigem Verschlucken kommt. Um dem Patientenwillen gerecht zu werden, ist eine frühzeitige Aufklärung über die Chancen und Risiken einer PEG unumgänglich.

- **Nichtinvasive Heimbeatmung:** Der limitierende Faktor für die Lebenserwartung bei Patienten mit ALS ist die respiratorische Insuffizienz, zum einen durch eine zunehmende Lähmung der Atemmuskulatur, zum anderen durch Schluckstörungen und dadurch entstehende Aspirationspneumonien. Erste Zeichen einer respiratorischen Insuffizienz sind morgendliche Kopfschmerzen, Schlaf- und Konzentrationsstörungen sowie innere Unruhe, bedingt durch eine gesteigerte nächtliche CO_2-Konzentration im Blut. Die pulmonale Leistungsfähigkeit des Patienten sollte in regelmäßigen Abständen untersucht werden. Ferner sollte über mögliche Komplikationen und damit verbundene erforderliche medizinische Maßnahmen aufgeklärt werden, damit diese stets dem Wunsch des Patienten entsprechen. Da die zunehmende respiratorische Insuffizienz oft mit großer Angst verbunden ist, sollte der Patient darüber informiert werden, dass es im Endstadium einer ALS nicht zum „Ersticken" kommt, sondern ein „friedliches Einschlafen" der Regelfall ist. Diese Information wird von den meisten Patienten und Angehörigen als entlastend empfunden.
  Eine nichtinvasive Heimbeatmung verlängert nachweislich das Leben und wird daher gelegentlich von Patienten nicht gewünscht. Besonders ältere Patienten stehen lebensverlängernden Maßnahmen oft äußerst kritisch gegenüber, selbst wenn diese Maßnahmen die Lebensqualität verbessern.
  Invasive Maßnahmen zur Beatmung wie die Anlage eines Tracheostomas sollten nur nach ausführlichen Gesprächen mit dem Patienten und seinen Angehörigen erfolgen. Dem Patienten sollte stets die Möglichkeit eröffnet werden, sich bei terminaler re-

spiratorischer Insuffizienz in eine stationäre palliative Behandlung zu begeben, wo auf seine Bedürfnisse in den letzten Wochen und Tagen seines Lebens optimal eingegangen werden kann.

- **Wohnsituation/Bedarf an Hilfsmitteln:** Der Patient sollte rechtzeitig darüber aufgeklärt werden, dass es im Laufe der Erkrankung immer schwieriger sein wird, seinem alltäglichen Leben wie gewohnt nachzugehen. Es kann von Vorteil sein, Hilfsmittel wie Pflegebett, (Elektro-)Rollstuhl oder Sprachcomputer sowie eine Pflegestufe rechtzeitig zu beantragen, um sie bei Bedarf zur Verfügung zu haben. Auch die Wohnsituation muss u. U. angepasst werden.
- **Patientenverfügung:** Um die Autonomie des Patienten auch dann wahren zu können, wenn er selbst nicht mehr in der Lage ist, seinen persönlichen Willen zu äußern, ist das Abfassen einer Patientenverfügung sinnvoll. Die Patientenverfügung sollte gemeinsam mit dem Patienten und seinen Angehörigen erarbeitet und in regelmäßigen Abständen aktualisiert werden.

Komplikationen

Die ALS ist eine unweigerlich letal verlaufende Erkrankung. Nur ein Drittel der Erkrankten überlebt nach Symptombeginn länger als 5 Jahre.

Eine gute psychosoziale Betreuung des Patienten und seiner Angehörigen ist daher von besonders großer Relevanz. Dazu gehört die Vermittlung von Kontakten zu spezialisierten Zentren sowie die Sterbe- und Trauerbegleitung von Patienten und ihren Angehörigen. Selbsthilfegruppen (z. B. über die Deutsche Gesellschaft für Muskelkranke, www.dgm.org/) bieten die Möglichkeit zum Informationsaustausch und können Betroffenen und Angehörigen helfen, mit den körperlichen und emotionalen Herausforderungen der Krankheit fertig zu werden.

Zusammenfassung

Die amyotrophe Lateralsklerose ist eine verheerende, typischerweise innerhalb von 3–5 Jahren zum Tod führende degenerative Erkrankung des ersten und zweiten Motoneurons. Typische Symptome wie Lähmungen und Atrophien können an nahezu jeder Muskelgruppe beginnen und führen im Verlauf der Erkrankung zu einer hochgradigen Parese der gesamten Skelettmuskulatur. Faszikulationen der Zunge sind nahezu pathognomonisch für die ALS. Die **Ursachen der Erkrankung** sind weitgehend ungeklärt. 90 % der Erkrankungen treten sporadisch auf. **Diagnostisch** steht der Ausschluss anderer Er-

krankungen (z. B. mittels EMG, Labordiagnostik und Bildgebung) im Vordergrund. Eine **Therapie** mit Riluzol, die nichtinvasive Heimbeatmung und die Ernährung über eine PEG sind lebensverlängernde Maßnahmen und dienen der Verbesserung der Lebensqualität. Eine wirksame kausale Therapie der Erkrankung ist derzeit nicht verfügbar. Aufgrund der Erkrankungsschwere sind eine interdisziplinäre Behandlung in einem spezialisierten Zentrum sowie eine umfassende psychosoziale Betreuung von enormer Bedeutung.

ADRESSEN UND ANSPRECHPARTNER
ALS Ambulanz, Klinik für neurodegenerative Erkrankungen und Gerontopsychiatrie/Neurologie Uniklinik Bonn
Sigmund-Freud-Str. 25
D-53105 Bonn
www.neurodeg.uni-bonn.de

Ansprechpartner: PD Dr. med. Patrick Weydt
E-Mail: motoneuron-ambulant@ukbonn.de

Maltester Krankenhaus Seliger Gerhard Bonn/Rhein-Sieg
Zentrum für Palliativmedizin
Von-Hompesch-Str. 1
D-53123 Bonn
Ansprechpartner: Prof. Dr. med. Lukas Radbruch
Tel.: 0241/8080-880

Klinik für Palliativmedizin
Universitätsklinikum Aachen
Pauwelsstr. 30
D-52074 Aachen
Ansprechpartner: Prof. Dr. med. Roman Rolke
Tel.: 0228/64 81-539

QUELLEN

Berlit P (Hrsg.). Klinische Neurologie. 3. A. Berlin, Heidelberg 2012, S. 589–607.

Bourke SC, et al. Effects of non-invasive ventilation on survival and quality of life in patients with amyotrophic lateral sclerosis: a randomised controlled trial. Lancet Neurology 2006; 5(2): 140–147.

Burkhardt C, et al. Is survival improved by the use of NIV and PEG in amyotrophic lateral sclerosis (ALS)? A postmortem study of 80 ALS patients. PloS One 2017; 12(5): e0177555.

Deutsche Gesellschaft für Neurologie. S1-Leitlinie Amyotrophe Lateralsklerose (Motoneuronerkrankungen). Stand: 2015. www.awmf.org/uploads/tx_szleitlinien/030-001l_Amyotrophe_Lateralsklerose_ALS_2015-06.pdf.

Diener HC, Weimar C. Leitlinien für Diagnostik und Therapie in der Neurologie. 5. A. Stuttgart: Thieme 2012, S. 254–260.

ECAS – Edinburgh Cognitive and Behavioral ALS Screen. www.ecas.network/ (letzter Zugriff: 22.9.2017).

Gualano MR, et al. New ways to promote public health: lessons from the International Ice Bucket Challenge. Public Health 2016; 140: 276–277.

Hogden A. Amyotrophic lateral sclerosis: improving care with a multidisciplinary approach. J Multidiscip Healthc 2017; 10: 205–215.

Hrastelj J, Robertson NP. Ice bucket challenge bears fruit for amyotrophic lateral sclerosis. J Neurol 2016; 263(11): 2355–2357.

Kasper DL, Fauci AS. Harrisons Innere Medizin. Bd. 3. 19. A. Stuttgart: Thieme 2016, S. 3229–3253.

Ludolph A. et. al. A revision of the El Escorial criteria. Amyotroph Lateral Scler Frontotemporal Degener 2015; 16(5–6): 291–2.

Martin S, Al Khleifat A, Al-Chalabi A. What causes amyotrophic lateral sclerosis? F1000Res 2017; 6: 371.

Miller RG, Mitchell JD, Moore DH. Riluzole for amyotrophic lateral sclerosis (ALS)/motor neuron disease (MND). Cochrane Database Syst Rev 3: CD001447.

Poeck K, Hacke W. Neurologie. 12. A. Berlin, Heidelberg: Springer 2006, S. 689–694.

Yu B, Pamphlett R. Environmental insults: critical triggers for amyotrophic lateral sclerosis. Transl Neurodegener 2017; 6: 15.

Zarei S, et al. A comprehensive review of amyotrophic lateral sclerosis. Surg Neurol Int 2015; 6: 171.

Fall 9

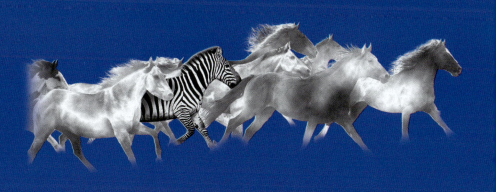

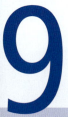

Im Fieberwahn

Judith Leyens

Anamnese

Eine 21-jährige Studentin stellt sich zum wiederholten Male mit Fieber bis 39,1 °C, Myalgien, einem Exanthem an beiden Unterarmen, Augen- und Bauchschmerzen in Ihrer Praxis vor. Sie gibt an, dass das Fieber jetzt seit etwa 1 Woche bestünde. Am Morgen habe sie einmalig erbrochen. In ihrem näheren Umfeld sei sonst niemand erkrankt. Sie kennen die Patientin bereits seit der Kindheit und erinnern sich, dass sie wegen ähnlicher Krankheitsepisoden mehrfach der Schule ferngeblieben ist. Sie haben die Beschwerden allerdings nie weiter untersucht, da diese meist von selbst abklangen und Sie davon ausgingen, dass die Patientin keine Lust hatte, zur Schule zu gehen. Probleme im Privatleben oder in der Schule wurden stets verneint. Sie ist noch nie ins außereuropäische Ausland verreist. Es bestehen keine bekannten Vorerkrankungen. Die Mutter der Patientin leidet seit einigen Jahren an einer chronischen Niereninsuffizienz unklarer Genese. Alkohol- und Tabakkonsum werden glaubhaft verneint. Im 8. Lebensjahr wurde die Patientin im Rahmen einer ähnlichen Krankheitsepisode einer Appendektomie unterzogen, die Appendix stellte sich aber im Nachhinein als unauffällig dar. Ein Meckel-Divertikel wurde ebenfalls nicht gefunden.

MERKE

Wenn sich nach einer Appendektomie die Appendix unauffällig darstellt und weiterhin ähnliche Krankheitsepisoden auftreten, sollte man die Diagnose überdenken und andere Erkrankungen ausschließen, die mit einer ähnlichen Symptomatik einhergehen können. Viele Patienten mit autoinflammatorischen Syndromen (z. B. familiäres Mittelmeerfieber) werden häufig mehrfach unnötigen Operationen unterzogen, da diese Erkrankungen ebenfalls mit einer abdominalen Symptomatik und peritonitischen Reizung einhergehen können.

MERKE

Bei Kindern, die wiederholt wegen Bauchschmerzen oder anderer Beschwerden der Schule fernbleiben, sollte nicht von vornherein davon ausgegangen werden, dass sie keine Lust, Trennungsangst oder eine Schulphobie haben. Stattdessen ist es die Aufgabe des behandelnden Arztes, eine genaue Anamnese des Kindes und seines Umfelds zu erheben sowie physische Ursachen der Beschwerden bestmöglich auszuschließen.

Untersuchungsbefund

21-jährige Frau in leicht reduziertem AZ und normalem EZ (168 cm, 54 kg, BMI 19,1 kg/m^2). Leichte Konjunktivitis bds. Fleckiges, erythematöses Exanthem an beiden Unterarmen. Herz und Lunge unauffällig. Abdomen: diffuser Druckschmerz in allen vier Quadranten, nicht bretthart, lebhafte Darmgeräusche, reizlose Appendektomienarbe. Orthopädisch und neurologisch orientierend unauffällig.

Laborbefund

Leukozyten 27,9 Tsd/µl; Erythrozyten 4,5/pl; Hb 10,6 g/l; Hkt 0,4; MCV 86 fl; MCH 1,98 fmol; MCHC 20,12 mmol/l; Thrombozyten 251/nl; Quick 84 %; INR 1,1; PTT 34 s; Natrium 145 mmol/l; Kalium 4,5 mmol/l; Serumkreatinin 1,1 mg/dl; Harnstoff 34 mg/dl; GOT (AST) 21 U/l; GPT (ALT) 28 U/l; GGT 22 U/l; Bilirubin gesamt 0,8 mg/dl; Lipase 51 U/l; Pankreasamylase 62 U/l

Wie lautet Ihre Verdachtsdiagnose? An welche Differenzialdiagnosen müssen Sie denken?

Welches klinische Bild verursacht die Erkrankung?

Nennen Sie die Ursachen der vorliegenden Erkrankung.

Wie ist die Epidemiologie dieser Erkrankung?

Welche Untersuchungen sind von Bedeutung?

Welche Therapiemaßnahmen sind bei der Erkrankung sinnvoll?

Welche Komplikationen der Erkrankung sind relevant?

Gibt es Präventionsmaßnahmen?

Wie ist das weitere Prozedere?

Verdachts-/Differenzialdiagnosen

Die Zusammenschau aus Anamnese, klinischen Befunden und Laboruntersuchungen sollte den behandelnden Arzt an ein periodisches Fiebersyndrom bzw. an ein **autoinflammatorisches Syndrom** denken lassen. Hierfür sprechen insbesondere die lange Krankheitsgeschichte der Patientin und das Auftreten seit der Kindheit, die wiederkehrende Symptomatik sowie die Beteiligung weiterer Organsysteme (gastrointestinale Beschwerden, Exanthem, Konjunktivitis). Unter allen autoinflammatorischen Syndromen passt das Krankheitsbild des **Tumornekrosefaktor-Rezeptor-assoziierten periodischen Syndroms (TRAPS)** am ehesten zu den Beschwerden unserer Patientin.

Die Differenzialdiagnostik von wiederkehrendem Fieber ist allerdings sehr breit. Da die Prävalenz der autoinflammatorischen Syndrome sehr niedrig ist, sollten daher zunächst häufigere mögliche Ursachen ausgeschlossen werden, bevor eine genetische Diagnostik veranlasst wird. Hierzu zählen u. a. Infektionen, Malignome, weitere Autoimmunerkrankungen oder Immundefekte. Im Folgenden sollen nur einige Beispiele genannt werden.

Infektionskrankheiten

- **Malaria:** der wahrscheinlich bekannteste infektiologische Auslöser periodischen Fiebers, weshalb alle Patienten auf Risikofaktoren befragt werden sollten. In unserem Fall ist das Vorliegen einer Malaria sehr unwahrscheinlich, da die Patientin noch nie in Risikogebiete verreist ist. Die Diagnose wird mittels Blutausstrich, „Dickem Tropfen" und PCR-Diagnostik gestellt.
- **Brucellose:** eine Infektionskrankheit, die durch Erreger der Gattung *Brucella* ausgelöst wird. Es handelt sich um gramnegative Stäbchen, die von verschiedenen Tieren auf den Menschen übertragen werden können (z. B. über unpasteurisierte Milch und Käse). Neben vielen weiteren möglichen Organmanifestationen ist ein undulierendes Fieber ein häufiges, charakteristisches Symptom. Die Diagnose wird mittels kultureller Anzucht, Serologie und PCR gestellt.

Autoimmunerkrankungen

- **Kollagenosen (z. B. systemischer Lupus erythematodes, SLE):** Autoimmunerkrankungen, die v. a. Bindegewebe und Blutgefäße, aber auch alle anderen Organsysteme betreffen können. Fieber kann insbesondere in akuten Krankheitsphasen auftreten. Im Gegensatz zu TRAPS geht die Erkrankung aber mit erhöhten antinukleären Antikörpern (ANA), erniedrigten Komplementfaktoren, einer Glomerulonephritis und Zytopenie einher. Die Diagnose wird anhand der Klassifikationskriterien des *American College of Rheumatology* (ACR) gestellt.
- **Morbus Still:** eine seltene Autoimmunerkrankung, deren genaue Ätiologie weiterhin unbekannt ist. Die Erkrankung kann mit täglichem Fieber, das aber in der Regel nicht selbstlimitierend ist wie das Fieber bei TRAPS, und einer Beteiligung vieler weiterer Organsysteme einhergehen. Die Diagnose wird anhand der Klassifikationskriterien nach Yamaguchi gestellt; im Wesentlichen handelt es sich allerdings um eine Ausschlussdiagnose.
- **Vaskulitiden (z. B. Polyarteriitis nodosa):** Diese Erkrankungen können ebenfalls viele verschiedene Organsysteme befallen und mit Fieber einhergehen. Die Diagnose wird durch die Zusammenschau von klinischen Befunden und Serologie gestellt.

Weitere periodische Fiebersyndrome

- **Familiäres Mittelmeerfieber (FMF):** eine autosomal-rezessiv vererbte Erkrankung, die v. a. bei aus dem Mittelmeerraum stammenden Patienten auftritt. Charakteristisch sind ein etwa 1–3 Tage andauerndes Fieber mit Bauchschmerzen, Serositis/Synovitis und Arthralgien/Arthritiden. Im Gegensatz zu TRAPS findet sich allerdings meist kein Exanthem.
- **Hyper-IgD-Syndrom:** ein autosomal-rezessiv vererbtes Syndrom, das bislang v. a. bei niederländischen und französischen Patienten beschrieben wurde. Es tritt ein 3–7 Tage andauerndes Fieber mit Schüttelfrost, zervikaler Lymphadenopathie, Abdominalschmerz, Erbrechen und Diarrhö auf. Außerdem kann es zu weiteren Symptomen wie Kopfschmerz, Arthralgien/Arthritiden, Aphthen, einem

pleomorphen Ausschlag und selten auch zu einer Splenomegalie kommen. Charakteristisch sind erhöhte IgD-Spiegel (> 100 IU/ml). Es kann zwar auch bei TRAPS zu erhöhten IgD-Spiegeln kommen, meist liegen diese allerdings < 100 IU/ml. Ein Gentest kann die Diagnose sichern.

- **Cryoporin-assoziierte periodische Syndrome (CAPS):** umfasst eine Gruppe von Interleukin-1-assoziierten Erkrankungen (familiäre Kälteurtikaria, Muckle-Wells-Syndrom, CINCA-Syndrom). Die Erkrankungen können mit episodenhaftem Fieber, Urtikaria, einem möglichen Hörverlust und weiteren Symptomen einhergehen. Insbesondere die Urtikaria tritt bei TRAPS nicht auf und macht das Vorliegen dieser Erkrankung bei unserer Patientin unwahrscheinlich. Die definitive Diagnose wird anhand eines Gentests gestellt.
- **PFAPA-Syndrom** („periodic fever with aphthous stomatitis, pharyngitis and adenitis"): Ätiologie und Pathogenese sind unbekannt. Das bei dieser Erkrankung regelmäßig auftretende Fieber beginnt meist plötzlich, dauert 3–6 Tage an und geht häufig mit Pharyngitis, milden Aphthen und Lymphadenopathie einher. Es gibt keine die Erkrankung sichernde Untersuchung; die Zusammenschau aus den klinischen Befunden und einem direkten Ansprechen auf systemische Glukokortikoide machen die Diagnose wahrscheinlich.

Zyklische Neutropenie Der Erkrankung liegt ein genetischer Defekt der Granulopoese zugrunde, wodurch es regelmäßig etwa alle 2–3 Wochen für etwa 1 Woche zu einer Neutropenie kommt, in deren Zuge Infektionen und Fieberschübe auftreten können. Die Erkrankung heilt meist bis zum 10. Lebensjahr aus, weshalb das Vorliegen bei unserer schon wesentlich älteren Patientin eher unwahrscheinlich ist. Die Diagnose wird durch zwei Blutbildkontrollen pro Woche über 6 Wochen gestellt.

Interferonopathien Dabei handelt es sich um eine Gruppe ätiologisch verschiedener Erkrankungen, die aber alle mit einer systemischen Inflammation, einem vaskulitischen Ausschlag, dem möglichen Auftreten verschiedener Antikörper und selten Kalzifikationen des Gehirns (Pseudo-TORCH-Syndrom) einhergehen können. Fieber kann ebenfalls auftreten, ist aber im Ge-

gensatz zu TRAPS nicht das charakteristische Symptom.

Maligne Erkrankungen Maligne Erkrankungen können u. a. mit einer B-Symptomatik (Fieber, Nachtschweiß, Gewichtsverlust) einhergehen. Im Gegensatz zu TRAPS tritt dieses Fieber aber meist nicht regelmäßig und selbstlimitierend auf, außerdem findet sich zumeist nicht die Vielzahl an möglichen weiteren Symptomen wie bei TRAPS.

Klinisches Bild

Die klinische Symptomatik kann bei jedem Patienten unterschiedlich ausgeprägt sein, was die Diagnosestellung zusätzlich erschwert. Die ersten Symptome treten in der Regel in der Kindheit auf (meist bis zum 4. Lebensjahr), ca. 10 % aller Betroffenen werden aber erst nach dem 30. Lebensjahr symptomatisch. Es ist daher möglich, dass insbesondere erwachsene Patienten eine verlängerte Latenzzeit bis zur korrekten Diagnose haben. Das Fieber tritt meist periodisch alle 5–6 Wochen auf und hält in der Regel über 5 Tage an, häufig sogar bis zu 2 Wochen. Es sind aber auch kurze Krankheitsphasen von einem Tag bis zu wenigen Tagen möglich. Bislang konnten keine allgemeinen auslösenden Faktoren gefunden werden; manche Patienten geben physischen (z. B. Sport, Impfungen) oder psychischen Stress an.

Charakteristische Symptome sind:

- **Fieber > 38 °C** (88–94 % der Patienten)
- Fokale Myalgien und **Extremitätenschmerz** (79–85 %)
- **Gastrointestinale Symptome** (64–74 %)
- Charakteristisches fleckiges, zentrifugales **Exanthem,** das sich nach distal an den Extremitäten (oder am Rumpf) ausbreitet (30–63 %) (➤ Abb. 9.1)
- Konjunktivitis/periorbitale Ödeme (26–45 %)
- Brustschmerz (14–25 %)
- Monartikuläre Arthritis (13 %)

Die Klassifikationskriterien sind ➤ Tab. 9.1 zu entnehmen.

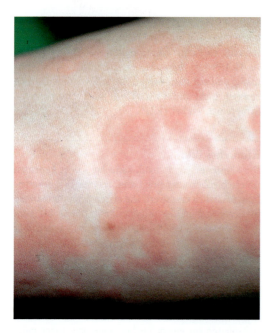

Abb. 9.1 Charakteristisches fleckiges, urtikarielles Exanthem. Mit freundlicher Genehmigung von www.dermis.net [J809-001]

Tab. 9.1 Eurofever-Diagnose-/Klassifikationskriterien für TRAPS (mod. nach Federici et al. 2015) [F867–014]

Symptom	Vorhanden	Nicht vorhanden
Periorbitales Ödem	21 Punkte	
Episodendauer > 6 Tage	19 Punkte	
Zentrifugales, wanderndes, fleckiges Exanthem an myalgischer Körperstelle, meist an Extremitäten oder Rumpf	18 Punkte	
Weitere Familienmitglieder betroffen	7 Punkte	

Tab. 9.1 Eurofever-Diagnose-/Klassifikationskriterien für TRAPS (mod. nach Federici et al. 2015) [F867–014] (Forts.)

Symptom	Vorhanden	Nicht vorhanden
Myalgien	6 Punkte	
Stomatitis aphthosa		15 Punkte
Erbrechen		14 Punkte

Bei Patienten mit einer Punktzahl ≥ 43 ist die Wahrscheinlichkeit für das Vorliegen von TRAPS erhöht (Sensitivität 59 %; Spezifität 84 %), und eine genetische Testung sollte veranlasst werden.

Ursachen

TRAPS liegt ein **autosomal-dominanter Erbgang** mit **variabler Penetranz** zugrunde, Neumutationen können ebenfalls auftreten. Die ursächliche Mutation liegt im *TNFRSF1A*-(TNF-Rezeptor-Superfamilie-1A-)Gen auf Chromosom 12. Dieses Gen codiert für einen TNF-α-Rezeptor (TNFRSF1A), der eine Schlüsselrolle in systemischen Entzündungsprozessen spielt. Es wurden bislang viele verschiedene Mutationen beschrieben, von denen einige eine fast 100-prozentige Penetranz aufweisen, während andere wiederum asymptomatisch verlaufen (v. a. in Nord- und Westafrika sowie Japan vorherrschende Varianten). Fast alle Mutationen mit einem hohen Risiko für die Entwicklung einer Amyloidose betreffen allerdings strukturell wesentliche Cystein-Cystein-Disulfidbrücken der Extrazellulärdomäne des TNF-Rezeptors. Durch diese Mutationen wird die korrekte Faltung des Rezeptors gestört, was schlussendlich in einer Dysfunktion resultiert.

Epidemiologie

TRAPS wurde erstmals 1982 in einer irischen Familie beschrieben und damals Familiar Hibernian Fever genannt. Der ursächliche Genlocus wurde 1998 entdeckt. Obwohl man zu Beginn eine Häufung der beschriebenen Fälle in Familien irischer und schottischer Herkunft feststellte, wurden mittlerweile Berichte aus der ganzen Welt veröffentlicht. Es ist daher von einem weltweiten Vorkommen auszugehen, auch wenn in verschiedenen Teilen der Welt unterschiedliche Mutationen vorherrschend zu sein scheinen.

TRAPS ist insgesamt eine seltene Erkrankung. Die genaue Häufigkeit ist unbekannt. Die Prävalenz wird auf etwa 1 : 1 Mio. Betroffene geschätzt. In einer deutschen Studie wurde die Jahresinzidenz mit 6–10 neu diagnostizierten Patienten < 16 Jahren angegeben.

Untersuchungen

Zur Beurteilung des Schweregrades der systemischen Inflammation und möglicher Komplikationen sowie zum Ausschluss anderer Differenzialdiagnosen sind weitere Untersuchungen notwendig. Hierzu gehören u. a.:

- **Laboruntersuchung:**
  - **Entzündungsparameter** (BSG, CRP).
  - **Löslicher TNF-Rezeptor** (sTNFR): ist im Akutfall meist auf < 1 ng/ml verringert, kann aber bei manchen ursächlichen Mutationen auch normwertig sein oder durch das Vorliegen anderer rheumatischer Erkrankungen oder einer Nierenschädigung verfälschte Ergebnisse liefern.
  - **IgA, IgD:** sind beide häufig leicht erhöht. Zur Abgrenzung eines möglichen Hyper-IgD-Syndroms ist es wichtig zu wissen, dass bei TRAPS der IgD-Wert meist unter 100 IU/ml, bei einem Hyper-IgD-Syndrom aber in der Regel über 100 IU/ml liegt.
  - **Antikörper** (ANA, weitere je nach Symptomatik, z. B. dsDNA, ANCA etc.); während der akuten Erkrankungsphase können jedoch verschiedene Autoantikörper niedrigtitrig positiv sein.
  - **Serum-Amyloid A:** Ein erhöhter Wert kann bei einer Amyloidose auftreten und ist daher hilfreich bei der Abschätzung des Risikos für das Auftreten dieser schwerwiegenden Komplikation, um frühzeitig weitere Untersuchungen einleiten zu können.
  - **Urinanalyse:** Mikroalbuminurie und Proteinurie können bei einer Amyloidose auftreten.
  - **Nierenbiopsie:** Bei Verdacht auf eine Amyloidose kann eine Nierenbiopsie zur Diagnosesicherung notwendig werden (➤ Abb. 9.2).

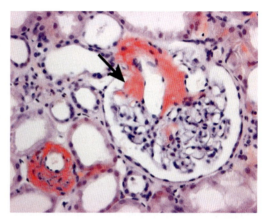

Abb. 9.2 Histologisches Präparat einer Amyloidose der Niere [E325]

- **Abdomensonografie:** zur Beurteilung der Bauchorgane, insbesondere auch der Nieren, um andere mögliche Ursachen der gastrointestinalen Symptome ausschließen zu können.
- **Funduskopie:** zur Beurteilung einer weiteren Beteiligung der Augen bzw. der Gefäße.
- **Molekulargenetische Untersuchung** des entsprechenden Genlocus zur Diagnosesicherung.

Therapiemaßnahmen

Da es sich um eine genetische Erkrankung handelt, die bislang nicht ursächlich behandelbar ist, sind die vordergründigen Ziele der Therapie v. a. die **Symptomkontrolle, die Prävention** oder zumindest **Verringerung von Rezidiven** sowie die **Reduktion von Komplikationen.**

Sollten die Fieberschübe sehr häufig auftreten oder besonders lange andauern oder mit sehr starken weiteren Symptomen einhergehen, stehen derzeit v. a. zwei Wirkungsklassen zur **Langzeittherapie** zur Verfügung: **Interleukin-(IL-)1-Blocker** und **TNF-α-Blocker.**

IL-1 ist ein proinflammatorisches Zytokin, dem bei vielen verschiedenen inflammatorischen Erkrankungen, u. a. bei Autoimmunkrankheiten, eine entscheidende Rolle zugesprochen wird. Derzeit sind zwei Antagonisten verfügbar: das schnell wirksame **Anakinra** sowie das länger wirkende **Canakinumab.** Als erste Wahl in der Behandlung von TRAPS wird derzeit Canakinumab angesehen.

Bei Kontraindikationen für die Verwendung der IL-1-Blocker können alternativ TNF-α-Blocker zur Anwendung kommen. TNF-α hat eine Schlüsselrolle im inflammatorischen System, weshalb mittlerweile bei vielen verschiedenen Erkrankungen versucht wird, seine Wirkung zu antagonisieren und therapeutisch zu nutzen. Dabei ist wichtig zu beachten, dass sich in der Gruppe der TNF-α-Antagonisten sowohl Fusionsproteine befinden, die das Zytokin TNF-α binden und so verhindern, dass es an seinen natürlichen Rezeptor binden kann (z. B. Etanercept), als auch monoklonale Antikörper (z. B. Infliximab, Adalimumab). Bei Patienten mit TRAPS ist die 1. Wahl unter den TNF-α-Antagonisten **Etanercept,** da es Berichte gibt, dass die Anwendung von monoklonalen Antikörpern bei manchen Patienten die Symptomatik paradoxerweise verschlimmern kann.

M E R K E

Eine Blockade der autogenen proinflammatorischen Zytokine kann subtil bestehende Infektionserkrankungen (z. B. eine Tuberkulose) hervorrufen, sodass die Patienten vor Therapiebeginn auf das Vorhandensein einer Tuberkulose untersucht werden sollten (z. B. Interferon-γ-Release-Assay, Quantiferon®).

Komplikationen

Aufgrund der potenziellen Beteiligung aller Organsysteme kann es zu vielen verschiedenen Komplikationen kommen. Die schwerwiegendste Komplikation, deren Auftreten gleichzeitig am schwierigsten zu verhindern ist, ist die **AA-Amyloidose.** Diese betrifft am häufigsten die **Nieren,** kann aber u. a. auch Darm, Herz, Leber oder Blutgefäße befallen.

Bei Patienten mit TRAPS entwickelt sich in etwa 10–15 % d. F. eine Amyloidose. Je nach Mutation wurden allerdings sehr unterschiedliche Zahlen für das Risiko der Entwicklung dieser Komplikation beschrieben. Insgesamt scheint das Amyloidoserisiko mit der Dauer und dem Ausmaß der allgemein bestehenden Entzündung assoziiert zu sein, weshalb, wenn möglich, die **Normalisierung der Entzündungsparameter** ein wichtiges therapeutisches Ziel ist. Das Ausmaß der Amyloidose ist häufig das entscheidende Maß für die Gesamtprognose der Erkrankung.

Präventionsmaßnahmen

Da es sich um eine genetische Erkrankung handelt, können keinerlei Präventionsmaßnahmen unternommen werden. Theoretisch wäre ein Gentest auch schon in utero möglich, praktisch hat ein solcher Test jedoch keine Relevanz.

Weiteres Prozedere

Es sollte eine ausführliche Krankheitsanamnese erhoben werden, um die Notwendigkeit einer **Langzeittherapie** mit einem IL-1-Antagonisten abschätzen zu können. Des Weiteren sollte eine ausführliche **Familienanamnese** nachgeholt werden. Da es sich um eine autosomal-dominante Erkrankung handelt, kann es in jeder Generation Betroffene geben. Insbesondere die in der Fallvorstellung kurz erwähnte Mutter der Patientin sollte noch einmal ausführlich untersucht werden, da bei ihr das Risiko besteht, dass sie ebenfalls an TRAPS erkrankt und ihre chronische Niereninsuffizienz bereits die Folge einer möglicherweise bestehenden Amyloidose der Niere ist. Es gibt bislang noch keine einstimmige Meinung dazu, ob auch asymptomatische Angehörige genetisch untersucht werden sollten. Dafür spricht jedoch, dass sich in einigen Fällen auch ohne deutliche Fieberschübe eine Amyloidose entwickeln kann. Sollte in solchen Fällen daher ein positiver Gentest gefunden werden, können die Betroffenen regelmäßig untersucht, solche Komplikationen frühzeitig erkannt und Organschäden potenziell verhindert werden.

Betroffene sollten etwa **alle 6 Monate oder jährlich zur Kontrolle** einbestellt werden. Neben Anamnese und körperlicher Untersuchung werden die Kontrolle der Entzündungsparameter (CRP), die Messung von Serum-Amyloid A, Kreatinin und eine Urinanalyse empfohlen. Je nach Befund kann dann zur weiteren Beurteilung einer Amyloidose u. a. eine Nierenbiopsie notwendig werden.

Zusammenfassung

Beim **TRAPS** handelt es sich um ein seltenes autoin-flammatorisches Syndrom, das in der Regel bereits in der frühen Kindheit auftritt. Die Prävalenz wird auf etwa 1:1 Mio. Betroffene geschätzt. Der Erkrankung liegen **ursächlich** verschiedene Mutationen des TNF-Rezeptor-Superfamily-1A-Gens *(TNFRSF1A)* auf Chromosom 12 zugrunde. Typische **Symptome** sind rezidivierendes Fieber, Myalgien, gastrointestinale Symptome, Konjunktivitis und ein Exanthem. Diagnostisch ist es wichtig, andere häufigere Ursachen von Fieber auszuschließen, insbesondere Infektionen. Die betroffenen Patienten werden häufig vielen verschiedenen Untersuchungen und teilweise auch nicht notwendigen Operationen unterzogen, bevor die Erkrankung erkannt wird. Die Diagnose kann mittels eines Gentests gesichert werden. Die am meisten gefürchtete **Komplikation** der Erkrankung ist die AA-Amyloidose, deren Auftreten sich mitunter nur schwer verhindern lässt.

Ziel der **Therapie** ist es daher, die Krankheitsaktivität zu minimieren und eine Normalisierung der Entzündungsparameter zu erreichen. Hierfür werden v. a. Medikamente mit antiinflammatorischen Eigenschaften wie Kortikosteroide, IL-1- und TNF-α-Blocker eingesetzt. Die **Prognose** ist von den Komplikationen abhängig. Es ist möglich, dass die Zahl der Fieberschübe mit steigendem Alter abnimmt und sich stattdessen ein eher chronischer Krankheitsverlauf einstellt.

ADRESSEN UND ANSPRECHPARTNER
PD Dr. Jasmin Kümmerle-Deschner
Leiterin Autoinflammation Reference Center Tübingen
Hoppe-Seyler-Str. 1
D-72076 Tübingen
Mo–Do von 8:30–9:00 Uhr:
Tel.: 07071/29-813 81
Fax: 07071/29-251 45
E-Mail: autoinflammation@med.uni-tuebingen.de

QUELLEN
Drenth JPH, van der Meer JWM. Hereditary periodic fever. N Engl J Med 2001; 345(24): 1748–1757.

Federici S, et al. Evidence-based provisional clinical classification criteria for autoinflammatory periodic fevers. Ann Rheum Dis 2015; 74(5): 799–805.

Haar N ter, et al. Treatment of autoinflammatory diseases: results from the Eurofever Registry and a literature review. Ann Rheum Dis 2013; 72(5): 678–685.

Haar NM ter, et al. Recommendations for the management of autoinflammatory diseases. Ann Rheum Dis 2015; 74(9): 1636–1644.

Hull KM, et al. The Tnf receptor-associated periodic syndrome (traps): emerging concepts of an autoinflammatory disorder. Medicine (Baltimore) 81(5): 349–368.

Kallinich T. „Periodic fever" without fever: two cases of non-febrile TRAPS with mutations in the TNFRSF1A gene presenting with episodes of inflammation or monosymptomatic amyloidosis. Ann Rheum Dis 2005; 65(7): 958–960.

Lachmann HJ, et al. The phenotype of TNF receptor-associated autoinflammatory syndrome (TRAPS) at presentation: a series of 158 cases from the Eurofever/EUROTRAPS international registry. Ann Rheum Dis 2014; 73(12): 2160–2167.

Lainka E, et al. Incidence of TNFRSF1A mutations in German children: epidemiological, clinical and genetic characteristics. Rheumatology 2009; 48(8): 987–991.

Lamprecht P, Sudeck H, Horstmann R. Genetisch bedingte Fiebersyndrome. www.aerzteblatt.de/pdf/101/48/a3262.pdf (letzter Zugriff: 22.9.2017).

Lane T, et al. Brief report: AA amyloidosis complicating the hereditary periodic fever syndromes. Arthritis Rheum 2013; 65(4): 1116–1121.

McDermott MF, et al. Linkage of familial Hibernian fever to chromosome 12p13. Am J Hum Genet 1998; 62(6): 1446–1451.

Meuwissen MEC, et al. Human USP18 deficiency underlies type 1 interferonopathy leading to severe pseudo-TORCH syndrome. J Exp Med 2016; 213(7): 1163–1174.

Mulley J, et al. Gene localization for an autosomal dominant familial periodic fever to 12p13. Am J Hum Genet 1998; 62(4): 884–889.

Rodero MP, Crow YJ. Type I interferon–mediated monogenic autoinflammation: The type I interferonopathies, a conceptual overview. J Exp Med 2016; 213(12): 2527–2538.

Sacré K, et al. Dramatic improvement following interleukin 1beta blockade in tumor necrosis factor receptor-1-associated syndrome (TRAPS) resistant to anti-TNF-alpha therapy. J Rheumatol 2008; 35(2): 357–358.

Williamson LM, et al. Familial Hibernian fever. Q J Med 1982; 51(204): 469–480.

WEITERFÜHRENDE LITERATUR

Hoffmann G et al. (Hrsg.). Pädiatrie: Grundlagen und Praxis. 4. A. Berlin, Heidelberg: Springer 2014, S. 782–786.

Fall 10

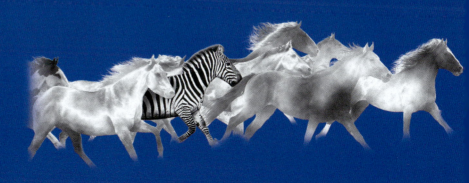

10

Wenn die Luft wegbleibt

Judith Leyens

Anamnese

Ein 43-jähriger Altenpfleger stellt sich zum wiederholten Male mit seit einigen Tagen bestehender Luftnot und Fieber in Ihrer Praxis vor. Er hatte sich am Morgen dazu entschlossen, weil er nach dem Aufwachen weißliches, festes Bronchialsekret abhusten konnte, das er zum Vorzeigen mitgebracht hat (> Abb. 10.1, > Abb. 10.2). Die Beschwerden treten seit etwa 10 Jahren immer wieder auf. Bislang wurde der Patient stets antibiotisch behandelt, wodurch die akuten Beschwerden nach einigen Tagen abklangen, der Patient jedoch weiterhin intermittierend weißes, festes Bronchialsekret abhusten konnte. Trotz umfangreicher pulmologischer Untersuchungen konnte keine zugrunde liegende Erkrankung gefunden werden.

Wesentliche Vorerkrankungen sind nicht bekannt. Der Patient trinkt keinen Alkohol und hat mit Beginn der Beschwerden vor 10 Jahren das Rauchen eingestellt (insgesamt 10 Packungsjahre).

Untersuchungsbefund

43-jähriger Mann in leicht reduziertem AZ und leicht übergewichtigem EZ (184 cm, 90 kg, BMI 26,6 kg/m^2). Körpertemperatur 38,9 °C. Herz unauffällig. Lunge rechts basal gedämpfter Klopfschall und abgeschwächtes Atemgeräusch, links auskultatorisch Ventilgeräusch. Abdomen unauffällig, orientierende neurologische Untersuchung unauffällig.

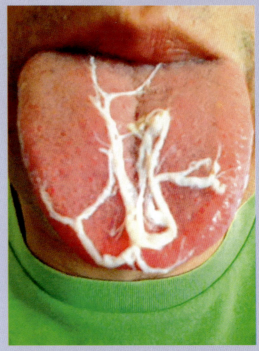

Abb. 10.1 Frisch abgehusteter Bronchialausguss: Zu sehen ist ein großer gelblich-weißlicher Bronchialausguss, der vom Patienten ausgehustet wurde. Nicht jeder Patient ist hierzu in der Lage. Diagnostisch ist es von großer Bedeutung, die Sekrete dem behandelnden Arzt zu zeigen und untersuchen zu lassen. [P240]

Laborbefund

Leukozyten 21,8 Tsd/μl; Erythrozyten 5,3/pl; Hb 15,6 g/l; Hkt 0,46; MCV 91 fl; MCH 2,01 fmol; MCHC 21,68 mmol/l; Thrombozyten 289/nl; Quick 85 %; INR 1,1; PTT 34 s; Natrium 141 mmol/l; Kalium 4,8 mmol/l; Serumkreatinin 0,79 mg/dl; Harnstoff 22 mg/dl; GOT (AST) 34 U/l; GPT (ALT) 31 U/l; GGT 25 U/l; Bilirubin gesamt 0,8 mg/dl; Lipase 51 U/l; Pankreasamylase 62 U/l

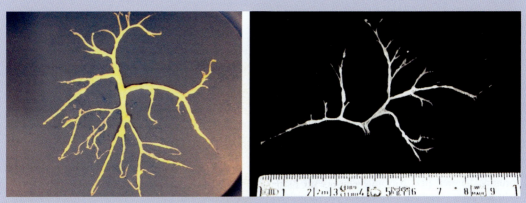

Abb. 10.2 Präparierter Bronchialausguss: Der hier dargestellte Bronchialausguss hat eine maximale Ausdehnung von etwa 9 cm. Es ist leicht vorstellbar, dass die festen, gummiartigen Ausgüsse zu Dyspnoe und im schlimmsten Fall zu einer Verlegung der Atemwege führen können. [P240]

Wie lautet Ihre Verdachtsdiagnose? An welche Differenzialdiagnosen müssen Sie denken?

Welches klinische Bild verursacht die Erkrankung?

Nennen Sie die Ursache der vorliegenden Erkrankung.

Wie ist die Epidemiologie dieser Erkrankung?

Welche Untersuchungen sind von Bedeutung?

Welche Therapiemaßnahmen sind bei der Erkrankung sinnvoll?

Welche Komplikationen der Erkrankung sind relevant?

Gibt es Präventionsmaßnahmen?

Wie ist das weitere Prozedere?

Verdachts-/Differenzialdiagnosen

Die Zusammenschau aus Anamnese, klinischen Befunden und Laboruntersuchungen spricht für ein Krankheitsbild pulmonaler Genese, das sich zu diesem Zeitpunkt noch nicht genauer differenzieren lässt. Der Patient zeigt klinische Symptome einer Pneumonie (Dyspnoe, Auswurf, gedämpfter Klopfschall, abgeschwächtes Atemgeräusch) sowie eine Leukozytose. Weiterhin interessant ist der linksseitige Auskultationsbefund der Lunge. Ein sog. Ventilgeräusch oder auch „bruit de drapeau" (frz.: „Geräusch einer Flagge") entsteht bei einer subtotalen Obstruktion der Atemwege. Es ist leicht vorstellbar, dass das vom Patienten mitgebrachte weißlich-milchige Expektorat in Gestalt eines Bronchialbaums für diese Obstruktion verantwortlich sein könnte. Diese sehr beeindruckenden Bronchialausgüsse sind für die Diagnose des Patienten von enormer Bedeutung und sollten den behandelnden Arzt trotz der extremen Seltenheit der Erkrankung an eine **Bronchitis plastica** denken lassen. Es handelt sich hierbei um eine noch wenig verstandene Erkrankung, die häufiger bei Kindern, insbesondere nach Herzoperationen auftritt, aber durchaus auch im Erwachsenenalter vorkommen kann. Nicht jeder Patient ist in der Lage, die Bronchialausgüsse abzuhusten, sodass davon auszugehen ist, dass die Erkrankung unterdiagnostiziert ist. Durch das feste weißliche Sekret kann es zu einer lebensbedrohlichen Verstopfung der Bronchien kommen. Eine schnelle Diagnose und bronchoskopische Säuberung ist in diesem Falle lebensrettend und umgehend durchzuführen.

Grundsätzlich sollten bei einem so diffusen Krankheitsbild von Anfang an sowohl häufige als auch seltene Ursachen in Betracht gezogen und systematisch evaluiert werden:

- **Hyperreagibles Bronchialsystem/Asthma bronchiale:** Diese Erkrankung sollte in jedem Fall ausgeschlossen werden, da Asthmapatienten ein erhöhtes Risiko zur Entwicklung von Pneumonien haben und es sich um eine häufige therapierbare Ursache handelt. Eine ausführliche Anamnese inkl. Familienanamnese (Neurodermitis oder andere atopische Erkrankungen in der Familie?) sowie weitere Tests (Allergietestung, BGA, Gesamt-IgE, spezifische IgE-AK, Spirometrie mit Bronchospasmolysetest, Methacholin-Provokationstest) sollten zur weiteren Diagnostik durchgeführt werden.
- **Allergische bronchopulmonale Aspergillose (ABPA):** Die ABPA tritt häufig auf der Grundlage eines Asthma bronchiale auf und kann dieses verschlimmern. Es handelt sich um eine Überempfindlichkeit gegen den ubiquitär vorkommenden Schimmelpilz *Aspergillus fumigatus,* wobei es zu vermehrten Asthmaexazerbationen, pulmonalen Infiltraten und permanentem Lungenschaden kommt. Die Erkrankung ist vermutlich unterdiagnostiziert. Die Diagnose wird anhand bestimmter Diagnosekriterien gestellt, zu denen u. a. ein Prick- oder Intradermaltest mit *Aspergillus*-Antigen, Gesamt-Serum-IgE, spezifische Ig-E-Antikörper gegen *A. fumigatus,* Eosinophilie sowie die Durchführung eines CT-Thorax gehören.
- **COPD:** Diese Krankheit kommt hier aufgrund des Tabakkonsums in der Anamnese durchaus in Betracht. Durch die konsekutive Zerstörung der Flimmerepithelien wird der Abtransport des vermehrt gebildeten Schleims gestört, wodurch dieser sich sammeln und eine Entzündungskaskade auslösen kann. Zur Diagnose und Einteilung werden verschiedene pulmologische Tests durchgeführt (BGA, Spirometrie, evtl. Bronchoskopie); bei akuter Erkrankung sollten außerdem Blutkulturen abgenommen und Entzündungsparameter im Labor bestimmt werden; zudem sollte frühzeitig therapeutisch interveniert werden.
- **α_1-Antitrypsin-Mangel:** Diese seltene autosomal-rezessiv vererbte Erkrankung ist eine wichtige Differenzialdiagnose zur COPD, die v. a. bei jungen Patienten oder bei Patienten mit negativer Tabakanamnese stets ausgeschlossen werden sollte. Aufgrund des Enzymmangels kann es zu einer Zerstörung der Lungen- und Leberstruktur kommen. Bei unserem Patienten ließen sich also die pulmonale Symptomatik und auch die minimal erhöhten Transaminasen hierdurch erklären. Zur Diagnostik erfolgen eine Proteinelektrophorese, die Bestimmung der Antitrypsinspiegel und eine Leberbiopsie. Außerdem ist eine direkte Gensequenzierung möglich.

- **Zystische Fibrose:** Diese autosomal-rezessiv vererbte Erkrankung, die weltweit in Europa am häufigsten vorkommt, führt zu erhöhter Viskosität exokriner Drüsensekrete. Hieraus resultiert ein Sekretstau, der wiederum in den betroffenen Organsystemen zu chronischen Entzündungen führt, z. B. rezidivierenden Pneumonien und Pankreatitiden. Es gibt verschiedene ursächliche Genmutationen, sodass die phänotypische Erscheinung sowohl im Kindes- als auch im Erwachsenenalter auftreten kann. Insbesondere im Erwachsenenalter kann die Diagnosestellung erschwert sein, da nicht allen Ärzten bekannt ist, dass die Erkrankung in wenigen Fällen auch jenseits der Kindheit erstmals auftreten kann. Zur Diagnostik werden verschiedene Untersuchungen durchgeführt, u. a. ein Schweißtest und Stuhluntersuchungen (Chymotrypsin, Pankreaselastase), und es erfolgt die Bestimmung von immunreaktivem Trypsin im Blut. Zur Diagnosesicherung kann außerdem eine genetische Untersuchung durchgeführt werden.
- **Primäre ziliäre Dyskinesie:** Diese autosomal rezessiv vererbte Krankheit ist eine wichtige Differenzialdiagnose zur zystischen Fibrose. Aufgrund des Zilienendefekts kommt es zu einem gestörten mukoziliären Abtransport und hierdurch zu rezidivierenden Entzündungen und Infekten. In etwa der Hälfte aller Fälle haben die Betroffenen außerdem einen Situs inversus; das gemeinsame Krankheitsbild wird dann Kartagener-Syndrom genannt. Erste Symptome treten häufig schon im Säuglings- und Kindesalter auf. Die Diagnosestellung ist sehr aufwendig und nur in Expertenzentren möglich. Dort wird u. a. die Zilienschlagfrequenz gemessen, und es werden eine elektronenmikroskopische Untersuchung und eine genetische Analyse durchgeführt.
- **Autoimmun, z. B. Churg-Strauss-Syndrom:** Autoimmunerkrankungen können vielgestaltige Symptome verursachen und sowohl Kinder als auch Erwachsene betreffen. Eine Autoimmunerkrankung mit primär pulmonaler Beteiligung ist das Churg-Strauss-Syndrom (eosinophile Granulomatose mit Polyangiitis). Die exakte Ursache der Erkrankung ist nicht bekannt; die Abgrenzung zur chronisch eosinophilen Pneumonie kann mitunter schwierig sein.

Häufig geht beiden Erkrankungen eine asthmatische Genese voraus. Wichtige Laborparameter zur Unterscheidung anderer Differenzialdiagnosen und anderer Vaskulitiden (z. B. Granulomatose mit Polyangiitis) sind eine Bluteosinophilie von > 10 % sowie der Nachweis von pANCA (seltener auch cANCA). Eine weitere Differenzialdiagnose bei Patienten mit einer unerkannten Lungenerkrankung sollte stets auch die **Sarkoidose** sein. Neben einer Röntgenuntersuchung des Thorax kann die Bestimmung der Werte für ACE, den sIL2-Rezeptor und die CD4/CD8-Ratio helfen, die Sarkoidose von anderen Erkrankungen abzugrenzen.

- **Immundefizienz:** Bei Patienten mit rezidivierenden Pneumonien sollte stets auch an das potenzielle Vorliegen eines allgemeinen Immundefekts gedacht werden. Es gibt bislang über 100 molekulargenetisch klassifizierte Immundefekte, deren phänotypisches Erkrankungsspektrum sehr unterschiedlich sein kann. Einige Erkrankungen führen bereits früh zu schweren, lebensbedrohlichen Zuständen, z. B. Krankheiten aus der SCID-Gruppe (engl.: „severe combined immunodeficiency"); andere wiederum können klinisch stumm verlaufen oder vor allem Atemwegsinfektionen begünstigen (z. B. selektiver IgA-Mangel).

Klinisches Bild

Das klinische Bild der Bronchitis plastica kann sehr unterschiedlich sein und ist u. a. vom Alter des Patienten und seiner Grunderkrankung abhängig. Gemeinsam und krankheitsdefinierend ist das Vorhandensein von zähen, oft gummiartigen Bronchialausgüssen, die manche Patienten spontan abhusten können, während andere wiederum eine therapeutische bronchoskopische Säuberung der Atemwege benötigen.

Es ist anzunehmen, dass die Erkrankung v. a. bei Patienten unterdiagnostiziert ist, die nicht in der Lage sind, die Bronchialausgüsse auszuhusten, da der entscheidende klinische Hinweis zur Diagnose in diesen Fällen für den Patienten selbst und den Arzt häufig lange unerkannt bleibt. Ein weiterer Grund ist, dass die Erkrankung nur wenigen Ärzten bekannt ist. So kann es vorkommen, dass manche Patienten mit aufbewahrten Bronchialausgüssen zum Arzt kommen, dieser aber aus Unwissenheit trotzdem nicht die richtige Diagnose stellen kann. Außerdem gibt es Berichte, dass Patienten selbst die Bronchialausgüsse für verschlucktes Essen (z. B. für Nudeln) hielten und keinen Zusammenhang zu ihren Symptomen sahen.

Das klinische Spektrum reicht von unspezifischen Symptomen wie Husten, Fieber und Atemnot bis hin zu lebensgefährlichen Zuständen, die aufgrund der Verlegung der zentralen Atemwege durch die Bronchialausgüsse zustande kommen. Vor allem Säuglinge und Kinder sind nicht immer in der Lage, die Sekrete selbstständig abzuhusten. Zusätzlich werden diese Patienten durch die muskuläre Atemarbeit schneller erschöpft und haben vermutlich das größte Risiko, an einer akuten respiratorischen Insuffizienz zu versterben. In diesen Fällen sind daher rasches Handeln und die notfallmäßige Durchführung einer Bronchoskopie lebensrettend.

Ursachen

Die Bronchitis plastica kann auf der Grundlage verschiedener Erkrankungen entstehen; häufig bleibt die Ursache aber auch unbekannt. Bei Kindern tritt sie insgesamt häufiger auf als bei Erwachsenen, da angeborene Herzfehler bzw. deren Korrekturoperationen der größte Risikofaktor zu sein scheinen. Es wurde versucht, die Bronchitis plastica anhand der Grunderkrankung und dem histopathologischen Erscheinungsbild der Bronchialauswürfe zu klassifizieren. Insgesamt scheint es sich aber um ein recht heterogenes Krankheitsbild zu handeln, dessen Einteilung und Therapie nach wie vor sehr schwierig ist.

Als Ursachen treten u. a. auf:

- **Kardiale Grunderkrankungen:** Am häufigsten tritt die Bronchitis plastica als postoperative Komplikation einer **Fontan-Operation** auf. Diese Operation wird bei Kindern durchgeführt, die durch einen angeborenen Herzfehler nur eine funktionierende Herzkammer haben, die sowohl Lungen- als auch Systemkreislauf versorgt. Die betroffenen Kinder leiden daher an einer starken, behandlungsbedürfti-

gen Zyanose. Die Operation erfolgt heutzutage meist in zwei Schritten. Im ersten Schritt (Glenn-Anastomose) wird u. a. die Vena cava superior mit der rechten Pulmonalarterie verbunden. So wird ein größeres Blutvolumen in der Lunge mit Sauerstoff angereichert, es verbleibt jedoch in der Regel eine geringere Zyanose, da das Blut der Vena cava inferior weiterhin direkt ins Herz fließt. In einer zweiten Sitzung wird daher zusätzlich die eigentliche Fontan-Operation durchgeführt. Das Ziel dieser Operation ist es, das Blut der Vena cava inferior ebenfalls mit der rechten Pulmonalarterie zu verbinden und so den venösen und den arteriellen Kreislauf endgültig zu trennen. Der Sauerstoffgehalt des Blutes ist nach dieser Operation nahezu normwertig. Nach diesen Operationen können verschiedene Komplikationen auftreten. Eine seltene, aber lebensbedrohliche Komplikation ist die Bronchitis plastica. Es ist noch unklar, warum einige Patienten die Krankheit entwickeln und andere nicht. Eine Bronchitis plastica kann auch als Komplikation anderer kardiochirurgischer Korrekturoperationen auftreten, es ist aber nicht bekannt, warum die Fontan-Operation der mit Abstand größte Risikofaktor zu sein scheint. Patienten, die diese Komplikation entwickeln, erkranken häufig schon im Säuglingsalter und haben unter allen möglichen Ursachen der Bronchitis plastica die höchste Mortalität.

- **Asthma/allergische Erkrankungen** sind nach den kongenitalen Herzerkrankungen der zweithäufigste berichtete Risikofaktor für die Entwicklung einer Bronchitis plastica. Die Pathogenese ist unbekannt. Die Erkrankung beginnt häufig erst ab dem Schulalter; außerdem ist in dieser Gruppe – im Gegensatz zu allen anderen Gruppen – das weibliche Geschlecht etwas häufiger betroffen als das männliche. Abgesehen von den Patienten mit kardialen Grunderkrankungen sind Patienten mit einer asthmatischen oder allergischen Grunderkrankung außerdem die einzige Gruppe, in der ebenfalls über Todesfälle durch Bronchitis plastica berichtet wurde. Häufig bessert sich die Erkrankung, wenn die vorliegende atopische Grunderkrankung therapiert wird; Rückfälle treten aber trotzdem auf.

- **Lymphatische Erkrankungen:** Eine Lymphangiektasie und Lymphangiomatosis scheinen die Entstehung einer Bronchitis plastica zu fördern, der genaue Pathomechanismus ist jedoch unbekannt. Die Ursachen für Lympherkrankungen können primärer (angeborene Syndrome, z. B. Turner-Syndrom) oder sekundärer Natur sein (z. B. mechanische oder kardiale Ursachen). Insgesamt tritt die Erkrankung eher im Erwachsenenalter auf. Bislang gibt es außerdem keine Berichte über Todesfälle in dieser Erkrankungsgruppe.
- **Systemische Erkrankungen** (v. a. **Sichelzellenanämie/"sickle cell acute chest syndrome" (SCACS);** β-**Thalassämie minor**): Es ist noch unklar, warum sich in diesen Fällen eine Bronchitis plastica entwickelt. Beobachtungen zeigen, dass es auf der Grundlage dieser Erkrankungen häufig nur zu einem einmaligen Auftreten einer Bronchitis plastica kommt und das Rezidivrisiko gering zu sein scheint. Todesfälle durch eine Bronchitis plastica wurden in dieser Erkrankungsgruppe bislang nicht berichtet.
- **Andere Ursachen/idiopathisch:** Trotz intensiver Bemühungen bleibt in vielen Fällen die Ursache der Bronchitis plastica häufig unerkannt. Insbesondere bei Kindern gibt es einige Fälle, in denen virale Infektionen der Atemwege (H1N1-Influenza, Bocaparvovirus) als mögliches ursächliches Ereignis diskutiert werden.

Epidemiologie

Die Prävalenz der Bronchitis plastica ist unbekannt. Da die Pathogenese der Erkrankung ebenfalls unbekannt ist und es zu einem Auftreten in vielen verschiedenen Patientengruppen kommen kann, ist es schwierig, große Prävalenzstudien durchzuführen. Am häufigsten entsteht die Bronchitis plastica als Komplikation einer Fontan-Operation. Eine retrospektive Studie unter Fontan-Patienten erbrachte eine geschätzte Prävalenz der Bronchitis plastica innerhalb dieser Patientengruppe von 4–14 % – eine wesentlich höhere Zahl, als ursprünglich angenommen. Berücksichtigt man jedoch die geringe Anzahl der Fontan-Operationen in Bezug zur Gesamtbevölkerung (in Deutschland werden jährlich etwa 170–250 Fontan-Operationen durchgeführt), handelt es sich auch in der Pädiatrie bei der Bronchitis plastica um eine extrem seltene Krankheit. Es ist anzunehmen, dass die Erkrankung bei Erwachsenen noch seltener vorkommt, die Pathogenese ist häufig noch weniger verstanden. Dennoch ist davon auszugehen, dass die Erkrankung generell und vermutlich vor allem bei Erwachsenen unterdiagnostiziert ist, da nur wenige Ärzte mit dem Krankheitsbild vertraut sind.

Untersuchungen

Es sind weitere Untersuchungen notwendig, um sowohl den Schweregrad der aktuell vorliegenden Erkrankung einschätzen zu können als auch potenziell vorliegende Grunderkrankungen zu detektieren:

- **Pulsoxymetrie:** eine schnell durchführbare und kostengünstige Untersuchung, die zügig Auskunft über den Oxygenierungsstatus des Patienten geben kann und daher eine erste Risikobeurteilung erlaubt.
- **Laboruntersuchung:** ergänzend zu dem in der Falldarstellung aufgeführten Labor sollten Blutkulturen abgenommen und zusätzlich folgende Untersuchungen durchgeführt werden: CRP, BSG, LDH, Differenzialblutbild (v. a. Eosinophile), Gesamt-IgE, spezifische IgE, *A. fumigatus,* p-ANCA, CD4/CD8-Ratio.
- **CT-Thorax:** Idealerweise sollte ein hr-CT durchgeführt werden, da hier die Bronchialformationen am besten dargestellt werden können (➤ Abb. 10.3).
- **Bronchoskopie:** Dieses Verfahren kann sowohl diagnostisch (Mikrobiologie und Histopathologie) als auch therapeutisch zur manuellen Säuberung der Bronchien angewandt werden. Insbesondere bei pädiatrischen Patienten mit Bronchitis plastica kann die schnelle Durchführung einer Bronchoskopie lebensrettend sein, da die Kinder nicht immer in der Lage sind, die Bronchialausgüsse selbstständig abzuhusten, und daran ersticken können (➤ Abb. 10.4).

Die Bronchialausgüsse können die Ventilation in distal gelegenen Abschnitten der Lunge behindern und so die Entstehung von Pneumonien begünstigen. Auch der Patient in dieser Fallbeschreibung scheint regelmäßig

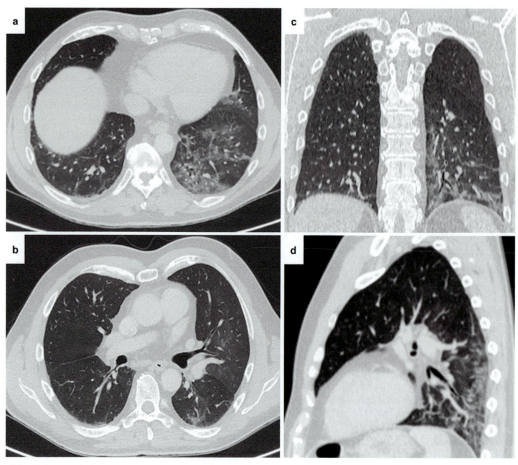

Abb. 10.3 CT-Aufnahme eines Patienten mit Bronchitis plastica: Es sind milchglasartige Infiltrate zu erkennen. [P240]

unter Lungenentzündungen zu leiden. Aktuell ist außerdem noch unklar, ob das Fieber bei diesem Patienten auf die Bronchitis plastica zurückzuführen ist oder ob sich bereits eine bakterielle Pneumonie entwickelt hat. In diesem Fall ist es sinnvoll, den **CRB-65-Score** anzuwenden (➤ Tab. 10.1). Hierdurch können der Schweregrad und die Behandlungsbedürftigkeit einer Pneumonie eingeschätzt werden. Mithilfe des Scores werden basale Körperfunktionen erfasst, und je nach Ergebnis können eine Handlungsempfehlung für die

Therapie (ambulant oder stationär) und eine Prognose der Letalität abgegeben werden. Ergänzt werden sollte der Score durch die Ergebnisse der Anamnese (inkl. Komorbiditäten), der klinischen Untersuchung und der Pulsoxymetrie.

In unserem Fall sollte in jedem Fall eine stationäre Aufnahme erwogen werden, um sicherzugehen, dass die Bronchien nicht lebensbedrohlich verstopft sind, und schnell therapieren zu können.

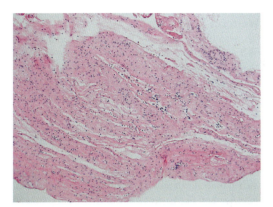

Abb. 10.4 Histopathologische Untersuchung eines Bronchialausgusses: Man versucht anhand der histopathologischen Untersuchung, Rückschlüsse auf die Erkrankungsursache zu ziehen und eine entsprechende Therapie einzuleiten. Häufig bleibt es allerdings bei dem Versuch, da bei gleichen Krankheitsbildern bei verschiedenen Patienten trotzdem unterschiedliche Zusammensetzungen der Bronchialausgüsse vorkommen. Präparate sind in der Regel primär fibrin- oder zellreich; in diesem Falle ist viel Fibrin zu sehen. [P240]

Tab. 10.1 CRB-65-Score [F776-006]

Vorhandensein von		Gesamtpunktzahl	Letalität
Atemfrequenz > 30/min	Für jede Aussage, die vorhanden ist, wird 1 Punkt addiert	0	0 %
RR$_{diast}$ > 60 mmHg oder RR$_{syst}$ < 90 mmHg		1–2	6 %
Bewusstseinstrübung		3–4	23 %
Alter ≥ 65 Jahre			

Therapiemaßnahmen

Die Therapie der Bronchitis plastica ist sehr schwierig, da die ursächliche Grunderkrankung nur in wenigen Fällen bekannt ist oder direkt behandelt werden kann. Daher wird eine Kombination aus symptomorientierten Therapiemaßnahmen und – abhängig von der Grunderkrankung und der histopathologischen Formation der Expektorate – zielgerichteten Therapiemaßnahmen angestrebt. Vor Therapiebeginn ist die möglichst totale Entfernung der Bronchialausgüsse anzustreben, da ein Verschluss der Trachea die häufigste berichtete Todesursache ist.

- **Allgemein:**
  - Medikamentös: Bronchodilatativa, Mukolytika, Kortikosteroide (inhalativ + oral), Antibiotika
  - Säuberung der Atemwege durch Abhusten, physikalische Sekretmobilisation (z. B. Physiotherapie), bronochoskopische Säuberung
- **Zusätzlich bei zyanotischen Herzerkrankungen:** kardiale Funktion und Herzrhythmus möglichst optimieren, Stenosen und Thrombosen verhindern und behandeln, evtl. Ligatur von Lymphgefäßen
- **Zusätzlich bei lymphhaltigen Bronchialausgüssen:** dietätische Maßnahmen, evtl. Ligatur des Ductus thoracicus
- **Zusätzlich bei inflammatorischen Bronchialausgüssen:** antiinflammatorische Therapie (z. B. NSAR, Kortikosteroide)
- **Zusätzlich bei Asthma/atopischer Grunderkrankung und zellulären Bronchialausgüssen:** basale Inflammation behandeln, z. B. mit Kortikosteroiden, Makrolidantibiotika (wirken sowohl immunmodulatorisch als auch mukoregulatorisch) und bei bakterieller Entzündung antibiogrammgerechte Therapie
- **Zusätzlich bei fibrinhaltigen Bronchialausgüssen:** Fibrinolytika (inhalativ), z. B. tPA („tissue plasminogen activator"), Heparin, Urokinase

MERKE

Wie bei fast allen seltenen Erkrankungen gibt es auch zur Bronchitis plastica keine großen Studienkohorten, in denen verschiedene Therapiemaßnahmen getestet und evidenzbasierte Empfehlungen ausgesprochen werden können. Die derzeit eingesetzten Therapiemaßnahmen beruhen v. a. auf Erfahrungswerten in der Behandlung einzelner Patienten, sodass der behandelnde Arzt stets den Therapieerfolg beobachten und die Therapie regelmäßig anpassen sollte.

Komplikationen

Die Bronchitis plastica ist wegen der möglichen Obstruktion der zentralen Bronchien und der Trachea eine potenziell lebensbedrohliche Erkrankung. Weitere mögliche Komplikationen entstehen v. a. aufgrund der rezidivierenden Bildung von Bronchialausgüssen. Hierdurch kann es zu Entzündungen der Lunge und bleibenden Organschäden kommen.

Präventionsmaßnahmen

Da die Ätiologie der Bronchitis plastica in vielen Fällen nicht verstanden ist, ist es schwierig, der Erkrankung vorzubeugen. Primär sollte eine optimale Therapie möglicher auslösender Grunderkrankungen (z. B. Asthma bronchiale) im Vordergrund der Prävention stehen.

Weiteres Prozedere

Das persönliche Risiko des Patienten wird anhand des CRB-65-Score und weiteren, bereits oben erläuterten Maßnahmen eingeschätzt. Obwohl bei unserem Patienten ein Score von 0 vorliegt, sollte in seinem Fall trotzdem eine stationäre Aufnahme erwogen werden, da es sich eben nicht bloß um eine ambulante Pneumonie handelt, sondern um eine seltene, aufgrund des Verschlusses der Bronchien potenziell jederzeit letale Erkrankung. Im Rahmen des stationären Aufenthalts sollte weitere Diagnostik zur Ursachenforschung betrieben und eine darauf zugeschnittene Therapie eingeleitet werden. Der Patient sollte über seine Erkrankung umfassend aufgeklärt werden, da seine Mitarbeit in der Therapieevaluation wichtig ist und er sich bei einer Verschlechterung seines Zustands zügig in einem Krankenhaus mit den Möglichkeiten einer Notfallbronchoskopie vorstellen sollte. Wenn eine therapierbare Ursache für die Entstehung der Bronchitis plastica gefunden wird, so ist diese so umfassend wie möglich zu behandeln, um das Rezidivrisiko zu senken.

Zusammenfassung

Die **Bronchitis plastica** ist eine seltene Erkrankung der Lunge, bei der es zur Bildung von Bronchialausgüssen kommt, die kleine und große Bronchien lebensbedrohlich verstopfen können. Die **Ursache** der Erkrankung bleibt weiterhin ungeklärt. Sie tritt im Rahmen von kardialen, lymphatischen, asthmatischen, systemischen und anderen (u. a. möglicherweise infektiologischen) Grunderkrankungen auf. Typische **Symptome** sind Atemnot, Fieber und das Abhusten milchglasartiger Bronchialausgüsse.

Diagnostisch stehen der Ausschluss anderer, häufigerer und ursächlich therapierbarer Erkrankungen und die Suche nach möglichen Grunderkrankungen im Vordergrund. Hierzu werden sowohl bildgebende Verfahren (Röntgen, CT) als auch invasive Methoden (Bronchoskopie) genutzt. **Komplikationen** betreffen v. a. die Lunge; als schwerwiegendste Komplikation kann es zum kompletten Verschluss der Hauptbronchien mit letalem Ausgang kommen.

Die **Therapie** umfasst allgemeine symptomatische Maßnahmen, die das Abhusten der Bronchialausgüsse erleichtern sollen, eine möglichst optimale Therapie einer kausalen Grunderkrankung (z. B. Asthma bronchiale) sowie die Therapie der möglichen Komplikationen (z. B. Antibiotika bei Pneumonie). Eine **Rezidivprophylaxe** ist bei der Bronchitis plastica bislang nur schwer durchzuführen, da man nicht weiß, wie es überhaupt zum Auftreten der Bronchialausgüsse kommt.

ADRESSEN UND ANSPRECHPARTNER
Meg Lessard, B. S.
International Plastic Bronchitis Registry
Virginia Commonwealth University
Richmond, Virginia, 23298
United States
Tel.: (+01)-804-628-3093
www.rubinlab.pediatrics.vcu.edu
E-Mail: margaret.lessard@vcuhealth.org

QUELLEN
Agarwal R, et al. Allergic bronchopulmonary aspergillosis: review of literature and proposal of new diagnostic and classification criteria. Clin Exp Allergy 2013; 43(8): 850–873.

Bauer TT, et al., and The Capnetz Study Group. CRB-65 predicts death from community-acquired pneumonia. J Intern Med 2006; 260(1): 93–101.

Brogan TV, et al. Plastic bronchitis in children: A case series and review of the medical literature. Pediatr Pulmonol 2002; 34(6): 482–487.

Brunner JKH, Minden K, Niewerth M. Sarkoidose im Kindes-und Jugendalter. Arthritis Rheuma 2013; 33(4): 257–260.

Caruthers RL, et al. Demographic characteristics and estimated prevalence of Fontan-associated plastic bronchitis. Pediatr Cardiol 2012; 34(2): 256–261.

Eason DE, Cox K, Moskowitz WB. Aerosolised heparin in the treatment of Fontan-related plastic bronchitis. Cardiol Young 2014; 24(1): 140–142.

Eberlein MH, Drummond MB, Haponik EF. Plastic bronchitis: a management challenge. Am J Med Sci 2008; 335(2): 163–169.

Feray S, et al. Plastic bronchitis: an unusual complication of acute chest syndrome in adult. Respir Med Case Rep 2017; 21: 93–95.

Heath L, et al. Prospective, Longitudinal study of plastic bronchitis cast pathology and responsiveness to tissue plasminogen activator (tPA). Pediatr Cardiol 2011; 32(8): 1182–1189.

Jasinovic T, et al. Casting a look at pediatric plastic bronchitis. Int J Pediatr Otorhinolaryngol 2015; 79(10): 1658–1661.

Kim S, et al. Recurrent plastic bronchitis in a child with 2009 influenza A (H1N1) and influenza B virus infection. J Korean Med Sci 2012; 27(9): 1114–1119.

Kunder R, et al. Pediatric plastic bronchitis: case report and retrospective comparative analysis of epidemiology and pathology. Case Rep Pulmonol 2013; 2013:1–8.

Lim W, et al. Defining community acquired pneumonia severity on presentation to hospital: an international derivation and validation study. Thorax 2003; 58(5): 377–382.

Madsen P, Shah SA, Rubin BK. Plastic bronchitis: new insights and a classification scheme. Paediatr Respir Rev 2005; 6(4): 292–300.

Menz G, Willer G, Crameri R. Die allergische bronchopulmonale Aspergillose (ABPA). Pneumologie 2000; 54(9): 375–384.

Moser C, Nussbaum E, Cooper DM. Plastic bronchitis and the role of bronchoscopy in the acute chest syndrome of sickle cell disease. Chest 2001; 120(2): 608–613.

Mouthon L, Dunogue B, Guillevin L. Diagnosis and classification of eosinophilic granulomatosis with polyangiitis (formerly named Churg-Strauss syndrome). J Autoimmun 2014; 48–49: 99–103.

Rubin BK. Plastic bronchitis. Clin Chest Med 2016; 37(3): 405–408.

Rüegger CM, Bär W, Iseli P. Simultaneous atelectasis in human bocavirus infected monozygotic twins: was it plastic bronchitis? BMC Pediatr 2013; 13: 209.

S3-Leitlinie Behandlung von erwachsenen Patienten mit ambulant erworbener Pneumonie und Prävention – Update 2016. 020–020l_S3_ambulant_erworbene_Pneumonie_Behandlung_Praevention_2016-02-2.pdf (letzter Zugriff: 22.9.2017).

Yadav M, Tirpude S, Joshi JM. Plastic bronchitis in beta thalassemia minor. Lung India Off Organ Indian Chest Soc 2013; 30(3): 206–208.

WEITERFÜHRENDE LITERATUR
Schmitz J. Bronchitis plastica. In: Kreuter M et al. (Hrsg.) Seltene Lungenerkrankungen. Berlin, Heidelberg: Springer 2016.

Fall 11

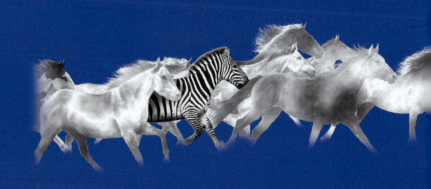

11

Reine Hautsache

Dmitrij Kravchenko

Anamnese

Ein 15-jähriger Gymnasiast sucht Ihre Praxis auf, da er seit ½ Jahr vermehrt Hautunreinheiten an beiden Wangen entwickelt hat. Obwohl der Patient bereits selbstständig auf eine adäquate Hygiene und ausgewogene Ernährung geachtet hat, kam es in den letzten Monaten zu keiner Besserung des Zustands. Der Patient ist Nichtraucher, trinkt regelmäßig Alkohol an Wochenenden und ist sportlich aktiv. Die Familien- und Sexualanamnese ist unauffällig. Sie diagnostizieren eine Akne und schlagen zunächst einen lokalen Therapieversuch mit Benzoylperoxid (BPO) und Salicylsäure vor.

Mit 16 Jahren wird der Patient erneut vorstellig. Trotz gewissenhafter Anwendung hat die von Ihnen vorgeschlagene Therapie keine Besserung gebracht. Im Gegenteil – die Symptomatik hat sich sogar massiv verschlechtert, worunter der junge Mann sichtlich leidet. Sie leiten eine Therapie mit Erythromycin (topisch) und Doxycyclin (systemisch) ein. Nachdem auch hierdurch keine Besserung der Hauterscheinung erreicht werden kann, überweisen Sie den Patienten einige Wochen später zu einem Dermatologen.

Mittlerweile sind nicht nur Wangen, Nasenrücken, Stirn und Kinn des Patienten betroffen, sondern auch an Brust und Rücken sowie in der Schläfenregion haben sich mehrere kleinere konfluierende Abszesse sowie größere Knoten gebildet, die bei der Abheilung vernarben. Der Dermatologe verschreibt Retinoide und stellt die Verdachtsdiagnose Acne conglobata.

Zwölf Monate nach Therapiebeginn stellt sich der Patient nun erneut bei Ihnen vor. Bis auf wenige Komedonen haben sich die Hauterscheinungen im Gesicht deutlich gebessert. Allerdings haben sich im Vergleich zur letzten Vorstellung vermehrt Abszesse gebildet, die sich v. a. nach submandibulär und axillär ausgebreitet haben und häufig rezidivieren.

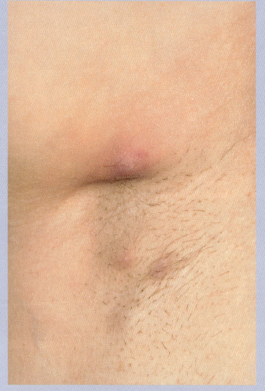

Abb. 11.1 Rechte Axilla des Patienten 12 Monate nach Therapiebeginn [J140–002]

Untersuchungsbefund

Erstvorstellung im Alter von 15 Jahren (Frühjahr 2013)   15-jähriger Mann in gutem AZ und sportlichem EZ (180 cm, 71 kg, BMI 21,9 kg/m²).

Trotz seiner Beschwerden ist der Patient aufgeschlossen und in guter Stimmungslage. Die Untersuchung von Herz und Lunge sowie eine orientierende neurologische Untersuchung bleiben ohne pathologischen Befund. Das Abdomen ist weich, ohne Druckschmerz oder tastbare Resistenzen. Sie auskultieren lebhafte Darmgeräusche. Leber und Milz sind nicht tastbar.

Hautbefund

- Erstvorstellung im Alter von 15 Jahren (Frühjahr 2013): kleine, ca. 3 mm große Pusteln und abszedierende Papeln auf erythematöser entzündeter Haut, beschränkt auf die Wangenregion.
- Erstvorstellung beim Dermatologen im Alter von 16 Jahren (Herbst 2014):
  - Nasenrücken, Kinn, Stirn, und Wangen weisen ca. 3 mm große, bilateral über das Gesicht verteilte Papeln auf.
  - Bis zu 6 mm große tiefragende, teils konfluierende Knoten sind am Rücken, Brust, und der Schläfenregion disseminiert verteilt. Aktive ca. 9 mm große, konfluierende Abszesse sind zwischen den Knoten diffus verstreut.
  - Einige Abszesse sind unter Keloidbildung abgeheilt.
  - Im Gesicht, an Schulter und Rücken sind vermehrt Komedonen zu sehen.
- Wiedervorstellung nach 12 Monaten Retinoidtherapie im Alter von 17 Jahren (Herbst 2015):
  - Im Gesicht finden sich kaum noch Pusteln.
  - Ca. 10 mm große konfluierende Narben, teils Keloide, sind an Wangen, Schläfen, Brust und Rücken fast symmetrisch verteilt.
  - Submandibulär und axillär sind bds. rezidivierende solitäre Abszesse zu ertasten (➤ Abb. 11.1), teilweise mit karbunkelartiger Formation.
  - Am Steißbein findet sich eine schmerzhafte Schwellung.

Laborbefund

Leukozyten 5 Tsd/µl; Eosinophile 6 %; Neutrophile 67 %; Erythrozyten 4,3 Mio/µl; Hb 12,9 g/dl; Hkt 39 %; MCV 91 fl; MCH 29 pg; Thrombozyten 298 Tsd/µl; Natrium 141 mmol/l; Kalium 4,2 mmol/l; Kreatinin 0,8 mg/dl; GOT (AST) 25 U/l; GPT (ALT) 27 U/l; GGT 41 U/l; CRP 13 mg/l

---

Wie lautet Ihre Verdachtsdiagnose? An welche Differenzialdiagnosen müssen Sie denken?

Welches klinische Bild verursacht die Erkrankung?

Nennen Sie die Ursache der vorliegenden Erkrankung.

Wie ist die Epidemiologie dieser Erkrankung?

Welche Untersuchungen sind von Bedeutung?

Welche Therapiemaßnahmen sind bei der Erkrankung sinnvoll?

Welche Komplikationen der Erkrankung sind relevant?

Gibt es Präventionsmaßnahmen?

Wie ist das weitere Prozedere?

Verdachts-/Differenzialdiagnosen

Der körperliche und psychopathologische Befund ist bis auf die Hauterscheinungen unauffällig. In den Laboruntersuchungen finden sich Hinweise auf eine Entzündungsreaktion, da der CRP-Wert erhöht ist.

In Anbetracht des Alters des Patienten, dem insgesamt unbeeinträchtigten Allgemeinzustand sowie dem Fehlen weiterer Symptome ist die Diagnose einer Akne bei der Erstvorstellung des Patienten daher durchaus nachvollziehbar und nicht falsch. Auch der daraufhin eingeleitete Therapieversuch mit BPO und Salicylsäure ist *lege artis* erfolgt. Die Formation von Abszessen und tief liegenden Knoten bei der erneuten Vorstellung des Patienten kann bei verschiedenen Krankheitsbildern auftreten, z. B. bei schwereren Akneformen oder einer Furunkulose. Spätestens bei dem Befund wiederkehrender beidseitiger axillärer Abszesse, die sich oft im Gegensatz zur Acne vulgaris oder conglobata unter Retinoidtherapie nicht bessern, sollte der behandelnde Arzt an das Krankheitsbild der **Acne inversa (AI),** auch als Hidradenitis suppurativa bekannt, denken. Die Acne inversa ist eine chronisch-entzündliche Krankheit ungeklärter Genese, die vermutlich durch die Okklusion und Inflammation von Haarfollikeln hervorgerufen wird. Sie ist gekennzeichnet durch rezidivierende Knoten, Abszesse und Fisteln an typischen Stellen wie den Axillen, Perineum, Perianalregion, Brust und Inguinalregion. Weitere Differenzialdiagnosen sind nachfolgend aufgeführt.

Andere follikuläre Okklusionserkrankungen

- **Acne vulgaris:** Im Volksmund ist die Acne vulgaris kurz als Akne bekannt. Es handelt sich um eine der häufigsten Hauterkrankungen, von der fast jeder Mensch im Laufe seines Lebens zumindest kurzfristig betroffen ist. In der Regel beginnt die Acne vulgaris (> Abb. 11.2) in der Pubertät und klingt bis zur 3. Lebensdekade ab; längere Verläufe mit einer Persistenz bis ins höhere Lebensalter sind jedoch ebenfalls möglich. Primäreffloreszenzen wie geschlossene und offene Komedonen sowie Sekundäreffloreszenzen wie Pusteln, Papeln, Knoten und Abszesse können an Prädilektionsstellen wie z. B. im

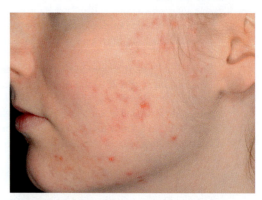

Abb. 11.2 Typisches Bild einer Acne vulgaris. Mit freundlicher Genehmigung von Prof. Dr. Dr. Thomas Breber, Klinik und Poliklinik für Dermatologie und Allergologie, Universitätsklinikum Bonn [T956]

Gesicht, an Brust, Schultern und Rücken zu finden sein. Trotz der häufigen Prävalenz dieser Krankheit ist der genaue Pathomechanismus noch nicht eindeutig geklärt. Vermutlich gibt es Überschneidungen im Pathomechanismus der Acne vulgaris und der Acne inversa. Zur Unterscheidung beider Erkrankungen hilfreich sind u. a. die verschiedenen Prädilektionsstellen und der zeitliche Verlauf.

- **Acne conglobata:** eine komplizierte Form der Acne vulgaris, die durch konfluierende Knoten, Abszesse und Fisteln gekennzeichnet ist. Zusätzlich geht die Acne conglobata mit einer hohen Tendenz zur hypertrophen Vernarbung und Keloidbildung einher. Diese Erkrankung gehört neben Acne inversa, Sinus pilonidalis und „dissecting cellulitis of the scalp" zur sog. follikulären Okklusionstetrade („follicular occlusion tetrad", FOT). Wie der Name schon impliziert, ist diesen vier Erkrankungen gemeinsam, dass sie sich durch eine Okklusion des Haarfollikels entwickeln. Dies führt zu Inflammation, Abszessbildung und schließlich zur Ruptur des Follikels. Des Weiteren kann jede dieser Erkrankungen mit Abszessbildung, Fistelung und Vernarbung einhergehen. Was die Differenzierung jedoch erleichtert, ist das Wissen, dass jede dieser Erkrankungen eine andere Körperstelle betrifft. Der Hautbefund bei der Wiedervorstellung des Patienten ist durchaus mit dem Vorlie-

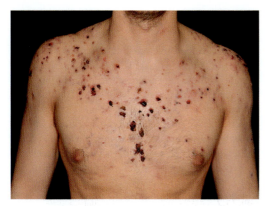

Abb. 11.3 Typisches Bild einer Acne conglobata. Mit freundlicher Genehmigung von Prof. Dr. Dr. Thomas Breber, Klinik und Poliklinik für Dermatologie und Allergologie, Universitätsklinikum Bonn [T956]

gen einer Acne conglobata (➤ Abb. 11.3) vereinbar. Im Gegensatz zu einer Acne inversa spricht die Acne conglobata häufig gut auf eine Retinoidtherapie an. Unser Patient hat ebenfalls einen Teiltherapieerfolg durch Retinoide erfahren, die Persistenz von Abszessen an bestimmten Lokalisationen (v. a. axillär) spricht aber für die Komorbidität einer Acne inversa.

- **Sinus pilonidalis:** gehört ebenfalls zum Formenkreis der FOT. Während bei Acne inversa v. a. die axilläre und die inguinale Lokalisation typisch sind, ist der Sinus pilonidalis definitionsgemäß am Steiß lokalisiert. Häufig treten beide Erkrankungen aber gemeinsam auf. Am häufigsten betroffen sind übergewichtige Männer mit sehr groben Haaren sowie Personen, die einen Großteil ihres Tages im Sitzen verbringen. Die Erkrankung wird im Englischen daher auch als „Jeep rider's disease" bezeichnet, da häufig amerikanische Soldaten betroffen waren, die viele Stunden im Sitzen verbrachten.

Genetische Erkrankungen
- **PAPA-Syndrom (pyogene Arthritis, Pyoderma gangraenosum, Akne):** eine seltene, autosomal-dominant vererbte genetische Erkrankung, die meist im Kindesalter beginnt. Das Fehlen von Arthritiden, der spätere Krankheitsbeginn sowie die

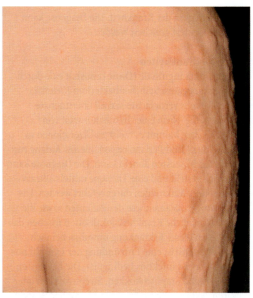

Abb. 11.4 Steatocystoma multiplex mit mehreren Zysten. Mit freundlicher Genehmigung von Prof. Dr. Dr. Thomas Breber, Klinik und Poliklinik für Dermatologie und Allergologie, Universitätsklinikum Bonn [T956]

negative Familienanamnese machen das Vorliegen dieser Erkrankung aber eher unwahrscheinlich.

- **Steatocystoma multiplex:** Dieser seltenen Erkrankung liegt eine Mutation des *KRT17*-Gens zugrunde, das für Keratin 17 codiert. Sie wird autosomal-dominant vererbt, es treten aber auch Neumutationen auf. Die hautfarbenen Zysten, die in der Regel eine Größe von 2–20 mm haben, sind meist auf Brust, Oberarmen, Hals und Axillen lokalisiert (➤ Abb. 11.4). Die Unterscheidung zur Acne inversa kann schwierig sein, da sich die typische Krankheitslokalisation, das Alter bei Erstmanifestation sowie die klinische Erscheinung, v. a. in späteren Krankheitsstadien, ähneln können. Wichtige Hinweise zur Differenzierung sind daher die mögliche positive Familienanamnese, die Ergebnisse der histopathologischen Untersuchung der Hautbiopsien sowie das homogene Erscheinungsbild der Zysten bei Steatocystoma multiplex zu Beginn der Krankheit. Die Diagnose kann mittels Gentest gesichert werden.

Infektiöse Krankheiten

- **Granuloma inguinale (Donovanosis):** eine durch das gramnegative Stäbchenbakterium *Klebsiella granulomatis* verursachte sexuell übertragbare Erkrankung. Nach einer Inkubationszeit von 10–20 Tagen kommt es meist zu Ulzerationen in der Genital- und Perianalregion, die am Anfang rupturierten Abszessen ähneln kann. Die Diagnose kann klinisch gestellt und eine Therapie mittels Tetrazyklinen oder Makroliden durchgeführt werden. Die negative Sexualanamnese des Patienten sowie die unterschiedliche Krankheitslokalisation machen das Vorliegen dieser Erkrankung unwahrscheinlich.
- **Lymphadenitis:** eine Entzündung der Lymphknoten, die meist infektiös bedingt ist. Die häufigsten Erreger sind Staphylokokken, Streptokokken oder Viren. Typische Symptome sind Lymphadenopathie, Abgeschlagenheit, Fieber und im Verlauf Abszessbildung. Das klinische Erscheinungsbild (inkl. Lokalisation) kann dem der Acne inversa im Anfangsstadium ähneln. Zur weiteren Diagnostik sind Anamnese, körperliche Untersuchung sowie ein indirekter oder direkter Erregernachweis essenziell.
- **Bartholinitis:** eine meist einseitige Entzündung der am Scheideneingang angelegten Glandula vestibularis major (Bartholin-Drüse), die durch Blockierung oder Infektion des Drüsenausgangs in einer Zyste resultiert. Die Diagnose erfolgt klinisch, und die Therapie beinhaltet eine Marsupialisation der Zyste, wodurch die Rezidivwahrscheinlichkeit gesenkt wird.
- **Kutane Tuberkulose:** Diese seltene Manifestation der Tuberkulose kann sich in einer kutanen Entzündung sowie der Bildung von Pusteln, Papeln, Knoten oder Ulzera äußern. Als Goldstandard zur Diagnosesicherung gilt die kulturelle Anzucht des Abszessinhalts.
- **Zervikofaziale Aktinomykose:** chronische Infektion mit Aktinomyzeten, die durch Abszesse, Fibrosierung und Fisteln charakterisiert ist. Häufig findet eine Koinfektion mit anderen Erregern statt. Über die Hälfte der Fälle ist an der Mandibula lokalisiert.

Zur Diagnosesicherung wird eine kulturelle Anzucht durchgeführt.

- **Kutane Nokardiose:** eine Infektion mit Aktinomyzeten der Gattung *Nocardia*. Diese grampositiven stäbchenförmigen Bakterien befallen meist immunsupprimierte Patienten durch direkte Hautinokulation. Papeln, subkutane Abszesse und Fisteln können sich als Folge einer Infektion entwickeln. Die Erkrankung wird antibiotisch mit Doxycyclin therapiert. Zur Diagnosesicherung wird ebenfalls ein direkter Erregernachweis angestrebt, z. B. durch Anzucht.

Autoimmune/inflammatorische Erkrankungen

- **Morbus Crohn:** Dermatologische Manifestationen treten in ca. 10–40 % d. F. auf. Häufig ist die anogenitale Region betroffen, die Hautbeteiligung ist aber grundsätzlich am gesamten Körper möglich. Da der Patient aber zurzeit keinerlei gastrointestinale Beschwerden angibt, ist das Vorhandensein dieser Erkrankung insgesamt unwahrscheinlich. Da aber statistisch AI-Patienten eine erhöhte Wahrscheinlichkeit haben, eine chronisch-entzündliche Darmerkrankung zu entwickeln, sollte der Patient in Zukunft regelmäßig auf das Vorhandensein gastrointestinaler Symptome befragt werden.
- **Subkutane Sarkoidose:** Die kutane Beteiligung tritt in ca. 20 % der Sarkoidosefälle auf. Die Erkrankung kann viele verschiedene Hauterscheinungen verursachen, was die Abgrenzung zu anderen Krankheitsbildern erschweren kann. Insbesondere der charakteristische Verlauf und die Lokalisation bei der AI treten in dieser Form aber eher nicht bei der subkutanen Sarkoidose auf. Eine Hautbiopsie ist hier wegweisend.
- **Sweet-Syndrom:** wird auch „akut-febrile neutrophile Dermatose" genannt. Diese seltene Krankheit unklarer Genese ist gekennzeichnet durch die Bildung schmerzhafter erythematöser Hautpapeln oder -plaques, die mit Fieber und Leukozytose (v. a. Neutrophilie) einhergehen. Die Erkrankung tritt meist nach einem Infekt der oberen Atemwege auf, weshalb eine überschießende Immunreaktion als Pathomechanismus vermutet wird. Des Weiteren gibt es ein arzneimittelinduziertes und ein malignitätsassoziiertes Sweet-Syndrom. Die Diagnose wird an-

hand bestimmter Diagnosekriterien gestellt, zu denen u. a. eine Hautbiopsie durchgeführt wird.

- **Neutrophile ekkrine Hidradenitis:** meist eine Reaktion auf ein malignes Geschehen, Chemotherapie oder eine Infektion. Die Formation von Papeln, Pusteln oder Knoten auf erythematösem Grund kann am ganzen Körper stattfinden. Die Erkrankung heilt in der Regel spontan innerhalb eines Monats aus. Die Diagnose wird durch eine Hauptbiopsie mit histopathologischer Untersuchung gesichert.
- **Morbus Behçet:** Diese entzündliche Krankheit ist geprägt von rezidivierenden schmerzhaften oralen und genitalen Aphten. Es kann außerdem zu weiteren Hauterscheinungen wie Papeln und Pusteln kommen. Die Ätiologie der Erkrankung ist nach wie vor unbekannt. Es besteht eine Assoziation zu HLA-B51. Auffällig ist außerdem das gehäufte Vorkommen entlang der historischen Seidenstraße (Türkei bis Japan).

Sonstige Erkrankungen

Epidermoidzysten: sind verschiebliche Zysten, die meist ein zentrales Punktum aufweisen. Theoretisch können die Zysten überall am Körper auftreten, meist sind sie aber an Gesicht, Hals und Rumpf lokalisiert. Sie entstehen durch ein lokales Trauma oder Verstopfung durch Proliferation epidermaler Zellen in einer Talgdrüse. Die Zysten können eine Größe von mehreren Zentimetern erreichen und sich infizieren und entzünden. In den meisten Fällen treten Epidermoidzysten vereinzelt auf, bei gehäuftem Auftreten sollte ein *Gardner-Syndrom* ausgeschlossen werden. Die Diagnosesicherung erfolgt meist klinisch, kann aber durch eine Hautbiopsie gesichert werden.

Klinisches Bild

Gemäß der Dessauer Definition ist die Acne inversa *„eine chronisch rezidivierende Hauterkrankung, die üblicherweise nach der Pubertät auftritt und vernarbend verlaufen kann. Sie manifestiert sich mit schmerzhaften, tief lokalisierten entzündlichen Hautläsionen, die in Terminalfollikel- und apokrinen drüsenreichen Hautregionen auftreten, am häufigsten in den Axillen sowie der Inguinal- und Anogenitalregion"* (1st International

Conference on Hidradenitis suppurativa, 30. März bis 1. April 2006, Dessau, Deutschland).

Das klinische Bild der AI ist geprägt durch die charakteristische **Lokalisation,** den **dermatologischen Befund** und den chronischen **zeitlichen Verlauf.** Zu Beginn finden sich kleine, tiefe Papeln und Pusteln, die anfangs ausheilen, aber dann zunehmend als Knoten und Abszesse rezidivieren. Diese Abszesse sind sehr schmerzhaft und oftmals der Grund für die Erstvorstellung des Patienten beim Hausarzt oder Dermatologen. Die Patienten selbst denken oft, dass sie an einer „normalen" Akne, unreiner Haut oder einer Infektion leiden, bevor sie ärztliche Hilfe in Anspruch nehmen. Viele Ärzte sind ebenfalls nicht mit der AI vertraut, weshalb häufig mehrere erfolglose Therapien erfolgen, bevor die korrekte Diagnose gestellt wird. Ein wesentlicher Unterschied zwischen der Acne vulgaris und der AI ist allerdings die typische Lokalisation der AI an Körperstellen, die in der Regel von der Acne vulgaris verschont oder nur gering betroffen werden. Hierzu zählen v. a. die Axillen, die Inguinal- und Interglutealregion, das Perineum sowie die Brustregion. Aus dieser gegensätzlichen Lokalisation resultiert auch der Beiname „inversa".

Die Erkrankung schreitet über mehrere Jahre und Jahrzehnte fort. Mit der Zeit entwickeln sich neben Papeln und Pusteln auch Knoten, Komedonen, Abszesse und Fisteln. Alle Hauterscheinungen können zeitlich versetzt oder gleichzeitig auftreten, die Abheilung erfolgt häufig unter Narbenbildung. Es besteht eine sehr hohe Rezidivrate. Diese charakteristischen Eigenschaften der AI haben die Basis für die Bildung der (modifizierten) Diagnosekriterien nach Dessau gestellt.

MERKE

Bei behandlungsresistenter Akne, die trotz regelmäßiger und stadiengerechter Therapie immer wieder rezidiviert und mit Abszessen an untypischer Lokalisation einhergeht, sollte man an eine Acne inversa denken!

Ursachen

Die Ätiologie der AI ist immer noch unbekannt. Die Erstbeschreibung erfolgte im Jahr 1839 in Frankreich, in den 1850er-Jahren erfolgte die Namensgebung „hydrosadénite", da auffiel, dass Hautareale mit den meisten Schweißdrüsen am stärksten betroffen waren. Es handelte sich daher zu diesem Zeitpunkt um eine rein klinische Beschreibung der Krankheit, die Durchführung von histopathologischen Untersuchungen fand nicht statt. Diese Beobachtung verlieh der Krankheit dann schließlich ihren Namen, „Hidradenitis suppurativa" (griech. „hidradenitis", Schweißdrüsenentzündung; lat. „suppurativa", eiterbildend).

Neueste Forschungen haben in den letzten Jahren immer mehr die Okklusion von Haarfollikeln als wahrscheinlichsten Auslöser der Erkrankung in den Fokus gerückt. Histologische Untersuchungen betroffener Hautareale ergaben den Befund einer infundibulären Hyperkeratose, Hyperplasie des Epithels und Follikulitis. Diese Konstellation führt wahrscheinlich zu einer überschießenden immunologischen Reaktion, die histopathologisch gekennzeichnet ist durch eine Infiltration von CD3$^+$ T-Lymphozyten, Mastzellen, Th17-Zellen und Plasmazellen. Außerdem lässt sich eine erhöhte Ausschüttung von proinflammatorischen Zytokinen wie IL-10, IL-17 und TNF-α messen. Eine bakterielle Superinfektion durch Staphylokokken oder Streptokokken findet nicht selten statt und kann die Gesamtsymptomatik verschlimmern.

Weitere Erkrankungen, deren Pathomechanismus in der follikulären Okklusion besteht, sind die Acne conglobata, die „dissecting cellulitis of the scalp" und der Sinus pilonidalis. Zusammen mit der AI wurden diese Erkrankungen im Formenkreis der „follikulären Okklusionstetrade" (FOT) zusammengefasst.

Auch wenn die genaue Ursache der AI noch unklar ist, konnten einige prädisponierende Faktoren ermittelt werden:

1. **Adipositas:** Der Zusammenhang zwischen AI und Adipositas ist nicht eindeutig geklärt. Mehrere Studien konnten zeigen, dass die Schwere der Erkrankung häufig mit dem BMI korrelierte und auch, dass übergewichtige Menschen häufiger betroffen waren. Allerdings können – wie der Patient im beschriebenen Fall – auch normalgewichtige und sportliche Menschen an AI erkranken. Es wird vermutet, dass die Menge an weißem Fettgewebe eine Rolle spielt, da dieses als eigenständiges endokrines Organ fungieren und durch proinflammatorische Zytokinproduktion eine systemische Entzündungsreaktion verursachen kann. Je mehr Fettgewebe vorhanden ist, desto mehr Zellen sind zur Zytokinproduktion in der Lage, wodurch auch die Stärke der Entzündung ansteigt. Eine Beteiligung dieses Pathomechanismus konnte bereits für die Entwicklung einer Atherosklerose gezeigt werden und wird nun auch in ähnlicher Form für die AI diskutiert.

2. **Hormone und Geschlecht:** Die genaue Rolle von Hormonen in der Pathogenese der AI ist noch nicht geklärt. Frauen sind statistisch deutlich häufiger betroffen als Männer. Gleichzeitig wird jedoch ein Androgenüberschuss als Risikofaktor vermutet. Eine mögliche Erklärung dieser unterschiedlichen Theorien ist, dass Frauen sensibler auf Schwankungen im Androgenspiegel reagieren als Männer und daher trotz einer absolut gesehen niedrigeren Androgenkonzentration eher zur Krankheitsausbildung neigen.

   Des Weiteren führen Adipozyten, wie bereits erwähnt, nicht nur zu einer vermehrten Zytokinausschüttung, sondern auch zu einer erhöhten peripheren Androgenproduktion. Für die Beteiligung von Androgenen in der Krankheitsentwicklung sprechen folgende Beobachtungen: Die AI wird selten bei präpubertierenden Kindern gesehen, betroffene Frauen berichten über ein Abklingen der Symptome während einer Schwangerschaft sowie prämenstruelle Exazerbationen, die mit einer Senkung des Östrogen- und Progesteronspiegels einhergehen. Es wird daher auch diskutiert, ob Östrogene und Progesterone möglicherweise eine protektive Wirkung haben. Insgesamt ist die genaue Rolle der verschiedenen Sexualhormone bei der AI noch unklar, und es gibt viele kontroverse Theorien. Sicher ist jedoch, dass sie den Krankheitsverlauf beeinflussen können. Hierfür sprechen die Berichte von Spontanheilungen einiger betroffener Patientinnen in der Menopause sowie die therapeutische Wirksamkeit einer Antiandrogentherapie (Finasterid).

3. **Ernährung:** Abgesehen von ihrem negativen Einfluss auf Krankheitsentstehung und -verlauf durch Übergewicht und der häufig damit verbundenen

Fehlernährung wird für manche Lebensmittel ein eigenständiger Effekt auf die Erkrankung diskutiert. Auch wenn der Zusammenhang und Pathomechanismus noch nicht verstanden ist, gibt es Berichte, dass sich eine kalorienarme Diät sowie der Verzicht auf Milch- und Hefeprodukte (z. B. Brot, Bier) positiv auf den Krankheitsverlauf auswirken und in manchen Fällen sogar eine Langzeitremission erzielen können.

4. **Rauchen:** Raucher haben eine erhöhte Wahrscheinlichkeit, an AI zu erkranken. Einige Studien berichten, dass 70–96 % der Patienten Raucher oder Ex-Raucher sind. Außerdem sind Raucher meist wesentlich schwerer erkrankt als Nichtraucher und sprechen schlechter auf eine Therapie an. Auch wenn der Zusammenhang zwischen Rauchen und AI in der Forschungswelt noch diskutiert wird und der Pathomechanismus unklar ist, herrscht Einigkeit darüber, dass ein Rauchstopp zu einer Besserung des Krankheitsbildes und der Prognose führt.

5. **Genetik:** Bis zu 40 % der Patienten haben eine positive Familienanamnese für die AI oder eine andere Hauterkrankung aus dem Formenkreis der FOT. Allerdings war es noch nicht möglich, ein verdächtiges Gen zu identifizieren.

Epidemiologie

Die Prävalenz der AI ist nicht genau bekannt. In Europa wurde in einigen Studien in den 1990er-Jahren eine Prävalenz von 4 % der Gesamtbevölkerung angegeben, womit es sich um keine seltene Erkrankung handeln würde. Aktuellere Studien aus den USA geben eine Inzidenz von 6 : 100.000 in Olmsted County, Minnesota an, und eine Gesamtprävalenz von etwa 0,053 % (1 : 2.000 Betroffene) in den USA insgesamt. Angesichts der verschiedenen methodischen Mängel dieser Studien, der Variabilität des Krankheitsbildes und Krankheitsverlaufs und der durch mangelnde ärztliche Kenntnis bedingten Fehldiagnosen ist aber von einer hohen Dunkelziffer und einer insgesamt höheren Prävalenz auszugehen.

Untersuchungen

Die AI ist v. a. eine klinische Diagnose, weshalb weiterführende Laboruntersuchungen insbesondere dem Ausschluss potenzieller Differenzialdiagnosen dienen. Da Patienten mit AI ein erhöhtes Hautkrebsrisiko haben, können im Verlauf Hautbiopsien notwendig werden. Bei Superinfektionen wird die frühzeitige Durchführung eines Antibiogramms empfohlen, falls die initiale Antibiotikatherapie nicht wirksam ist.

Zur Diagnosestellung werden die **modifizierten Dessau-Kriterien** angewandt. Diese beinhalten:

1. **Lokalisation:** meist bilateral in Axillen, Brustregion, Leiste, Perineum oder Perianalregion.

2. **Dermatologischer Befund:** multiple, oft schmerzhafte, Abszesse und Knoten, Fistelgänge, Narben und häufig auch Komedonen.

3. **Zeitlicher Verlauf:** wiederkehrende Episoden (mindestens zwei Läsionen in 6 Monaten) von Entzündung, gefolgt von symptomfreien Intervallen. Meist verschlimmert sich die Symptomatik im Laufe der Zeit.

Zur Schweregradeinteilung werden oft die Klassifikation nach Hurley und der Sartorius-Score herangezogen. Die **Hurley-Klassifikation** erlaubt eine grobe Einteilung in drei Krankheitsstadien (➤ Tab. 11.1; ➤ Abb. 11.5, ➤ Abb. 11.6 und ➤ Abb. 11.7). Der **Sartorius-Score** ist detaillierter und wird v. a. im Rahmen von Studien sowie zur Verlaufskontrolle genutzt (➤ Tab. 11.2).

Tab. 11.1 Einteilung der Acne inversa nach Hurley [F401–001]

Stadium	Charakteristika
I	Einzelne oder multiple isolierte Abszesse ohne Vernarbung oder Fistelgänge
II	Wiederkehrende Abszesse mit Fistelgängen
III	Großflächige Verteilung mit multiplen, teils vernarbenden verbundenen Fistelgängen und Abszessen

Tab. 11.2 Einteilung der Acne inversa nach dem Sartorius-Score (nach Jemec et al. 2006)

Punkte	Voraussetzung
3	Für jede involvierte Region: z. B. Axilla, Leiste, Gesäß, Genitalien
4	Pro Fistelgang
2	Pro Knoten
1	Pro Narbe oder nicht anderweitig einstufbare Läsion
Längste Distanz zwischen zwei Läsionen in jeder Region bzw. Größe der einzelnen Läsion	
8	> 10 cm
4	< 10 cm, aber > 5 cm
2	< 5 cm
Sind die Läsionen in jeder Region durch normale Haut getrennt?	
0	Ja
6	Nein

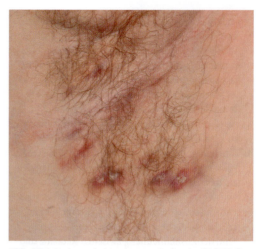

Abb. 11.6 Patient mit Acne inversa, Hurley-Grad II [T956]

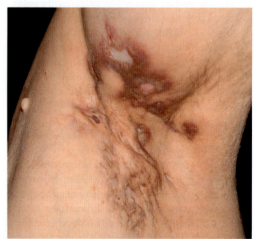

Abb. 11.7 Patient mit Acne inversa, Hurley-Grad III [T956]

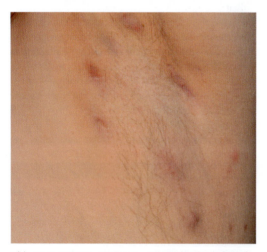

Abb. 11.5 Patientin mit Acne inversa, Hurley-Grad I [T956]

Therapiemaßnahmen

Eine frühzeitige Diagnose und Therapie kann den Krankheitsverlauf dramatisch verbessern, da die AI in den Anfangsphasen besser auf eine Therapie anspricht als in fortgeschrittenen Stadien. Eine dem aktuellen Schweregrad der Erkrankung angepasste Therapie sollte daher möglichst früh initiiert werden, um der Entstehung weiterer Narben, Fistelgänge und zusätzlicher irreversibler Hautdefekte vorzubeugen. Es sollte außerdem auf eine adäquate Schmerztherapie geachtet werden. Das oberste Ziel der Therapie ist es, die Entstehung neuer Läsionen zu verhindern und bereits bestehende Hautbefunde möglichst komplikationsarm zum Ausheilen zu bringen. Obwohl sich die Therapiemöglichkeiten in den letzten Jahren durchaus verbessert haben, ist die derzeit einzige kurative Therapie die radikale chirurgische Exzision der betroffenen Hautareale.

Konservative Therapiemöglichkeiten
- **Rauchstopp**
- **Gewichtsabnahme** mit dem Ziel eines normwertigen BMI
- **Ernährungsumstellung:** Durch den Verzicht auf Milch- und Hefeprodukte (z. B. Bier und Brot) sowie Lebensmittel mit einem hohen glykämischen Index wurde in einzelnen Studien eine Teilremission erzielt.
- **Hygiene und Minimierung von Hautirritationen:** Tägliches sanftes Waschen der betroffenen Regionen mit einer antibakteriellen Seife wird empfohlen. Raue Waschtücher oder zu aggressives Schrubben sollten vermieden werden.
- **Topische und systemische Antibiotika:** Topisches Clindamycin kann bei Erkrankungsbeginn lokal verabreicht werden. Im Verlauf der Krankheit wird die Gabe systemischer Antibiotika (Clindamycin, Amoxicillin, Doxycyclin) empfohlen. Bei sehr starkem Befall kann eine Kombinationstherapie mit anderen Antibiotika oder Dapson hilfreich sein.
- **Resorcin:** Dieses topische Hautwaschmittel mit keratolytischer und antiseptischer Wirkung wird auch bei anderen dermatologischen Erkrankungen wie Psoriasis eingesetzt. Es trägt zur Reduktion der Dauer und Schwere einzelner Läsionen bei.
- **Orale Retinoide:** Diese Vitamin-A-Derivate kommen wegen ihres antiinflammatorischen Effekts hauptsächlich bei Hauterkrankungen wie Acne vulgaris und Psoriasis zur Anwendung. Da sie aber sehr nebenwirkungsreich sind (z. B. Depression, Teratogenität), sollten regelmäßige Kontrolluntersuchungen durchgeführt werden.

- **Antiandrogene:** z. B. Finasterid, ein 5α-Reduktase Hemmer, der die Konvertierung von Testosteron zu Dihydrotestosteron verhindert.
- **Nd:YAG-Laser:** Durch Destruktion des Haarfollikels können spätere Ausbrüche verhindert werden. Dieses Verfahren ist noch experimentell; es fehlen mehr randomisierte Studien.
- **Antiinflammatorische Therapie:** Um die überschießende Immunreaktion zu stoppen, werden Glukokortikoide (intraläsionale Injektion) und in schweren Fällen TNF-α-Blocker (Adalimumab, Infliximab, Etanercept) angewandt. Versuchsweise werden außerdem der IL-12/23-Antagonist Ustekinumab und der IL-1-Rezeptor-Antagonist Anakinra eingesetzt.
- **Metformin:** Bislang wurde in einer einzelnen Studie ein Teilerfolg durch Metformin-Gabe bei Nichtdiabetikern beobachtet. Eine potenzielle Erklärung könnte der durch Metformin verursachte Gewichtsverlust sein, der sich wiederum positiv auf den Verlauf der AI auswirkt.

Chirurgische Therapie
Zur chirurgischen Therapie stehen verschiedene Operationsverfahren zur Verfügung (z. B. Drainage, Abszessexzision etc.). Die bislang einzige Behandlungsoption mit kurativem Erfolg ist jedoch die radikale Exzision der betroffenen Hautabschnitte mit sekundärer Wundheilung.

Therapiemöglichkeiten und -empfehlungen
Die verschiedenen Therapieoptionen sind in ➤ Abb. 11.8 zusammengefasst.

Komplikationen
Da es sich bei der AI um eine chronische Erkrankung handelt, können im Krankheitsverlauf verschiedene Komplikationen auftreten. Eine wichtige Komplikation ist die Entstehung eines Plattenepithelkarzinoms. Das Risiko ist bei unbehandelten oder schlecht kontrollierten Patienten wahrscheinlich höher als bei Patienten, die adäquat therapiert werden. Zusätzlich können wiederum durch die Behandlung selbst verschiedene Komplikationen entstehen. Es ist daher wichtig, regelmäßige

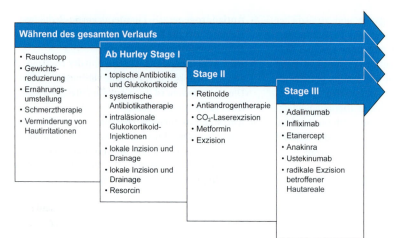

Während des gesamten Verlaufs

- Rauchstopp
- Gewichts-
  reduzierung
- Ernährungs-
  umstellung
- Schmerztherapie
- Verminderung von
  Hautirritationen

Ab Hurley Stage I

- topische Antibiotika
  und Glukokortikoide
- systemische
  Antibiotikatherapie
- intraläsionale
  Glukokortikoid-
  Injektionen
- lokale Inzision und
  Drainage
- lokale Inzision und
  Drainage
- Resorcin

Stage II

- Retinoide
- Antiandrogentherapie
- CO_2-Laserexzision
- Metformin
- Exzision

Stage III

- Adalimumab
- Infliximab
- Etanercept
- Anakinra
- Ustekinumab
- radikale Exzision
  betroffener
  Hautareale

Abb. 11.8 Verschiedene Therapiemöglichkeiten und -emp-
fehlungen [P240/L143]

Kontrolluntersuchungen zu veranlassen, um Komplikationen möglichst frühzeitig vorbeugen bzw. diese rechtzeitig erkennen zu können. Mögliche Komplikationen
sind:

- Vernarbungen, Strikturen, Kontrakturen, Hautdeformitäten, die durch die Erkrankung selbst oder
  die (chirurgische) Therapie entstehen können
- Infektionen (sowohl durch die Erkrankung selbst als
  auch insbesondere durch die antiinflammatorische/
  immunsuppressive Therapie)
- Hautkrebs (v. a. Plattenepithelkarzinome)
- Lymphödeme in betroffenen Arealen
- Arthritis (es besteht eine erhöhte Wahrscheinlichkeit, rheumatoide Erkrankungen zu entwickeln, obwohl der Zusammenhang nicht geklärt ist)
- Psychiatrische Komorbiditäten (z. B. Depression,
  Suizidalität), da viele Patienten durch ihre Hauter-
  scheinungen stigmatisiert sind und sich dadurch
  Probleme mit der eigenen Intimität und dem sozia-
  len Umfeld entwickeln können

Präventionsmaßnahmen

Da der genaue Pathomechanismus der AI bislang nicht
geklärt ist, sind auch keine Präventionsmaßnahmen
bekannt, die ihre Entstehung verhindern können. Für
die Patienten ist es aber wichtig zu wissen, dass die AI

nicht die Folge einer schlechten Körperhygiene ist und
sie selbst einen gewissen Einfluss auf den Krankheitsverlauf nehmen können. Insbesondere durch Rauchstopp und Ernährungsumstellung lässt sich in vielen
Fällen schon eine deutliche Besserung der Hauterscheinung und manchmal sogar eine komplette Remission
erzielen.

Weiteres Prozedere

Das aktuelle Krankheitsstadium sollte anhand der o. g.
Klassifikationssysteme eingeteilt und eine passende
Therapie begonnen werden. Da viele der eingesetzten
Medikamente nebenwirkungsreich sind und die chirurgische Therapie einen großen Einschnitt in das All-
tagsleben des Patienten darstellt, ist es sehr wichtig,
den Patienten selbst ausführlich über die verschiedenen Möglichkeiten aufzuklären und in die Entschei-
dung einzubeziehen. Zusätzlich sollte eine umfassende
Patientenschulung stattfinden, die u. a. die Themen
Hauthygiene, Ernährung und weitere Risikofaktoren
wie Rauchen beinhalten sollte.

Der behandelnde Dermatologe sollte den Patienten
mehrmals im Jahr sehen und eine stadiengerechte The-
rapieanpassung mithilfe des Sartorius-Scores durchführen.

Zusammenfassung

Die **Acne inversa** ist eine sich langsam entwickelnde, chronische, rezidivierende entzündliche Hauterkrankung. Die ersten Symptome treten meist kurz nach der Pubertät auf; es vergehen aber häufig mehrere Jahre, bis die richtige Diagnose gestellt wird. Die durchschnittliche Krankheitsdauer beträgt etwa 20 Jahre, da die Krankheitsaktivität mit steigendem Alter häufig abnimmt. Insbesondere bei Frauen kann es nach der Menopause zu einem kompletten Sistieren der Erkrankung kommen. Die genaue Krankheitsursache ist nicht bekannt; die Okklusion von Haarfollikeln mit daraus resultierender Entzündung und Immunreaktion wird derzeit als Hauptpathomechanismus favorisiert. Typische **Symptome** sind wiederkehrende Abszesse an Prädilektionsstellen wie Axillen, Brustregion, Leiste, Perineum oder Perianalregion. Die **Diagnose** wird klinisch nach den modifizierten Dessau-Kriterien gestellt. Die **Komplikationen** reichen von leichten kosmetischen Schäden bis zu schweren Hautdeformitäten und Hautkrebs. Die **Therapie** sollte möglichst früh begonnen und an das aktuelle Krankheitsstadium des Patienten angepasst werden, um Komplikationen zu vermindern und die weitere Progression zu stoppen oder zumindest zu verlangsamen. Die Möglichkeit der kurativen chirurgischen Exzision sollte frühzeitig mit dem Patienten diskutiert und als Behandlungsoption erwogen werden.

ADRESSEN UND ANSPRECHPARTNER
Prof. Dr. med. Christos C. Zouboulis
Klinik für Dermatologie, Venerologie und
Allergologie/Immunologisches Zentrum
Städtisches Klinikum Dessau
Auenweg 38
D-06847 Dessau-Roßlau
E-Mail: christos.zouboulis@klinikum-dessau.de

QUELLEN
Alavi A, et al. Approach to the management of patients with hidradenitis suppurativa: a consensus document. J Cutan Med Surg 2017; 21(6): 513–524.

AWMF. S1-Leitlinie zur Therapie der Hidradenitis suppurativa/Acne inversa. Stand: 31.12.2012, gültig bis 31.12.2017; www.awmf.org/uploads/tx_szleitlinien/013-012l_S1_Acne_inversa_Hidradenitis_suppurativa_2012-12.pdf (letzter Zugriff: 23.9.2017).

Bachmeyer C, Aractingi S. Neutrophilic eccrine hidradenitis. Clin Dermatol 2000; 18(3): 319 330.

Beaman BL, Beaman L. Nocardia species: host-parasite relationships. Clin Microbiol Rev 1994; 7(2): 213–264.

Bravo FG, Gotuzzo E. Cutaneous tuberculosis. Clin Dermatol 2007; 25(2): 173–180.

Cannistrà C, et al. New perspectives in the treatment of hidradenitis suppurativa: surgery and brewer's yeast-exclusion diet. Surgery 2013; 154(5): 1126–1130.

Canoui-Poitrine F, et al. Clinical characteristics of a series of 302 French patients with hidradenitis suppurativa, with an analysis of factors associated with disease severity. J Am Acad Dermatol 2009; 61(1): 51–57.

Cesko E, Körber A, Dissemond J. Smoking and obesity are associated factors in acne inversa: results of a retrospective investigation in 100 patients. Eur J Dermatol 2009; 19(5): 490–493.

Cho S, et al. Clinical and histologic features of 64 cases of steatocystoma multiplex. J Dermatol 2002; 29(3): 152–156.

Cohen PR. Sweet's syndrome – a comprehensive review of an acute febrile neutrophilic dermatosis. Orphanet J Rare Dis 2007; 2: 34.

Copaescu A-M, et al. A classic clinical case: neutrophilic eccrine hidradenitis. Case Rep Dermatol 2013; 5(3): 340–346.

Cosmatos I, et al. Analysis of patient claims data to determine the prevalence of hidradenitis suppurativa in the United States. J Am Acad Dermatol 2013; 68(3): 412–419.

Danby FW. Diet in the prevention of hidradenitis suppurativa (acne inversa). J Am Acad Dermatol 2015; 73(5): S52–S54.

Denny G, Anadkat MJ. The effect of smoking and age on the response to first-line therapy of hidradenitis suppurativa: an institutional retrospective cohort study. J Am Acad Dermatol 2017; 76(1): 54–59.

Egeberg A, et al. Prevalence and risk of inflammatory bowel disease in patients with hidradenitis suppurativa. J Investig Dermatol 2017; 137(5): 1060–1064.

Garg A, et al. Sex- and age-adjusted population analysis of prevalence estimates for hidradenitis suppurativa in the United States. JAMA Dermatol 2017; 153(8): 760–764.

Hatemi G, et al. The pustular skin lesions in Behçet's syndrome are not sterile. Ann Rheum Dis 2004; 63(11): 1450–1452.

Jemec GBE, Heidenheim M, Nielsen NH. The prevalence of hidradenitis suppurativa and its potential precursor lesions. J Am Acad Dermatol 1996; 35(2): 191–194.

Ko JS, et al. Cutaneous manifestations in inflammatory bowel disease: a single institutional study of non-neoplastic biopsies over 13 years. J Cutan Pathol 2016; 43(11): 946–955.

Kraft JN, Searles GE. Hidradenitis suppurativa in 64 female patients: retrospective study comparing oral antibiotics and antiandrogen therapy. J Cutan Med Surg 2007; 11(4): 125–131.

Liu Q, et al. Steatocystoma multiplex is associated with the R94C mutation in the KRTl7 gene. Mol Med Rep 2015; 12(4): 5072–5076.

Macgregor RR. Cutaneous tuberculosis. Clin Dermatol 1995; 13(3): 245–255.

Nishimura S, Manabe I, Nagai R. Adipose Tissue inflammation in obesity and metabolic syndrome. Discov Med 2009; 8(41): 55–60.

Poli F, Jemec GBE, Revuz J. Clinical presentation. In: Jemec GBE, Revuz J (eds.). Hidradenitis suppurativa. Berlin, Heidelberg: Springer 2006, S. 11–24.

Randhawa HK, Hamilton J, Pope E. Finasteride for the treatment of hidradenitis suppurativa in children and adolescents. JAMA Dermatol 2013; 149(6): 732–735.

Rongioletti F, Cinotti E, Fausti V. Hidradenitis suppurativa. In: Massi D (ed.). Dermatopathology. Springer International Publishing 2016, pp. 147–150.

Satterwhite TK, Wallace RJ. Primary cutaneous nocardiosis. JAMA 1979; 242(4): 333–336.

Riis PT, et al. The role of androgens and estrogens in hidradenitis suppurativa – a systematic review. Acta Dermatovenerol Croat 2016; 24(4): 239–249; www.researchgate.net/publication/313719479_The_role_of_androgens_and_estrogens_in_hidradenitis_suppurativa_-_a_systematic_review (letzter Zugriff: 23.9.2017).

Valour F, et al. Actinomycosis: etiology, clinical features, diagnosis, treatment, and management. Infect Drug Resist 2014; 7: 183–197.

Vashisht P, Hearth Holmes M. Sweet syndrome. StatPearls Treasure Island (FL): StatPearls Publishing, 2017.

Vazquez BG, et al. Incidence of hidradenitis suppurativa and associated factors: a population-based study of Olmsted County, Minnesota. J Investig Dermatol 2013; 133(1): 97–103.

Volante M, et al. Cervicofacial actinomycosis: still a difficult differential diagnosis. Acta Otorhinolaryngologica Italica 2005; 25(2): 116–119.

Werth JM von der, Williams HC. The natural history of hidradenitis suppurativa. J Eur Acad Dermat Venereol 2000; 14(5): 389–392.

Wollina U, et al. Acne inversa (hidradenitis suppurativa): a review with a focus on pathogenesis and treatment. Indian Dermatol Online J 2013; 4(1): 2–11.

WEITERFÜHRENDE LITERATUR

Jemec GBE, Revuz J (eds.). Hidradenitis suppurativa. Berlin, Heidelberg: Springer 2006.

Fall 12

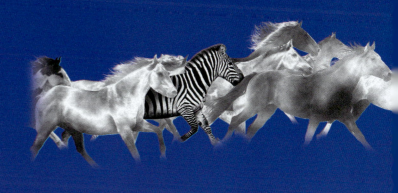

12

Müde Muskeln

Vu Thien Kim Dang, Cornelia Kornblum und Martin Mücke

Anamnese

Die 32-jährige Frau P. stellt sich in der Notfallambulanz vor, weil sie sich plötzlich nicht mehr gerade aufrichten konnte. Schmerzen habe sie dabei nicht gehabt. An einen möglichen Auslöser für diesen Zustand kann die Patientin sich nicht erinnern, ähnliche Beschwerden in der Vergangenheit werden verneint. Allerdings hat sie das Gefühl, als würden ihre Beine zunehmend träge werden, und das Aufstehen aus dem tiefen Sofa fiele ihr immer schwerer. Frau P. berichtet, dass sie an einer ausgeprägten Müdigkeit leidet. In letzter Zeit bekäme sie auch etwas schlechter Luft, was sie aber ihren rezidivierenden Erkältungen zuschreibt, die mit viel Husten einhergehen. Auffälligkeiten bei der Miktion und beim Stuhlgang seien ihr nicht aufgefallen.

Nachfragen bzgl. Vorerkrankungen verneint Frau P. Sie gibt aber an, Angst zu haben, dass ihre Beschwerden etwas mit ihrer Leber zu tun haben, da ihre Leberwerte bei Routineuntersuchungen beim Hausarzt immer wieder erhöht gewesen seien. Ein organisches Korrelat dafür sei bisher aber nicht gefunden worden.

Viel Kontakt zu ihrer Familie würde nicht bestehen. Sie kann sich aber erinnern, dass ihre Großmutter väterlicherseits bereits früh auf einen Rollstuhl angewiesen war. Grund dafür war eine unklare Muskelschwäche. Die Großmutter sei bereits früh im Alter von 63 Jahren an einer Pneumonie verstorben. Über ihre Familie mütterlicherseits sei nicht viel bekannt. Hinweise auf Konsanguinität ergaben sich anamnestisch nicht.

Frau P. gibt an, nicht zu rauchen und aufgrund der erhöhten Leberwerte keinen Alkohol mehr zu trinken. Sie konsumiere keine Drogen, Medikamente nehme sie auch keine ein. Auf Nachfrage berichtet die Patientin von einer leichten Pollenallergie.

Frau P. arbeitet als Sekretärin an einer Schule. Sie lebt mit ihrem Lebensgefährten zusammen, Kinder hat sie keine.

Untersuchungsbefund

32-jährige Patientin in mäßigem AZ und schlankem EZ (168 cm, 55 kg, BMI 19,5). Blutdruck 110/80 mmHg, Puls 90/min, Temperatur 36,5 °C. Inspektorisch fallen eine gekrümmte Haltung des Oberkörpers sowie ein vermehrter Einsatz der Atemhilfsmuskulatur auf. Die Haut erscheint unauffällig, kein Skleren- oder Hautikterus, keine Leberzeichen, keine Zyanose zu erkennen. Herz und Lunge sind auskultatorisch unauffällig, bei der Perkussion stellen Sie fest, dass die Lungengrenzen nicht adäquat verschieblich sind. Außerdem fällt eine paradoxe Atmung im Liegen auf. Das Abdomen ist weich, Darmgeräusche sind in allen vier Quadranten lebhaft, die Leber ist nicht vergrößert tastbar. Nierenlager frei. Kein Wirbelsäulenklopfschmerz.

Neurologische Untersuchung: Patientin ist zu Ort, Zeit und Person orientiert. Sensibilität und Vibrationsempfinden sind ohne pathologischen Befund. Die Muskeleigenreflexe sind allseits symmetrisch schwach auslösbar. Die Kraftgrade der oberen Extremität betragen 4/5, die der unteren Extremität 3/5 mit proximaler Betonung der Paresen. Es zeigt sich eine Schwäche der Rückenstreckmuskulatur. Die Hirnnerven sind grob orientierend unauffällig.

Laborbefund

Leukozyten 6,7 Tsd/µl; Erythrozyten 4,6 Mio/µl; Thrombozyten 263.000/µl; Hb 13,7 g/l, Hkt 0,45; Quick 95 %; INR 1,0; PTT 33 s; Natrium 142 mmol/l; Kalium 4,2 mmol/l; Serumkreatinin 1,0 mg/dl; GOT (AST) 126 U/l; GPT (ALT) 60 U/l; Bilirubin 1,1 mg/dl; CRP 1,3 mg/l; LDH 810 U/l; CK 550 IU/l, TSH 2,2 µIU/ml; fT_3 4,8 pmol/l; fT_4 0,9 ng/dl; BGA: pH 7,33; pO_2 61 mmHg; pCO_2 50 mmHg; Bikarbonat 29 mmol/l; Sauerstoffsättigung 91 %

An welche Differenzialdiagnosen müssen Sie denken?

In welche Unterformen kann man diese Erkrankung unterteilen?
Nennen Sie Symptome, die mit der Erkrankung einhergehen können.

Nennen Sie die Ursache der vorliegenden Erkrankung.
Welcher Pathomechanismus unterliegt dieser Krankheit?

Wie ist die Epidemiologie dieser Erkrankung?

Wie sieht das weitere Prozedere aus? Welche Diagnose geht daraus hervor?

Welche diagnostischen Maßnahmen sind bei dieser Erkrankung indiziert?
Welche Therapiemaßnahmen gibt es?

Verdachts-/Differenzialdiagnosen

Bei Frau P. besteht ein komplexes Beschwerdebild, bei dem eine bei näherer Exploration bereits länger manifeste und schleichend progrediente Muskelschwäche im Vordergrund steht, die sie zunehmend in ihrem Alltag einschränkt. Die Beschwerden sind akut exazerbiert mit einer Schwäche der Rückenstreckung und eingeschränkten Rumpfaufrichtung, was zu einer notfallmäßigen Vorstellung führte. Als Ursache für die beschriebenen Beschwerden kommen diverse Differenzialdiagnosen in Betracht. Da ihre Großmutter Anzeichen einer Muskelerkrankung zeigte, sollte man vererbbare Muskelerkrankungen in die differenzialdiagnostischen Überlegungen einbeziehen. Dafür spricht auch die mo-

derate CK-Erhöhung. Auch andere neurologische Ursachen sind denkbar sowie Erkrankungen, die auf eine Lebererkrankung zurückzuführen sind. Bei den differenzialdiagnostischen Überlegungen sollten die ausgeprägte Fatigue und die pulmonalen Beschwerden nicht unberücksichtigt bleiben. Die BGA zeigte eine teilweise kompensierte respiratorische Azidose mit einer Hypoxie. Weiterhin imponiert ein stark erhöhter Wert für die Laktatdehydrogenase (LDH) (Referenzwert: 120–240 U/l), was für einen erhöhten Zelluntergang sprechen würde (z.B. Tumorerkrankung, Herzinfarkt, Erkrankungen der Skelettmuskulatur). ➤ Tab. 12.1 fasst verschiedene Differenzialdiagnosen zusammen.

Tab. 12.1 Differenzialdiagnostische Überlegungen (mod. nach Kishnani et al. 2006)

Differenzialdiagnose	Symptome
Internistisch	
Hepatitis	Die erhöhten Leberwerte sowie die ausgeprägte Fatigue könnten für eine Hepatitis sprechen, die u.a. auch mit Muskelbeschwerden einhergehen kann.
HIV-Infektion	Eine Infektion mit dem HI-Virus kann eine schnelle Ermüdbarkeit und Muskelschwäche auslösen. Grippeähnliche Symptome könnten erste Anzeichen einer HIV-Infektion sein.
Erkrankung des rheumatischen Formenkreises	Gelenkschmerzen und Muskelschwäche mit einhergehender Müdigkeit treten häufig bei Erkrankungen des rheumatischen Formenkreises auf. Insbesondere bei der Dermato- und Polymyositis stehen oft unspezifische Muskelbeschwerden im Vordergrund.
Malignom (z.B. Bronchialkarzinom)	Ein Malignom kann eine Vielzahl von Symptomen hervorrufen und geht häufig mit einer ausgeprägten Fatigue einher. Ein Bronchialkarzinom kann eine Hypoxie begründen und über Knochenmetastasen zu Beschwerden des Skelettsystems führen.
Neurologie	
Multiple Sklerose (MS)	Auch bei der MS kann es zu einer allgemeinen Schwäche und Fatiguesymptomatik kommen. Charakteristisch ist ein meist schubförmiger Verlauf mit wechselnden fokalen neurologischen Ausfallerscheinungen.
Amyotrophe Lateralsklerose (ALS)	Bei der ALS (➤ Kap. 8) liegt eine Schädigung der ersten und zweiten Motoneurone im ZNS vor, die u.a. eine Muskelschwäche sowie Muskelschwund zur Folge hat. Atembeschwerden sind häufig. Auch leichte Erhöhungen der CK-Werte im Serum sind oft nachweisbar.
Bandscheibenprolaps	Beim Bandscheibenvorfall kommt es zur Protrusion bzw. zum Prolaps des Nucleus pulposus. Ein Prolaps kann zu einer Kompression von Nervenwurzeln führen. Folgen sind meist Schmerzen, ggf. eine Muskelschwäche und Sensibilitätsstörungen im versorgenden Gebiet der betroffenen Nervenwurzeln. Typisch sind Beschwerden mit radikulärer Verteilung.

Tab. 12.1 Differenzialdiagnostische Überlegungen (mod. nach Kishnani et al. 2006) *(Forts.)*

Differenzialdiagnose	Symptome
Muskelerkrankungen/Muskeldystrophien	
Gliedergürtelmuskel-dystrophien ("limb girdle muscular dystrophies", LGMD)	Bei den zahlreichen Formen der erblich bedingten LGMD kommt es zu progressiver Muskelschwäche im Hüftgürtel, in den Beinen und Schultern. Eine Vielzahl an Erkrankungsunterformen ist bekannt, die durch unterschiedliche Gendefekte und verschiedene Vererbungsgänge gekennzeichnet sind.
Muskeldystrophie Becker-Kiener (Dystrophinopathie)	Gehört zu den X-chromosomal rezessiv vererbten Muskeldystrophien mit progressiver proximaler Muskelschwäche mit Verteilung vom Gliedergürteltyp, oft respiratorischer Beeinträchtigung, paresebedingter Gangstörung sowie stark erhöhten CK-Werten im Serum.
Muskeldystrophie Duchenne (Dystrophinopathie)	Gehört ebenfalls zu den X-chromosomal rezessiv vererbten Muskeldystrophien. Die Krankheit manifestiert sich definitionsgemäß im Kleinkindalter und nimmt einen erheblich schwereren Verlauf an als die Muskeldystrophie Becker-Kiener. Die CK-Werte im Serum sind stark erhöht, und es tritt meist eine Herz- und Atemmuskelbeteiligung auf.
Myopathien mit Rigid-Spine-Syndrom	Eine Gruppe von erblich bedingten (kongenitalen) Muskelerkrankungen, die mit einer Versteifung der Wirbelsäule ("rigid spine") und oft auch Rückenschmerzen einhergehen. Dem Syndrom können verschiedene Gendefekte zugrunde liegen. Die CK-Werte können normal oder (meist moderat) erhöht sein.
Myasthenia gravis	Im Vordergrund steht eine belastungsabhängige Muskelschwäche. Oft sind nur die äußeren Augenmuskeln und Lidheber betroffen (okuläre Myasthenie).
Spinale Muskel-atrophien (SMA)	Gehören zu den rezessiv vererbten Motoneuronerkrankungen mit progressiver proximaler Muskelschwäche mit Verteilung vom Gliedergürteltyp, Muskelatrophien, häufig respiratorischer Beeinträchtigung und erhöhten CK-Werten im Serum. Es sind verschiedene Formen der SMA definiert (SMA 1–4), abhängig von Schwere und Manifestationsalter der Erkrankung.
Glykogenspeicherkrankheiten vom Typ IIIa (Cori oder Forbes), **Typ IV** (Anderson), **Typ V** (McArdle) und **Typ VII** (Tauri)	Kennzeichen der Glykogenosen ist ein Defekt verschiedener glykogenabbauender Enzyme. Typische Symptome sind Hypotonie, Hepatomegalie, Muskelschwäche und erhöhte CK-Werte. Bei der McArdle-Erkrankung treten Muskelkrämpfe auf.
Morbus Pompe (Glykogenspeicherkrankheit vom Typ II)	Die späte Form des Morbus Pompe ("late-onset Pompe disease", LOPD) ist durch ein breites Spektrum an Krankheitsmanifestationen gekennzeichnet, u.a. progressive Muskelschwäche vom Gliedergürteltyp, Ateminsuffizienz und häufig leichte bis moderate CK-Wert Erhöhungen im Serum.
Danon-Erkrankung (Glykogenspeicherkrankheit vom Typ IIb)	Eine vererbbare Stoffwechselerkrankung, die klassischerweise eine hypertrophe Kardiomyopathie und eine Skelettmuskelmyopathie aufweist.
Isolierte primäre mitochondriale Myopathien	Einige Formen dieser Gruppe erblich bedingter Erkrankungen gehen mit einer proximal betonten Muskelschwäche, Belastungsintoleranz, Muskelschmerzen und leicht bis moderat erhöhten CK-Werten einher.

Weiteres Prozedere und Diagnosestellung

Das weitere Prozedere sollte eine umfassende und gleichzeitig zielgerichtete Diagnostik beinhalten, um möglichst viele der differenzialdiagnostischen Überlegungen abdecken zu können.

Diagnostik

Internistische Untersuchungen

Die folgenden internistischen Untersuchungen verschiedener Organsysteme sind für die Einschätzung des Schweregrads der Erkrankung wichtig.

- **Labor:** Ergänzend zum Aufnahmelabor der Patientin kann eine mikrobiologische und virologische Untersuchung Klarheit bringen. Mittels Immunserologie oder PCR lassen sich virale Infektionskrankheiten wie Hepatitiden und HIV-Infektion sowie mögliche bakterielle Ursachen ausschließen (z. B. Yersinien- oder Borrelieninfektion). Zur Diagnostik von Krankheitsbildern aus dem rheumatischen Formenkreis kann die Bestimmung von antinukleären Antikörpern (ANAs) und antineutrophilen zytoplasmatischen Antikörpern (ANCAs) für einen allgemeinen Überblick nützlich sein. Eine Erhöhung des ANA-Titers kann für das Vorliegen einer Kollagenose (z. B. SLE, Dermato-, Polymyositis) sprechen. Bei Vorliegen eines positiven ANA-Titers und passendem klinischem Bild kann die Bestimmung weiterer Antiköper gegen z. B. spezifische Zellkernbestandteile zur genaueren Einordnung des Krankheitsbildes genutzt werden.
  Bei unserer Patientin war sowohl die mikrobiologische als auch die virologische Serologie negativ. Der ANA-Titer lag mit < 1 : 80 im Normbereich, somit sind sowohl eine Infektion als auch eine rheumatologische Erkrankung eher unwahrscheinlich.
- **Abdomensonografie:** Eine günstige wie auch wenig invasive Untersuchungsmöglichkeit zur Beurteilung der Oberbauchorgane ist die Abdomensonografie. Aufgrund der Leberwerterhöhungen sollte ein besonderes Augenmerk auf die Leber und evtl. auch auf die Milz gelegt werden.
  Auch die Abdomensonografie ergab keine Auf-

fälligkeiten, ein Tumor war sonografisch nicht feststellbar.
- **Elektrokardiogramm (EKG):** Das EKG bietet eine einfache und schnelle Untersuchungsmethode, um z. B. Anzeichen einer Herzinsuffizienz als Ursache der Fatigue festzustellen.
  Auch hier konnten keine wegweisenden Befunde erhoben werden.
- **Spirometrie:** Diese Untersuchung zur Prüfung der Lungenfunktion ist zur Abklärung der beschriebenen Luftnot und Infektanfälligkeit indiziert. Die routinemäßig erhobenen Parameter – u. a. Vitalkapazität (VC), Einsekundenkapazität (FEV_1), $PI_{max\,1,0}$ RV (vom Residualvolumen aus gemessener maximal inspiratorischer Verschlussdruck über 1,0 s), $PI_{max\,peak}$ RV (vom Residualvolumen aus gemessener Spitzenwert des inspiratorischen Verschlussdrucks), PE_{max} (maximaler exspiratorischer Verschlussdruck) und exspiratorisches Reservevolumen – können Hinweise auf eine strukturelle Lungenerkrankung geben. Auch eine Zwerchfellschwäche lässt sich durch einen einfachen Test nachweisen. Dafür bestimmt man das forcierte exspiratorische Volumen (FEV) des Patienten sowohl in sitzender als auch in liegender Position. Eine eingeschränkte Zwerchfellfunktion kann mit einem Abfall des FEV von mehr als 20 % in liegender Position im Vergleich zur sitzenden Position einhergehen. Bei unserer Patientin waren die Vitalkapazität (< 60 %), der maximale exspiratorische Druck, der maximale inspiratorische Druck sowie das exspiratorische Reservevolumen vermindert. Zudem wurde eine leichte Zwerchfellschwäche festgestellt.
- **Röntgen-Thorax:** Ein Röntgen-Thorax kann Aufschluss über den Grund der Atemnot geben. Insbesondere soll die Aufnahme klären, ob es Anzeichen für eine strukturelle Lungenveränderung, einen Infekt oder einen Erguss gibt. Die Röntgenthorax-Aufnahme war bei Frau P. unauffällig.

Neurologische Untersuchungen

- **Epworth Sleepiness Scale:** Hierbei handelt es sich um einen standardisierten Fragebogen zur Einschätzung für das Vorliegen von Tagesmüdigkeit.

Mit 15 Punkten hat Frau P. eine ausgeprägte Tagesmüdigkeit, die einer weiteren Diagnostik bedarf.

- **Polysomnografie:** Mit dieser Untersuchungsmethode kann man die Schlafarchitektur beurteilen und ggf. zwischen verschiedenen Schlafstörungen und einem Schlafapnoe-Syndrom als Ursache für die Tagesmüdigkeit differenzieren. Bei Frau P. konnte regelmäßig ein Abfall der Sauerstoffsättigung festgestellt werden. Eine nächtliche pCO_2-Messung erfolgte nicht.
- **Elektromyografie (EMG):** Aufgrund der CK-Erhöhung ist eine EMG indiziert. Im EMG fand sich pathologische Spontanaktivität mit komplex-repetitiven Entladungen.
- **Muskelbiopsie:** In der Muskelbiopsie konnte eine Myopathie mit Vakuolen und dort erhöhter lysosomaler Aktivität und PAS-positiver (PAS = „periodic acid-Schiff reaction") Glykogenspeicherung nachgewiesen werden.
- Weitere neurologische Untersuchungen beinhalten z. B. eine cMRT und ggf. eine Liquorpunktion bei Verdacht auf MS.

Humangenetische Untersuchungen

Da die Großmutter väterlicherseits eine muskuläre Beschwerdesymptomatik aufzuweisen schien, liegt eine humangenetische Konsultation nahe. Die humangenetische Vorstellung sollte bei noch unklarer syndromaler Zuordnung nach Abschluss der Zusatzdiagnostik erfolgen, um eine zielgerichtete genetische Beratung und Abklärung zu ermöglichen.

Diagnosestellung

In Zusammenschau der Befunde erhärtet sich der Verdacht auf eine Muskelerkrankung mit Beteiligung der Atemmuskulatur. Die Muskelbiopsie weist auf eine Glykogenspeicherkrankheit hin. Hier kann an einen Morbus Pompe gedacht werden, eine lysosomale Glykogenspeicherkrankheit. Zur Bestätigung der Verdachtsdiagnose kann die Aktivität der sauren α-1,4-Glucosidase (GAA) in verschiedenen Geweben oder Blut bestimmt werden. Bei Vorliegen eines Morbus Pompe lässt sich eine verminderte oder aufgehobene Aktivität dieses Enzyms feststellen. Als Untersuchungsmaterial eignen sich v. a. ein neu etablierter Trockenbluttest, aber auch Muskelgewebe oder Fibroblasten. Die Bestimmung der Enzymaktivität aus Fibroblasten kann jedoch bis zu 6 Wochen dauern und die Diagnosestellung hinauszögern. Schneller ist der Trockenbluttest, der sich daher als Screeningmethode gut eignet. Bei unserer Patientin konnte eine verminderte Aktivität der α-1,4-Glucosidase aus dem Trockenblut bestimmt werden. Zur Bestätigung dieses Ergebnisses wurde eine weitere Enzymaktivitätsanalyse aus einer Muskelbiopsie durchgeführt. Anschließend folgte die Sanger-Sequenzierung des *GAA*-Gens, bei der die sog. Splice-site-Mutation c.-32–13G> A bei der Patientin nachgewiesen wurde. Damit liegt bei Frau P. mit hoher Wahrscheinlichkeit ein Morbus Pompe vor.

Ätiologie und Pathomechanismus

Einteilung

Der Morbus Pompe ist eine seltene multisystemische Erkrankung, die durch ihren progressiven und häufig fatalen Verlauf und ihr breites Spektrum an klinischen Manifestationsformen charakterisiert ist. Es werden verschiedene Verlaufsformen beschrieben, bei denen klinische Aspekte wie das erste Auftreten von Symptomen und der Schweregrad der Erkrankung berücksichtigt werden. Klassischerweise wurden eine infantile, juvenile und adulte Verlaufsform unterschieden, die anhand der Enzymrestaktivität und des klinischen Erscheinungsbildes klassifiziert werden.

Eine neuere Einteilung unterscheidet zwischen einer infantilen Verlaufsform („infantile-onset Pompe disease", IOPD), die typischerweise im frühen Kindesalter mit schwerwiegenden Krankheitserscheinungen und einer schlechten Prognose einhergeht, und einer späten Form des Morbus Pompe („late-onset Pompe disease", LOPD).

Ätiologie und Pathomechanismus

Der Morbus Pompe ist eine autosomal-rezessiv vererbbare Erkrankung, bei der ein Mangel bzw. eine deutlich verminderte Konzentration der α-1,4-Glucosidase (Syn.: Saure Maltase, GAA) vorliegt. Es ist die einzige Erkrankung, die sowohl zu den Glykogen- als auch zu den lysosomalen Speicherkrankheiten zählt. Die α-1,4-Glucosidase baut im sauren Milieu der Lysosomen langkettige Polysaccharide (Glykogen als zu verwertendes Makromolekül) im Rahmen der Autophagie zu Glukose ab („Makro-Autophagozytose") (➤ Abb. 12.1). Durch den fehlenden Abbau von Glykogen in den Lysosomen der Muskulatur kommt es zu dessen Akkumulation (➤ Abb. 12.2), zu einer Ruptur von Lysosomen und zu einer gestörten Autophagie und konsekutiv zu einer progressiven Muskelschwäche.

Der Enzymmangel beruht auf pathogenen Mutationen des für die α-1,4-Glucosidase codierenden Gens *GAA*, das sich auf dem langen Arm von Chromosom 17 befindet (17q25.2-q25.3). Die Erkrankung wird autosomal-rezessiv vererbt, d. h., beide Elternteile müssen Träger einer pathogenen Genmutation sein, die Eltern sind als Überträger jedoch klinisch asymptomatisch.

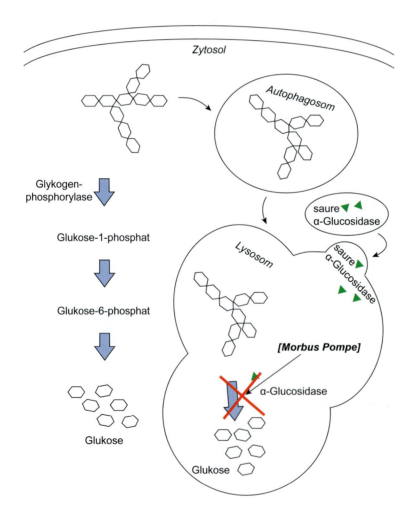

Abb. 12.1 Enzymale Aufspaltung des Glykogens durch die α-1,4-Glucosidase in den Lysosomen [P240/L143]

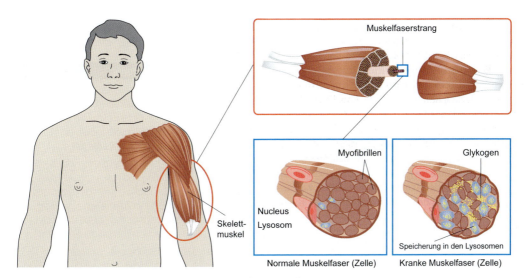

Abb. 12.2 Akkumulation von Glykogen in den Lysosomen [P240/L143]

Glykogen ist ein verzweigtes Polymer aus Glukose-molekülen und dient als Energiespeicher. Im Rahmen einer Autophagozytose wird ein Teil des Glykogens in die Lysosomen transportiert, wo die α-1,4-Glucosidase bei einem pH-Optimum von 3,7–4,5 arbeitet und das Glykogen in seine Bestandteile spalten kann.

Epidemiologie

Der Morbus Pompe ist eine multisystemische Erb-krankheit, die den sog. *orphan diseases* (engl. „orphan", Waise, „disease", Krankheit) zugeordnet wird. Die Häufigkeit dieser Erkrankung bewegt sich je nach Eth-nizität und Verbreitungsgebiet zwischen 1 : 14.000 und 1 : 300.000. Für die Niederlande wird eine Inzidenz von 1 : 138.000 der frühkindlichen Form und von 1 : 57.000 der Spätform des Morbus Pompe berichtet. Die Inzi-denz des LOPD für Deutschland wird auf 1 : 100.000 bis 1 : 300.000 und weltweit auf insgesamt 1 : 40.000 ge-schätzt.

Symptome des Morbus Pompe

Infantile-onset Pompe disease (IOPD)

Die IOPD ist durch einen sehr frühen Beginn der Symp-tome gekennzeichnet, wobei das mediane Erstmanifes-tationsalter bei 1,6 Monaten liegt. Typisch sind eine rasch progrediente Symptomverschlechterung und sehr häufig ein innerhalb des ersten Lebensjahres leta-ler Verlauf. Zu den ersten Anzeichen der infantilen Form gehören v. a. eine muskuläre Hypotonie (75 %), auch bekannt als **Floppy-Infant-Syndrom** (dt.: schlaf-fes Kind), und eine ausgeprägte Schwäche (59 %). Wei-terhin präsentiert sich die Erkrankung in ihrer Erstma-nifestation mit Atemnot (56 %), Herzversagen (33 %), Makroglossie (29 %), Gedeihstörung (25 %), Hepato-megalie (13 %) und Splenomegalie (11 %). Auffällig ist das Fehlen von wichtigen Meilensteinen der kindlichen Entwicklung. Lediglich bei 17 % der Betroffenen wurde vom Kopfheben, Rollen (10 %) und Sitzen (11 %) be-richtet. Nur 3 % der Untersuchten konnten das Aus-gangskörpergewicht halten. Letztendlich verstirbt ein Großteil der Patienten an den Folgen einer respiratori-schen Insuffizienz sowie Glykogenablagerungen im

Myokard, die zu einer hypertrophen Kardiomyopathie führen.

Eine Reihe von Erkrankungen kann der infantilen Form des Morbus Pompe ähneln. Dazu gehören im Speziellen die Danon-Erkrankung, die Gruppe von Glykogenspeicherkrankheiten sowie die Gruppe der mitochondrialen Erkrankungen (➤ Tab. 12.1). Zusätzlich sollte man an weitere Erkrankungen denken, welche die Herz- und Skelettmuskulatur betreffen und mit einem frühen Krankheitsbeginn einhergehen. Des Weiteren sind aufgrund der massiven Herzbeteiligung Krankheitsbilder wie Myokarditis, hereditäre Kardiomyopathien und endokardiale Fibroelastose in die Überlegungen einzubeziehen. Auch ein Hypothyreoidismus ist aufgrund der muskulären Schwäche sowie der Makroglossie eine mögliche Differenzialdiagnose.

MERKE
Bei der infantilen Form kommt es zu einer sehr frühen Erstmanifestation des Symptomkomplexes, charakteristischerweise bestehend aus einer Kardiomyopathie und einer muskulären Hypotonie sowie dem Ausbleiben von wichtigen motorischen Meilensteinen in der frühen Kindesentwicklung.

Late-onset Pompe disease (LOPD)
Bei der späten Form des Morbus Pompe weisen die meisten Patienten noch eine verbleibende Restaktivität der α-1,4-Glucosidase auf. Der Verlauf ist sehr heterogen. Das Erstmanifestationsalter ist variabel, erste Beschwerden können auch erst im hohen Lebensalter auftreten. Die unterschiedlichen Verlaufsformen zeigen eine variable Symptomatik. Ein früherer Erkrankungsbeginn muss nicht unbedingt mit einem schwereren Verlauf korrelieren und umgekehrt. Die späte Form des Morbus Pompe kann vielfältige Erscheinungsformen annehmen, sodass die Diagnosestellung, zumal es sich um eine seltene Erkrankung handelt, maßgeblich erschwert wird. In ➤ Tab. 12.2 sind einige der zu beobachtenden Symptome aufgeführt.

Tab. 12.2 Eine Auswahl an Symptomen; nach Organsystemen geordnet (mod. nach Chan et al. 2017) [F1004–001]

Organsystem	Symptome
Muskulär	Progressive Muskelschwäche vom Gliedergürteltyp, proximale Muskeln generell schwächer als distale; die untere Extremität generell schwächer als die obere
Respiratorisch	Durch die respiratorische Beteiligung bedingte Fatigue, Tagesmüdigkeit, Kopfschmerzen und eine reduzierte Schlafqualität; rezidivierende respiratorische Infekte und Hospitalisierungen
Muskuloskelettal	Osteoporose, Skoliose, Rigid-Spine-Syndrom, vermehrte Kyphose und Lordose
Neurologisch	Small-Fiber-Neuropathie, Schallempfindungsschwerhörigkeit (Beeinträchtigung des M. stapedius), schmerzhafte Parästhesien in den Extremitäten, Muskelkrämpfe
Vaskulär	Zerebrale/intrakranielle Aneurysmata, Dolichoektasie der A. basilaris, Aortenanomalien
Kardial	Kardiale Hypertrophie
Gastrointestinal- und Urogenitaltrakt	Hepatomegalie, chronische Diarrhö, Obstipation, Blasen- und Mastdarmfunktionsstörung (z. B. vermehrter Stuhldrang, Dranginkontinenz)
Schmerz und Müdigkeit	Muskelschmerzen, Krämpfe, Fatigue

Je nach Manifestation der Klinik kommen verschiedene differenzialdiagnostische Überlegungen in Betracht. Eine Auswahl an möglichen Differenzialdiagnosen ist ➤ Tab. 12.1 zu entnehmen.

Diagnostische und therapeutische Maßnahmen

Die variable Ausprägung, die Seltenheit der Erkrankung und die Vielzahl der Differenzialdiagnosen machen es schwierig, die richtige Diagnose zügig zu finden, und sind häufig der Grund für eine verzögerte Diagnosestellung. Vor allem seit Einführung der Enzymersatztherapie im Jahr 2006 ist die möglichst schnelle Diagnosesicherung aber von großer Bedeutung, um den Verlauf positiv beeinflussen zu können. Dabei empfiehlt sich die Orientierung an verschiedenen diagnostischen Algorithmen, wie in Kishnani et al. (2006) oder Toscano et al. (2013) beschrieben. Hinweise zur Bestätigung der Diagnose, Empfehlungen zum Start der Enzymersatztherapie, Gründe zur Beendigung der Therapie und zum Einsatz der Enzymersatztherapie in der Schwangerschaft sind Ploeg et al. (2017) zu entnehmen.

Die Behandlung des Morbus Pompe sollte am besten durch ein multidisziplinäres Team erfolgen, das z. B. aus einem Spezialisten für Stoffwechselerkrankungen, einem Kardiologen, Pneumologen, Neurologen, Orthopäden, Physiotherapeuten, Logopäden und einem Ernährungsberater besteht. Auch eine Anbindung an Selbsthilfegruppen kann sehr wertvoll sein.

Wichtig ist, die Therapie individuell auf die unterschiedlichen Bedürfnisse des Patienten auszurichten und sich im Krankheitsverlauf auf mögliche Komplikationen einzustellen. Bei erhöhter Infektanfälligkeit sollte auch ein besonderes Augenmerk auf den Impfstatus gelegt werden. ➤ Tab. 12.3 listet mögliche Symptome auf, die sowohl bei der frühen als auch bei der späten Form des Morbus Pompe auftreten können, und zeigt **symptomatische Behandlungsmöglichkeiten** auf.

Zusätzlich zu den symptomatischen Therapieoptionen besteht seit 2006 die Möglichkeit einer kausal orientierten **Enzymersatztherapie (ERT)** für alle Formen des Morbus Pompe. Dabei wird das rekombinant hergestellte Enzym Alglucosidase Alfa alle 2 Wochen mit einer Dosis von 20 mg/kg KG i. v. appliziert. Die ERT kann die Morbidität und Mortalität senken und die Symptomatik verbessern:

- **IOPD:** Die ERT kann eine Reduktion der ventrikulären Hypertrophie und somit u. a. eine verbesserte Ejektionsfraktion bewirken. Des Weiteren wurde eine Verbesserung der Motorik beobachtet. Bei jungen Patienten, die noch vor dem 6. Lebensmonat eine ERT erhalten und noch keine ventilatorische Unterstützung benötigen, ist eine verbesserte Überlebensrate zu verzeichnen (Leslie et al. 2017).
- **LOPD:** Auch bei dieser Form des Morbus Pompe sprechen die klinischen Studien für einen positiven Effekt der ERT mit Stabilisierung oder Verbesserung der motorischen und respiratorischen Funktionen. Die Enzymersatztherapie führt auch bei LOPD zu einer verbesserten Überlebensrate.

> **MERKE**
>
> Für die Diagnostik und Therapie des Morbus Pompe ist ein multidisziplinäres Behandlungsteam unabdingbar.

Tab. 12.3 Diagnostikmaßnahmen und Therapievorschläge nach Symptommanifestation

Symptom	Diagnostik	Therapie
Kardiologie (v. a. beim IOPD)		
Hypertrophe und dilatative Kardiomyopathie, Herzversagen, Tachyarrhythmie	**24-h-EKG:** Verkürzung des PR-Intervalls, Wolff-Parkinson-White-Syndrom, Tachyarrhythmien **Echokardiografie:** z. B. linksventrikuläre Verdickung der Wand und verminderte Ejektionsfraktion	**IOPD:** durch einen Kinderkardiologen mit Erfahrungen in der Behandlung von Pompe-Patienten **Cave:** Standardmedikamente für Kardiomyopathien können das Herz weiter belasten

Tab. 12.3 Diagnostikmaßnahmen und Therapievorschläge nach Symptommanifestation *(Forts.)*

Symptom	Diagnostik	Therapie
Pneumologie		
Verlust der pulmonalen Leistung	**Spirometrie:** u. a. Verminderung der Vitalkapazität (VC), bei Zwerchfellschwäche Verminderung der FEV beim Wechsel vom Sitzen zum Liegen um mehr als 20 % **IOPD:** objektive Einschätzung erschwert; zur Einschätzung kann man die Klinik und den Müdigkeitsgrad oder die „crying vital capacity" (CVC) heranziehen **Beide:** Pulsoxymetrie, Kapnografie, BGA, Thoraxbildgebung bei Diagnosestellung und Verschlechterung	Muskeltraining (In- und Exspirationstraining, ggf. gerätegestützt) Bei asthmatischem Anfall: Bronchodilatatoren und Steroide Bei zugrunde liegender Kardiomyopathie: selektive β-Agonisten
Husten aufgrund muskulärer Schwäche und damit einhergehender Sekretretention (erhöhtes Risiko für pulmonale Infekte)	**LOPD:** Spirometrie mit den Parametern $PI_{max\ 1,0}$ RV, $PI_{max\ peak}$ RV, PE_{max} **IOPD:** „negative inspiratory forced maneuver" (NIFM)	Bedarfsorientierter Gebrauch von Bronchodilatatoren und „assisted coughing maneuvers" (z. B. Cough Assist In-Exsufflator) Alle pulmonalen Infekte sollten therapiert werden
Schlafbezogene Atmungsstörungen (z. B. chronisch-alveoläre Hypoventilation)	Polysomnografie	z. B. nichtinvasive Maskenbeatmung, bei Hyperkapnie Vorsicht vor dem Gebrauch von O_2
Gastroenterologie		
Gastrointestinale Beschwerden **IOPD:** Makroglossie, Muskelschwäche der Zunge, Trinkschwäche **LOPD:** Kaumuskulatur kann geschwächt sein, seltener Makroglossie Erhöhtes Aspirationsrisiko Reflux	Videofluoroskopie zur Schluckdiagnostik bei LOPD	Team bestehend aus Logopäden und Diätassistenten kann eine Besserung erzielen Anlage einer Magensonde (IOPD)
Neurologie		
Muskuloskelettale/funktionelle Probleme	Osteoporose-Screening EMG und Nervenleitgeschwindigkeitsmessungen Durchführung von Hörtests	Physiotherapie Atemtherapie

Zusammenfassung

Der Morbus Pompe ist eine seltene vererbbare Erkrankung und gehört sowohl zu den Glykogen- als auch zu den lysosomalen Speicherkrankheiten. Das Fehlen bzw. eine verminderte Aktivität des Enzyms α-1,4-Glucosidase führt zu einer Akkumulation des Glykogens in den Körperzellen (v. a. in Herz- und Skelettmuskulatur) und konsekutiv zu einer Reihe von Beschwerdebildern. Hierzu können eine ausgeprägte proximal betonte Muskelschwäche und eine respiratorische Insuffizienz mit Zwerchfellparese gehören. Man unterscheidet eine frühe, infantile Form mit einem charakteristischen Krankheitsbild (Kardiomyopathie, „floppy infant", Fehlen der motorischen Meilensteine) von einer späten Form (LOPD), die eine breitere Varianz an möglichen Symptomen mit variabler Ausprägung zeigen kann, aber meist einen Gliedergürtelmuskelphänotyp mit leichter bis moderater HyperCKämie zeigt.

Aufgrund der verschiedenen Manifestationsformen, des unterschiedlichen Verlaufs und nicht zuletzt der Seltenheit der Erkrankung ist die Diagnosestellung oft erschwert. Steht die Diagnose fest, ist die Einbindung des Patienten in ein multidisziplinäres Behandlungsteam besonders wichtig, um ein optimales Behandlungskonzept mit regelmäßigen Kontrollen der Funktionalität der verschiedenen Organsysteme gewährleisten zu können. Seit 2006 besteht die Möglichkeit der Enzymersatztherapie, die nicht nur eine Verbesserung der Beschwerdesymptomatik bzw. Stabilisierung des Verlaufs, sondern auch verbesserte Überlebensraten sowohl für die frühe als auch für die späte Form des Morbus Pompe mit sich bringt.

ADRESSEN UND ANSPRECHPARTNER

Auf der deutschen Internetseite für Morbus Pompe (www.mpompe.de) finden sich neben einer ausführlichen Liste auch hilfreiche Broschüren rund um das Thema Morbus Pompe. Viel Informationsmaterial bietet zudem die internationale Seite (www.worldpompe.org). Des Weiteren befindet sich unter www.lysosolutions.de eine umfangreiche Auflistung von Pompe-Kompetenzzentren. Im Folgenden ist eine Auswahl an Spezialkliniken sowie Selbsthilfegruppen in Deutschland aufgeführt.

SPEZIALKLINIKEN

Universitätsklinikum Hamburg-Eppendorf
Klinik und Poliklinik für Kinder- und Jugendmedizin

Spezialambulanz für lysosomale Speicherkrankheiten
Gebäude N23
Martinistr. 52
D-20246 Hamburg
E-Mail: icid@uke.de

Klinikum der Universität München
iSPZ Campus Hauner
Teilstandort Motorik- und Metabolik-Haus
Lindwurmstr. 4
D-80337 München
Ansprechpartner: Prof. Dr. med. Wolfgang Müller-Felber
Tel.: 089/552 734 0
Fax: 089/552 734 222

Friedrich-Baur-Institut
Neurologische Klinik und Poliklinik
Klinikum der Ludwig-Maximilians-Universität München
Ziemssenstr. 1a
D-80336 München
Ansprechpartner: Prof. Dr. med. Benedikt Schoser
Tel.: 089/516 074 00

Universitätsklinikum Münster
Klinik für Schlafmedizin und Neuromuskuläre Erkrankungen
Albert-Schweitzer-Campus 1
Gebäude A1
D-48149 Münster

Ansprechpartner: Univ.-Prof. Dr. med. Peter Young
E-Mail: sekretariat-schlaf-muskel-epi@ukmuenster.de

Universitätsklinikum Bonn
Klinik und Poliklinik für Neurologie
Sigmund-Freud-Str. 25
D-53127 Bonn
Ansprechpartnerin: Prof. Dr. med. Cornelia Kornblum
Tel.: 0228/287 157 14
Fax: 0228/287 115 11
E-Mail: cornelia.kornblum@ukb.uni-bonn.de

Universitätsmedizin Mainz
Kinderklinik
Villa Metabolica
Langenbeckstr. 2
D-55131 Mainz
Ansprechpartner: Dr. med. Eugen Mengel
Tel.: 06131/17 4579
Fax: 06131/17 8470
E-Mail: aglyso@unimedizin-mainz.de

SELBSTHILFEGRUPPEN IN DEUTSCHLAND
Pompe-Hotline
Thomas Schwagenscheidt
Tel.: 06028/12 39 997
Montag bis Freitag: 9–12 Uhr und 15–18 Uhr

Selbsthilfegruppe Glykogenose Deutschland e. V.
Gerda Kalle-Menne
Borgsheider Weg 9
D-45770 Marl
Tel.: 02365/93 14 06
Fax: 02365/93 14 07

Pompe Deutschland e. V.
Thomas Schaller
Höhefelderstr. 26
D-76356 Weingarten
Tel.: 07244/12 30
E-Mail: info@mpompe.de

Deutsche Gesellschaft für Muskelkranke e. V.
Im Moos 4
D-79112 Freiburg
Tel.: 07665/9447 0
Fax: 07665/9447 20
E-Mail: info@dgm.org

Selbsthilfe für Kinder mit chronischer Stoffwechsel-,
Hormon- oder Zuckererkrankung e. V.
SPATZ e. V.
Mathildenstr. 1
D-76106 Freiburg
Tel.: 0761/270 448 20
Fax: 0761/270 441 40
E-Mail: info@spatz-ev.de

QUELLEN

Case LE, Kishnani PS. Physical therapy management of
Pompe disease. Genet Med 2006; 8(5): 318–327.
Chan J, et al. The emerging phenotype of late-onset Pompe
disease: a systematic literature review. Mol Genet Metab
2017; 120(3): 163–172.
Güngör D, et al. Impact of enzyme replacement therapy on
survival in adults with Pompe disease: results from a
prospective international observational study. Orphanet J
Rare Dis 2013; 8(1): 49.
Hagemans M. Pompe disease in children and adults: natural course, disease severity and impact on daily life; results from an international patient survey. Dissertation
2006; zugänglich unter: www.researchgate.net/publica-
tion/241860331_Pompe_disease_in_children_and_
adults_natural_course_disease_severity_and_impact_
on_daily_life_results_from_an_international_patient_
survey (letzter Zugriff: 23.9.2017).
Hers HG. α-Glucosidase deficiency in generalized glycogen-
storage disease (Pompe's disease). Biochem J 1963;
86(1): 11.
Karabul N, et al. Urge incontinence and gastrointestinal
symptoms in adult patients with Pompe disease: a cross-
sectional survey. JIMD Reports Vol. 17. Berlin, Heidelberg: Springer 2014, pp. 53–61.
Kishnani PS, et al. Pompe disease diagnosis and management guideline. Genet Med 2006; 8(5): 267.
Leslie N, Tinkle BT. Pompe disease. In: Adam MP, et al.
(eds.). GeneReviews® [Internet]. Seattle (WA): University
of Washington, Seattle; 2007 (aktualisiert am
11.5.2017).
Lukacs Z, et al. Prevalence of Pompe disease in 3,076 patients with hyperCKemia and limb-girdle muscular weakness. Neurology 2016; 87(3): 295–298.
Marsden D. Infantile onset Pompe disease: a report of phy-
sician narratives from an epidemiologic study. Genet
Med 2005; 7(2): 147–150.
Müller-Felber W, et al. Late onset Pompe disease: clinical
and neurophysiological spectrum of 38 patients including

long-term follow-up in 18 patients. Neuromuscul Disord 2007; 17(9): 698–706.

Ploeg AT, et al.; European Pompe Consortium. European consensus for starting and stopping enzyme replacement therapy in adult patients with Pompe disease: a 10-year experience. Eur J Neurol 2017; 24(6): 768.

Regnery C, et al. 36 months observational clinical study of 38 adult Pompe disease patients under alglucosidase alfa enzyme replacement therapy. J Inherit Metab Dis 2012; 35(5): 837–845.

Schoser B, et al. Survival and long-term outcomes in late-onset Pompe disease following alglucosidase alfa treatment: a systematic review and meta-analysis. J Neurol 2017; 264(4): 621–630.

Schüller A, et al. Diagnose und Therapie des Late-onset-Morbus-Pompe. Nervenarzt 2013; 84(12): 1467–1472.

Strothotte S, et al. Enzyme replacement therapy with alglucosidase alfa in 44 patients with late-onset glycogen storage disease type 2: 12-month results of an observational clinical trial. J Neurol 2010; 257(1): 91.

Toscano A, et al. Early is better? A new algorithm for early diagnosis in late onset Pompe disease (LOPD). Acta Myologica 2013; 32(2): 78.

Winkel LP, et al. The natural course of non-classic Pompe's disease; a review of 225 published cases. J Neurol 2005; 252(8): 875–884.

Wirsching A. Paraklinische Untersuchungsergebnisse unter Enzymtherapie bei Morbus Pompe im Erwachsenenalter. Dissertation LMU München, 2014; https://edoc.ub.uni-muenchen.de/17870/1/Wirsching_Andreas.pdf (letzter Zugriff: 23.9.2017)

Fall 13

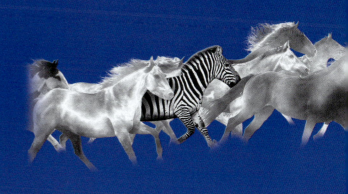

13

Von A(kroparästhesien) bis Z(öliakiesymptome)

Isabelle C. Windheuser

Anamnese

Eine 32-jährige Frau stellt sich bei Ihnen in der Praxis vor. Sie hat einen langen Leidensweg hinter sich und sucht immer noch nach der Ursache ihrer Beschwerden. Schon seit dem Kindesalter leidet sie an Schmerzen in den Extremitäten, die bis heute anhalten und sie im Alltag stark einschränken. Die Patientin beschreibt brennende Schmerzen und Kribbelparästhesien in den Händen sowie den unteren Extremitäten, die sich bei Belastung und wärmeren Temperaturen verschlimmern. Nach forcierter Belastung könne sie tagelang nicht gehen. Die Patientin ist diesbezüglich schon weitgehend untersucht worden. Bisher konnten eine Polyneuropathie, eine pAVK sowie Myopathien als Krankheitsursache ausgeschlossen werden.

Im Alter von 19 Jahren erhielt die Patientin bei rezidivierenden Synkopen und einem AV-Block II. Grades einen Herzschrittmacher. An weiteren Symptomen beschreibt sie Magen-Darm-Beschwerden mit Schmerzen und rezidivierenden Diarrhöen. Bereits durchgeführte Gastro- und Koloskopien zeigten mäßig floride Entzündungen im Sigma, die am ehesten einem infektiösen Geschehen entsprechen. Im restlichen Magen-Darm-Trakt ergaben sich keine weiteren Hinweise auf das Vorliegen einer chronisch-entzündlichen Darmerkrankung, eines Morbus Whipple oder einer Lambliasis, und auch der Verdacht auf eine Zöliakie konnte im Verlauf nicht erhärtet werden.

Des Weiteren berichtet die Patientin von verschiedenen Hautveränderungen, die bisher als Lipome oder Teleangiektasien interpretiert wurden. Im Gespräch erzählt sie, dass sie an einer chronischen Niereninsuffizienz mit anhaltender Proteinurie leide, die bislang im Zusammenhang mit der bekannten kongenitalen Nierenbeckenabgangsstenose gesehen wurde. Im Verlauf ihrer Erkrankung erhielt die Patientin die Diagnose eines chronischen Müdigkeitssyndroms und einer chronischen Schmerzstörung mit somatischen und psychischen Faktoren.

Familienanamnese Die Patientin hat 10 Geschwister. Eine Schwester ist rollstuhl- und dialysepflichtig. Eine weitere Schwester gebe regelmäßig Kribbelparästhesien und Feinmotorikstörungen an. Der Vater der Patientin sei im jungen Alter an einem Karzinom verstorben. Die Mutter der Patientin ist seit ihrer Kindheit niereninsuffizient und herzkrank.

Untersuchungsbefund

32-jährige Frau in reduziertem AZ und normalem EZ. Körpertemperatur 37,5 °C. Zustand nach Schrittmacherimplantation bei AV-Block II. Grades. Bei der Untersuchung der Lunge und des Abdomens zeigen sich keine Auffälligkeiten.

Die Patientin ist wach, bewusstseinsklar und zu allen Qualitäten orientiert. Es zeigt sich ein vermutlich schmerzbedingtes langsames Gangbild. Trendelenburg-Zeichen rechts positiv, angedeuteter Steppergang, Zehen- und Fersengang erschwert und, wie die Patientin berichtet, sehr schmerzhaft. Die Pupillen sind mittelweit, isokor und lichtreagibel. Augenfolgebewegungen erfolgen flüssig. Es liegt keine Ptosis vor, Doppelbilder werden von der Patientin verneint. Im Seitenvergleich etwas weniger Kraft der Fußheber, -senker, Inversion und Eversion rechts, vermutlich schmerzbedingt. Darüber hinaus keine objektivierbaren Paresen der axialen Muskulatur sowie der distalen und proximalen Extremitäten. Die Muskeleigenreflexe sind allseits seitengleich mittellebhaft auslösbar (Babinski-Zeichen negativ). Von der Patientin wird eine milde Hypästhesie für das Berührungs-und Temperaturempfinden im rechten Bein angegeben. Pallästhesie 7/8 bimalleolär.

Laborbefund

- Leukozyten 4,5/nl; Erythrozyten 4,8/pl; Hb 14,2 g/dl; Hkt 41,9 %; MCV 87,5 fl; MCH 29,6 pg; MCHC 33,9 g/dl; Thrombozyten 257/nl; Natrium 142 mmol/l; Kalium 4,4 mmol/l; Harnsäure 3,9 mg/dl; Harnstoff 36 mg/dl; Harnstoff/Kreatinin-Quotient 47; Kreatinin 0,77 mg/dl; Quick 130 %; INR 0,82; PTT 25 s; GOT (AST) 30 U/l; GPT (ALT) 35 U/l; GGT 10 U/l; AP 123 U/l
- Urin-Status: spez. Gewicht 1.008, pH 7,0; Leukozyten +++; Erythrozyten ++++
- Urin-Chemie: Leukozyten 125,6/µl; Erythrozyten 19,9/µl; Plattenepithelzellen 29,0/µl; hyaline Zylinder 0,4/µl; Kristalle 0/µl; Kreatinin 28,7 mg/dl; Albumin 10 mg/l; Albumin/Kreatinin 34,8 mg/g Krea

Wie lautet Ihre Verdachtsdiagnose? An welche weiteren Differenzialdiagnosen müssen Sie denken?

Welches klinische Bild verursacht die Erkrankung?

Nennen Sie die Ursache der vorliegenden Erkrankung.

Welche Untersuchungen sind von Bedeutung?

Welche Therapiemaßnahmen sind bei der Erkrankung sinnvoll?

Die Patientin möchte Genaueres zum Prozedere wissen. Was sagen Sie ihr?

Welche Komplikationen der Erkrankung sind bekannt?

Verdachts- und Differenzialdiagnosen

Nach Durchsicht der mitgebrachten Befunde der Patientin schließen Sie sich der Meinung der behandelnden Ärzte an, dass häufige Ursachen für die zahlreichen Beschwerden der Patientin weitestgehend ausgeschlossen sind. Sie vermuten eine seltene Erkrankung. Außerdem denken Sie an eine genetische Ursache, da bei der Patientin multiple Organsysteme betroffen sind, die Symptome seit der Kindheit bestehen und die Familienanamnese Gemeinsamkeiten aufweist. Die typischen Schmerzen in den Extremitäten in Kombination mit den oben beschriebenen Nieren- und Herzproblemen lassen an einen **Morbus Fabry** denken.

Bei unserer Patientin konnte durch eine umfangreiche molekulargenetische Untersuchung letztendlich der Nachweis einer heterozygoten pathologischen Mutation im *GLA*-Gen erbracht und somit ein Morbus Fabry diagnostiziert werden. Darüber hinaus konnte gezeigt werden, dass auch die Mutter Trägerin derselben Mutation ist. Auch den Schwestern und dem kleinen Sohn der Patientin wird eine genetische Beratung und die Testung auf einen Morbus Fabry empfohlen.

Der Morbus Fabry besitzt bezogen auf die Organbeteiligung, das Erkrankungsalter und den Schweregrad der einzelnen Symptome eine hohe klinische Variabilität, was die Diagnosestellung erschwert. Differenzialdiagnostisch kommen verschiedene Erkrankungen in Betracht, die im Zusammenhang mit der führenden klinischen Symptomatik betrachtet werden müssen. Hinsichtlich der Schmerzsymptomatik in den Akren werden häufig folgende Differenzialdiagosen vermutet:

- Vaskuläre Ursachen: Die Schmerzen (Claudicatio intermittens) einer chronischen **peripheren arteriellen Verschlusskrankheit (pAVK)** beruhen auf einer verminderten Durchblutung der Extremitäten, meist der Unterschenkel. Die Schmerzen verstärken sich bei Belastung und ähneln sehr den Schmerzen in den Extremitäten von Fabry-Patienten. Mithilfe einer klinischen Untersuchung der Fußpulse und der Doppler-Verschlussdruckmessung, sowie einer Angiografie kann die pAVK gut von der Fabry-Erkrankung abgegrenzt werden.

- **Polyneuropathien** können sowohl die unteren wie auch die oberen Extremitäten betreffen. Meist äußert sich die Polyneuropathie durch eine distal betonte, symmetrische Form mit Schmerzen und Parästhesien. Diese Symptome treten in ähnlicher Form auch beim Morbus Fabry auf. Zur Unterscheidung kann eine klinische Untersuchung sowie eine Nervenleitgeschwindigkeitsmessung hilfreich sein, die jedoch auch bei Fabry-Patientin auffällig sein kann. Auch die Small-fiber-Neuropathie (SFN) ist eine mögliche Differenzialdiagnose. Die SFN kann durch eine Hautstanzbiopsie mit Erfassung der intraepidermalen kleinsten Nervenfasern nachgewiesen werden.

- Bei einer zusätzlichen muskulären Schmerzkomponente kommen differenzialdiagnostisch zudem viele **Myopathien** (➤ Kap. 12) in Betracht. Vor allem die mitochondrialen (u. a. MELAS) und hereditären Myopathien (myotone Dystrophien, Glykogenosen, Lipidmyopathien) überschneiden sich in ihrer Symptomatik mit dem Morbus Fabry. Eine Abklärung sollte bei Verdacht in einer spezialisierten neuromuskulären Ambulanz erfolgen.

- Auch **rheumatologische Erkrankungen** zeichnen sich durch ein breites Beschwerdebild aus. Oft treten Gelenkbeschwerden, verschiedene Hauterscheinungen und Organbeteiligungen auf. Aus dem Formenkreis der Kollagenosen ist der Lupus erythematodes (➤ Kap. 7) eine häufige Differenzialdiagnose zum Morbus Fabry. Eine Differenzierung erfolgt individuell über das klinische Bild und durch spezifische rheumatologische Antikörperdiagnostik.

- Sowohl die Parästhesien als auch neurologische Symptome wie Visusstörungen, Hemiparesen, Schwindel und Ataxie lassen an eine **multiple Sklerose (MS)** denken, sodass die MS zu den häufigsten Fehldiagnosen bei Fabry-Patienten gehört. Durch geeignete Untersuchungen im Verlauf (cMRT mit MS-charakteristischen Signalhyperintensitäten, Liquordiagnostik) gelingt es jedoch, die MS als Differenzialdiagnose sicher auszuschließen.

- Auch die **Lyme-Borreliose (Neuroborreliose)** kann ein breites Spektrum neurologischer Beschwerden verursachen und geht im chronischen Stadium mit Koordinationsstörungen, Gang- und Blasenstörungen sowie psychopathologischen Veränderungen einher. Der Nachweis der Neuroborreliose gelingt durch eine intrathekale Antikörperbestimmung.

- Bei Kindern werden Schmerzen in den Akren oft als **Wachstumsschmerzen** abgetan und nicht weiter abgeklärt. Da eine kausale Therapieoption beim Morbus Fabry zur Verfügung steht, ist eine rasche Diagnosestellung notwendig, um bei frühzeitiger Therapieeinleitung Folgeschäden zu verhindern.

Hinsichtlich der vielfältigen Manifestationen eines Morbus Fabry kommen je nach betroffenem Organsystem noch weitere Differenzialdiagnosen in Betracht:

- Da **gastrointestinale Symptome** oft eine der Hauptbeschwerden von Fabry-Patienten sind, wird vor Diagnosestellung meist eine Vielzahl an Untersuchungen durchgeführt. Nach Ausschluss der gängigen gastrointestinalen Erkrankungen wird oft ein Reizdarm-Syndrom, eine Zöliakie oder eine Laktoseintoleranz diagnostiziert.
- Nieren: Hier wird häufig eine nicht klassifizierte Proteinurie diagnostiziert.
- Herz: Nach kardiologischen Untersuchungen zeigt sich nicht selten eine Kardiomyopathie.
- Haut: Bei Hauterscheinungen in Form multipler Teleangiektasien wird häufig ein Morbus Osler vermutet.
- Weitere häufig gestellte Ausschlussdiagnosen sind das chronische Müdigkeitssyndrom und das chronische Schmerzsyndrom. Auch Somatisierungsstörungen werden oft vermutet, da die Kriterien (verschiedene körperliche Symptome, 2 Jahre anhaltend und ohne ausreichende somatische Erklärung) bei undiagnostizierten Fabry-Patienten leicht erfüllt werden.

Insgesamt werden die betroffenen Patienten von verschiedenen Fachärzten beurteilt, bevor die richtige Diagnose gestellt werden kann. Im Mittel dauert es bis zur Diagnosestellung zwischen 13 und 16 Jahren, und im Mittel vergeht ein weiteres Jahr, bis anschließend eine spezifische Therapie eingeleitet wird. Vermutlich liegt dies an dem geringen Bekanntheitsgrad der Erkrankung und der limitierten Anzahl von Spezialisten und spezialisierten Einrichtungen.

Pathogenese und Epidemiologie

Der Morbus Fabry, auch Anderson-Fabry-Krankheit (AFD) genannt, ist eine seltene Erkrankung, die in Deutschland mit einer Prävalenz von 1 : 40.000 bis 1 : 117.000 Lebendgeburten auftritt. Dabei handelt es sich um eine erbliche Speicherkrankheit der **lysosomalen Sphingolipidosen.** Ein Mangel an dem Enzym α-Galaktosidase A (AGLA) führt zur Akkumulation von Stoffwechselzwischenprodukten, insbesondere des Sphingolipids Globotriaosylceramid (Gb3). Gb3 kann in den Lysosomen nicht weiter abgebaut werden und sammelt sich in Gefäßendothelien, Organepithelien und in den Zellen der glatten Muskulatur an. Je nach Ausprägung kann dies zu Einzelsymptomen oder multiplen Beschwerden in verschiedenen Organsystemen führen. Aufgrund der hohen klinischen Variabilität wird der Morbus Fabry auch als **Chamäleonkrankheit** beschrieben. Das Symptomspektrum umfasst zumeist Schmerzen (Akroparästhesien), Schweißsekretionsstörungen, gastrointestinale Symptome, Angiokeratome und kardiopulmonale Beschwerden.

Die Fabry-Krankheit wird **X-chromosomal rezessiv** vererbt. Hemizygot betroffene Männer sind schwerer betroffen und erkranken früher als Frauen. Die Erkrankung verläuft progredient, und die Betroffenen weisen eine signifikant reduzierte Lebenserwartung auf. Durch renale, kardiovaskuläre oder zerebrovaskuläre Komplikationen versterben Männer im Mittel mit 58 Jahren und Frauen mit 75 Jahren. Das mittlere Manifestationsalter liegt bei männlichen Patienten zwischen 3 und 10 Jahren, bei weiblichen Betroffenen zwischen 6 und 15 Jahren.

Die Fabry-Erkrankung kann in zwei Formen unterteilt werden:

- den klassischen Phänotyp, der von Kindheit an besteht und mehrere Organsysteme befällt, und
- die nichtklassische Form, die im mittleren Lebensalter auftritt und einen milderen Verlauf mit nur vereinzelter Organbeteiligung aufweist.

Bei der klassischen Form liegt die AGLA-Aktivität bei Männern oft unter 1 % des Normalwertes, wohingegen bei der nichtklassischen milderen Form Männer eine AGLA-Aktivität zwischen 1 und 30 % aufweisen. In der

Klinik ist die mildere Form differenzialdiagnostisch oft noch schwerer zu identifizieren, da wegweisende Symptome wie Akroparästhesien oder Angiokeratome fehlen können.

MERKE

Der Morbus Fabry zeigt eine hohe klinische Variabilität und wird als **Chamäleonkrankheit** bezeichnet. Männer weisen oft einen schweren Verlauf auf, Frauen eine hohe Variabilität der Symptome.

Klinisches Bild

Erste Symptome manifestieren sich bei Fabry-Patienten meist in Form von **Schmerzen** und Parästhesien in den Akren, chronischen Gelenkschmerzen sowie Hitzeempfindlichkeit infolge von **Schweißsekretionsstörungen.** Weitere Frühsymptome können Schädigungen des Vestibularorgans, Hörminderung und Tinnitus sein. Die Mehrheit der Symptome tritt bereits in der Kindheit oder Adoleszenz auf; viele Kinder klagen schon frühzeitig über unspezifische gastrointestinale Beschwerden.

Zusätzliche Manifestationen, die den Patienten keine Beschwerden bereiten, jedoch diagnostisch oft wegweisend sein können, sind **Angiokeratome** und unspezifische Teleangiektasien der Haut. Ophthalmologisch fällt schon frühzeitig eine Hornhauttrübung auf, die für die Krankheit typische Verwirbelungen auf der Korneaoberfläche zeigt.

In labormedizinischen Untersuchungen weisen Fabry-Patienten zumeist ein unspezifisches anämisches Blutbild auf. Urinuntersuchungen ergeben häufig eine **Proteinurie.** Bei Kindern weisen bereits 18 % der Fabry-Betroffenen pathologische Proteinwerte im Urin auf. Die Nephropathie gilt als prognostisch ungünstig. Bei Untersuchungen des Herzens können bereits im Kindesalter eine **Kardiomyopathie** mit einer linksventrikulären Hypertrophie und/oder andere Herzrhythmusstörungen gesehen werden. Neurologische Warnsymptome, die an einen Morbus Fabry denken lassen sollten, sind TIAs und ischämische **Schlaganfälle** in jungem Alter.

Die Symptome der Fabry-Krankheit ändern sich im Verlauf von der Kindheit zum Erwachsenenalter

(> Abb. 13.1). Oft können auch nur einzelne Organmanifestationen im Vordergrund stehen. Insgesamt ist die Variabilität der klinischen Manifestationen bei Frauen größer als bei Männern.

1. **Schmerzen:** Neuropathischer Schmerz ist das häufigste Symptom bei Fabry-Patienten. Schmerzen können als **Akroparästhesien** mit andauerndem Brennen, Kribbeln oder Taubheit an den Extremitäten bestehen oder anfallsartig in Form von Schmerzkrisen als stechende und brennende Schmerzen auftreten. Auslöser der sogenannten **Fabry-Krisen** können Temperaturveränderungen, körperliche Aktivität, psychischer Stress, Alkohol oder interkurrente Erkrankungen sein. Ursache der Schmerzen ist die Schädigung peripherer Nerven durch die Akkumulation des nicht abbaubaren Stoffwechselzwischenprodukts Gb3. Vor allem unmyelinisierte Nervenfasern, die für die Schmerzvermittlung verantwortlich sind, werden frühzeitig durch axonale Degeneration geschädigt.

   Das Leitsymptom der Schmerzen ist zudem auch ein Frühsymptom der Erkrankung und besteht schon bei 60 % der Patienten im Kindesalter. Oft werden diese jedoch als Wachstumsschmerzen fehlinterpretiert und nicht weiter diagnostisch verfolgt.

   Im Erwachsenenalter werden Prävalenzen bei Männern von 33–80 % und bei Frauen von 25–70 % angegeben.

2. **Angiokeratome der Haut:** Angiokeratome sind kleine, rötlich-violette Papeln, die meist in Gruppen auftreten – bevorzugt gluteal, skrotal, an den Oberschenkel sowie an Händen, Füßen und Schleimhäuten (> Abb. 13.2c). Im Laufe des Lebens nehmen die Angiokeratome zahlenmäßig zu und können in allen Regionen der Körperoberfläche auftauchen. Bei Männern treten Angiokeratome mit einer Prävalenz von 66 % auf, bei Frauen zu 36 %.

3. **Dyshidrose:** Fabry-Patienten leiden an einer verminderten Schweißsekretion, die zu einer Hitze- und Kälteintoleranz führt. In warmer Umgebung oder bei körperlicher Anstrengung kann dies zu Fieber mit vegetativen Symptomen wie Schwindel

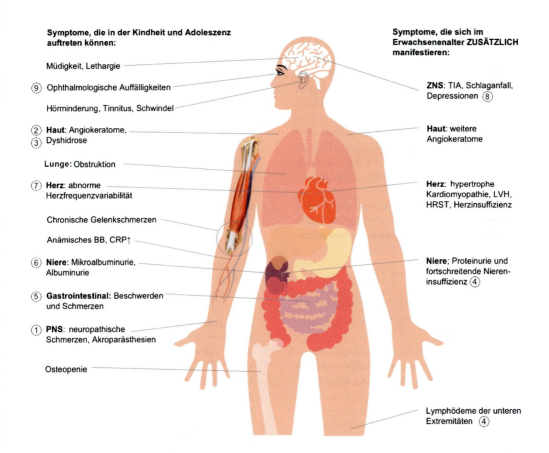

Symptome, die in der Kindheit und Adoleszenz auftreten können:

Müdigkeit, Lethargie

⑨ Ophthalmologische Auffälligkeiten

Hörminderung, Tinnitus, Schwindel

② **Haut**: Angiokeratome,
③ Dyshidrose

Lunge: Obstruktion

⑦ **Herz**: abnorme
Herzfrequenzvariabilität

Chronische Gelenkschmerzen

Anämisches BB, CRP↑

⑥ **Niere**: Mikroalbuminurie,
Albuminurie

⑤ **Gastrointestinal**: Beschwerden
und Schmerzen

① **PNS**: neuropathische
Schmerzen, Akroparästhesien

Osteopenie

Symptome, die sich im Erwachsenenalter ZUSÄTZLICH manifestieren:

ZNS: TIA, Schlaganfall,
Depressionen ⑧

Haut: weitere
Angiokeratome

Herz: hypertrophe
Kardiomyopathie, LVH,
HRST, Herzinsuffizienz

Niere; Proteinurie und
fortschreitende Nieren-
insuffizienz ④

Lymphödeme der unteren
Extremitäten ④

Abb. 13.1 Typische Merkmale und Symptome der Fabry-Erkrankung in der Kindheit und im Erwachsenenalter [P240/P493]

und Erbrechen führen. Selten kann neben der Hypo- oder Anhidrose auch eine Hyperhidrose bei Patienten vorliegen. Die Ursache wird in einer Dysfunktion des vegetativen Nervensystems und/oder Gb3-Ablagerungen in Schweißdrüsen vermutet.

4. **Lymphödeme:** Im Erwachsenenalter leiden Fabry-Patienten meist an Lymphödemen in den Händen und Füßen, welche die Akroparästhesien der Akren zusätzlich verschlimmern können. Bei männlichen Patienten treten Lymphödeme zu 25 % in Erscheinung, bei Frauen zu 17 %.

5. **Gastrointestinaltrakt:** Abdominalbeschwerden sind nach den Akroparästhesien das zweithäufigste Symptom der Fabry-Erkrankung und werden von über der Hälfte der Patienten im Verlauf beschrieben. Zumeist werden unspezifische Beschwerden wie Völlegefühl, Verdauungsstörungen und Bauchkrämpfe angegeben. Weiterhin können auch Diarrhö, Obstipation, Übelkeit und Erbrechen auftreten. In einigen Fallstudien sind Gastrointestinalschmerzen das alleinige Symptom bei Fabry-Patienten.

6. **Niere:** Pathologische Nierenwerte sind oft die ersten objektivierbaren Laborparameter bei Fabry-Patienten. Es zeigt sich eine (Mikro-)Proteinurie als frühestes Anzeichen einer Nierenbeteiligung, die schon bei 10 % der Fabry-Patienten im Kindesalter nachweisbar ist. Im Mittel zeigen sich klinische Symptome einer Nephropathie mit 20 Jahren und in der Folge eine terminale Niereninsuffizienz mit 38 Jahren. Die Nephropathie manifestiert sich bei 71 % der Männer und bei 39 % der Frauen, die oftmals einen späteren und milderen Verlauf der Nierenbeteiligung aufweisen.

Neben der eingeschränkten Nierenfunktion können im Urin von Fabry-Patienten charakteristisch aussehende **Mulberry-Körperchen** in der polarisierten Lichtmikroskopie sichtbar sein (➤ Abb. 13.2d).

MERKE

Bei unklarer Mikroalbuminurie oder Proteinurie sollte ein Morbus Fabry ausgeschlossen werden.

7. **Herz:** Etwa die Hälfte der Fabry-Patienten entwickelt ab dem Erwachsenenalter eine Kardiomyopathie. Bei Herzuntersuchungen ist als führender Befund eine linksventrikuläre Hypertrophie (LVH, meist konzentrische Form) festzustellen. Im Kindesalter zeigen 35 % der Fabry-Betroffenen eine LVH ohne systolische oder diastolische Dysfunktion. Als erstes Frühsymptom tritt oftmals eine **eingeschränkte Herzfrequenzvariabilität** auf („Roboterherz"). Im Erwachsenalter ist bei fortgeschrittenen Kardiomyopathien zusätzlich eine **intramyokardiale Fibrose** festzustellen. In den EKG-Ableitungen fallen häufig Veränderungen mit Arrhythmien, Palpitationen und Tachykardie auf. Weiterhin können prominente Papillarmuskeln und Klappendysfunktionen (v. a. der Mitralklappe) auftreten. Komplikationen im Rahmen der kardialen Manifestation zählen zu den Haupttodesursachen.

8. **Schlaganfall, transitorische ischämische Attacken (TIA):** Im Gegensatz zu den oben beschriebenen Beschwerden zeigen Frauen eine höhere Prävalenz, eine TIA oder einen Schlaganfall zu erlei-den (27 % vs. 12 % bei Männern). Das mittlere Alter, einen ischämischen Insult zu erleiden, beträgt bei Männern 34 Jahre, bei Frauen 54 Jahre. In retrospektiven Analysen wurde festgestellt, dass bei Schlaganfallpatienten < 55 Jahren 4,9 % der Männer von einer Fabry-Erkrankung betroffen sind. Nicht selten kann ein ischämischer Insult die Erstmanifestation eines Morbus Fabry darstellen: 50 % der männlichen und 38 % der weiblichen Patienten erlitten ihren ersten Schlaganfall vor Diagnosestellung des Morbus Fabry. In MRT-Untersuchungen bei Fabry-Patienten fanden sich Läsionen der weißen Substanz sowie ein gestörter zerebraler Blutfluss in Form einer „small vessel disease" in Basalganglien, Thalamus, periventrikulären Regionen und im Hirnstamm. In 30 % d. F. wurden Signalveränderungen im Pulvinar thalami festgestellt (MRT in der T1-Wichtung).

Weiterhin wegweisend auf eine Fabry-Erkrankung in der Bildgebung ist eine **Ektasie der A. basilaris,** die als potenzielles Screeninginstrument diskutiert wird.

9. **Augen:** Bei vielen Fabry-Patienten lassen sich schon frühzeitig Veränderungen der Cornea, der Linse und der Gefäße in der Konjunktiva und Retina erkennen. Diese führen zu keiner Einschränkung des Sehvermögens. Charakteristisch für den Morbus Fabry ist eine Hornhauttrübung in Form einer **Cornea verticillata** (➤ Abb. 13.2a). Dies sind wirbelartige Ablagerungen im Hornhautepithel, die bei 40–90 % der Patienten zu beobachten sind. Außer von einem Morbus Fabry kann die Cornea verticillata auch durch die Medikamente Amiodaron und Chloroquin verursacht sein. Ein weiteres charakteristisches Merkmal im Augenhintergrund sind stark geschlängelte Gefäße, eine sogenannte Tortuositas vasorum (➤ Abb. 13.2b). Alle oben beschriebenen Merkmale lassen sich leicht nichtinvasiv mit einer Spaltlampe diagnostizieren. Studien konnten eine Korrelation zwischen der Prävalenz von Augenveränderungen und der Krankheitsschwere nachgewiesen werden.

10. **Weitere Manifestationen:** An Sinnesorganen können neben den Augen auch die Ohren betroffen

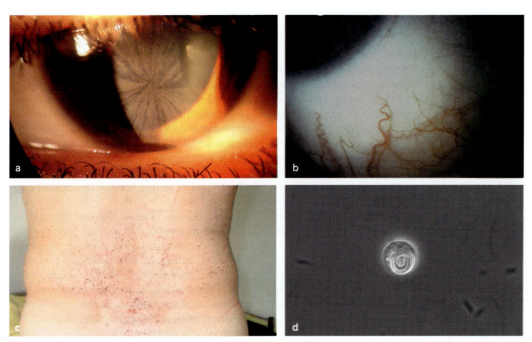

Abb. 13.2 Typische klinische Zeichen des Morbus Fabry:
a) Cornea verticillata eines Fabry-Patienten (Burlina et al. 2011) [F1000-001]
b) Verstärkte Gefäßzeichnung mit Tortuositas vasorum der konjunktivalen Gefäße, kann im Augenhintergrund auftreten (Pitz et al. 2015) [F715-002]
c) Typische Angiokeratome (Mehta et al. 2010) [F1001-001]
d) Mulberry-Körperchen in der Urinanalyse eines Fabry-Patienten (Honda et al. 2016) [F1002–001]

sein. Fabry-Patienten erleiden häufig einen senso-rineuralen Hörverlust in den hohen Frequenzen. In jungen Jahren kann auch ein Tinnitus bestehen. Werden im Zuge der differenzialdiagnostischen Überlegungen weitere Untersuchungsmethoden erwogen, kann in einer Lungenfunktionsdiagnostik eine obstruktive Atemwegsstörung auffallen und in der Knochendichtemessung eine mögliche Osteo-penie erkannt werden. In labormedizinischen Untersuchungen weisen Fabry-Patienten zumeist ein unspezifisches anämisches Blutbild mit erniedrig-tem Hämoglobinspiegel auf. Der CRP-Spiegel kann erhöht sein, und es können auffällige Parameter im Rahmen einer Nephropathie oder Herzinsuffizienz vorliegen.

MERKE

Bei welchen Symptomen sollte an einen Morbus Fabry gedacht werden?

- Akroparästhesien, brennende Schmerzen in Extremitä-ten, oft schubförmig in Form von Fabry-Krisen als Re-aktion auf Temperaturveränderungen, körperliche Ak-tivität oder Stress
- Schubförmige Symptomatik und Überempfindlichkeit auf wärmere Temperaturen mit Schmerzen, Schwin-del, Abgeschlagenheit
- Proteinurie oder eingeschränkte Nierenfunktion unkla-rer Genese im Alter von < 55 Jahren
- Schlaganfälle in jungem Alter
- Konsiliarische Befunde:
  - Dermatologie: Angiokeratome
  - Neuroradiologie: Basilarisektasie
  - Ophthalmologie: Cornea verticillata

Untersuchungen

Der diagnostische Nachweis für die Fabry-Krankheit erfolgt für Männer und Frauen unterschiedlich. Bei Männern wird zur Basisuntersuchung die **labormedizinische Testung der α-Galaktosidase A (AGLA)** in Leukozyten einer Blutprobe empfohlen. Liegt die Enzymaktivität im Normbereich von über 24 %, gilt bei Männern ein Morbus Fabry als ausgeschlossen. Bei erniedrigter Enzymaktivität sollte zur Diagnosesicherung anschließend eine **molekulargenetische Analyse des α-Galaktosidase A-Gens** (*GLA*-Gen) erfolgen. Eine Bestimmung von Gb3 und lyso-Gb3 im Urin und in Gewebebiopsien z. B. der Niere kann Hinweise auf einen Morbus Fabry liefern, bietet jedoch keine ausreichende Evidenz für eine Diagnosestellung.

Bei Frauen, die ein mutiertes und ein intaktes *GLA*-Gen aufweisen, hat die AGLA-Aktivität nur eine sehr eingeschränkte Aussagekraft. Für den diagnostischen Nachweis eines Morbus Fabry ist bei Frauen immer eine molekulargenetische Untersuchung notwendig. Es ist nachgewiesen worden, dass 20–30 % der Frauen mit krankheitsverursachenden Mutationen eine normale AGLA-Aktivität im Blut aufweisen können. Außerdem sind bei Frauen einige Mutationen, die bei Männern als pathogen angesehen werden, nicht obligat krankheitsverursachend.

MERKE

Bei Verdacht auf einen Morbus Fabry ist bei Männern eine labormedizinische Testung der AGLA im Serum wegweisend. Zur Sicherung der Diagnose sollte eine anschließende molekulargenetische Testung erfolgen.
Bei Frauen muss immer eine molekulargenetische Analyse des *GLA*-Gens zur Diagnosestellung durchgeführt werden.

Im Anschluss an eine bestätigte Morbus-Fabry-Diagnose sollte gemäß dem Gendiagnostikgesetz das Angebot einer **humangenetischen Beratung** für männliche und weibliche Betroffene erfolgen. Meist sind die Mutationen im *GLA*-Gen „private", d. h. familienspezifische Mutationen. Daher kommen bei Patienten viele unterschiedliche Mutationen vor; auch Neumutationen sind bekannt. Es sollte ein individueller familienspezifischer Nachweis der krankheitsrelevanten Mutation erfolgen. Eine Typisierung auf die nachgewiesene Mutation sollte im Anschluss interessierten Familienangehörigen angeboten werden. Voraussetzung der molekulargenetischen Typisierung ist eine entsprechende Aufklärung und die schriftliche Einwilligung des Patienten. Bei asymptomatischen Risikopersonen müssen die genetische Beratung und eine angemessene Bedenkzeit vor der Typisierung gewährt werden.

Weitere Untersuchungen bei bestätigtem Morbus Fabry

Bei bestätigter Fabry-Diagnose sollte der Patient für eine Eingangsuntersuchung an ein erfahrenes Zentrum überwiesen werden. Die Untersuchungen dienen zur klinischen Einschätzung des Erkrankungsgrades der typischerweise betroffenen Organe und Organsysteme. Folgende Eingangsuntersuchungen sind indiziert:

- **Nieren:** Die prognostisch ungünstige Fabry-Nephropathie sollte mithilfe ausgedehnter Diagnostik erkannt werden. Eine Nierenbiopsie ist nur bei Verdacht auf eine Zweiterkrankung sinnvoll und nicht empfohlen zur Diagnosesicherung und Verlaufskontrolle eines Morbus Fabry.
- **Herz:** Mithilfe eines EKGs sollte nach Repolarisationsstörungen, Hypertrophiezeichen, verkürzten PQ-Intervallen und malignen Herzrhythmusstörungen gesucht werden. Eine Kardioechografie dient zur Quantifizierung der systolischen und diastolischen Herzfunktion. Bei fortgeschrittenem Verlauf und dem Verdacht einer Replacementfibrose des Myokards kann diese mithilfe einer MRT aufgedeckt werden.
- **Nervensystem:** Mithilfe eines cMRT können Läsionen im Gehirn gesehen werden. Ein besonderer Fokus der klinischen Untersuchungen sollte auf vaskulären Symptomen und einer Involvierung des autonomen Nervensystems liegen. Doppler- und Duplexsonografien können in einigen Fällen makroangiopathische Gefäße aufzeigen oder die bei Fabry-Patienten typischen Intima-Media-Verdickungen nachweisen. Bei vielen Patienten ist zudem eine Basilarisektasie nachweisbar.

- **Gastrointestinales System:** Orientierend an den Leitlinien bei Abdominalschmerzen kann auch bei Fabry-Patienten eine Diagnostik mithilfe folgender Untersuchungsmethoden eingeleitet werden: transabdominaler Ultraschall, Gastroskopie (ÖGD mit Biopsien), Koloskopie (mit Biopsien), ggf. weiterführend H_2-Atemtest oder Kapselvideoendoskopie. Nicht selten sind bei Fabry-Patienten trotz ausgeprägter gastrointestinaler Beschwerden alle durchgeführten Untersuchungen ohne Befund.
- **Ohren:** Bei Beschwerden sollte eine HNO-ärztliche Untersuchung mit Hör- und ggf. Tinnitusdiagnostik sowie einer Prüfung des Vestibularapparats eingeleitet werden.
- Eine **Bewertung der Schmerzintensität und Lebensqualität** kann mithilfe von standardisierten Fragebögen erfolgen. Dazu kommen folgende Fragebögen in Betracht: BPI (Schmerzfragebogen), WHO5 (Depressionsfragebogen), SF-36 (Gesundheitsfragebogen zur Erhebung der Lebensqualität; sehr umfangreich). Der Morbus Fabry ist eine multisystemische Krankheit mit chronischen Beschwerden und Schmerzen, langer Diagnosedauer und verkürzter Lebenserwartung, die mit einem erhöhten Risiko für affektive Störungen einhergeht. Fast die Hälfte aller Fabry-Patienten leidet unter einer klinisch manifesten Depression.

Anschließende Follow-up-Untersuchungen sollten nur von klinisch relevanten Organfunktionsstörungen erfolgen. Hierzu zählen insbesondere die Nephropathie sowie kardiale und zerebrovaskuläre Erkrankungen oder eine Small-Fiber-Polyneuropathie. Die Nierenfunktion sollte anhand von Kreatininspiegeln, GFR, Albuminurie und Blutdruckmessungen alle 12 Monate unabhängig von symptomatischen Beschwerden kontrolliert werden. Sollten weitere Organsysteme betroffen sein, empfehlen sich Kontrolluntersuchungen alle 12 Monate. Ansonsten ist eine Kontrolle alle 24 Monate ausreichend.

Die gesundheitsbezogene Lebensqualität sollte bei Kindern und Erwachsenen als ergänzendes Monitoring-Instrument regelmäßig erfasst werden.

Therapiemaßnahmen

Seit 2001 steht als kausale Behandlungsoption eine **Enzymersatztherapie** („enzyme replacement therapy", ERT) zur Verfügung. Das gentechnologisch hergestellte AGLA-Enzym kompensiert den Mangel an AGLA und muss lebenslang alle 14 Tage i. v. verabreicht werden. Als ERT existieren zwei zugelassene Präparate: **Agalsidase alfa** (Repagal®) und **Agalsidase beta** (Fabrazyme®), die sich in der Herstellungsweise und in der zu verabreichenden Dosis unterscheiden. In Studien konnte belegt werden, dass die ERT klinisch wirksam ist und die Lebensqualität im Hinblick auf die Schmerzsymptomatik sowie die Nieren- und Herzfunktion verbessert. Eine frühzeitige Therapieeinleitung kann die normale Organfunktion länger aufrechterhalten und die Progression von irreversiblen Organschäden und die damit verbundenen lebensbedrohlichen Komplikationen aufhalten. Therapiestudien zeigen die Abnahme des Stoffwechselzwischenprodukts Gb3 im Plasma und Urin sowie eine Reduktion von Gb3-Ablagerungen in den Gefäßen von Niere, Herz und Haut.

Auch eine Linderung der neuropathischen Schmerzen durch die ERT konnte in einigen Studien nachgewiesen werden. Die Schmerzlinderung gelingt v. a. bei frühzeitiger Therapieeinleitung. Es wird vermutet, dass eine progrediente Schädigung peripherer Nerven durch Gb3-Ablagerungen mithilfe einer frühzeitigen Reduktion der Ablagerungen durch die ERT aufgehalten werden kann. Bei einem fortgeschrittenen Stadium sind die Nervenenden irreversibel geschädigt, und Studien zeigen einen verminderten Schmerzlinderungseffekt durch die ERT.

Da vom Auftreten der ersten Symptome bis zur Diagnosestellung bei Fabry-Patienten oft mehr als 10 Jahre vergehen, erhält die Mehrheit der Patienten bislang keine frühzeitige ERT.

Bei einem Vergleich der zugelassenen ERTs können beide Präparate empfohlen werden, um Organkomplikationen im Rahmen eines Morbus Fabry präventiv zu verhindern. In neueren Studien konnte gezeigt werden, dass Patienten, die mit Agalsidase alfa behandelt wurden, einen größeren klinischen Nutzen hatten als mit Agalsidase beta behandelte Patienten. Agalsidase beta zeigte wiederum eine signifikant geringere Inzidenz an zerebrovaskulären Ereignissen als Agalsidase alfa. Insgesamt ist es aufgrund der Seltenheit der Erkrankung schwierig, valide Studiendaten zu erheben. Daten werden daher meist retrospektiv aus Umfragen wie dem Fabry Outcome Survey ermittelt.

Die Indikation zur ERT ist bei bestätigter Fabry-Diagnose mit körperlichen Beschwerden (v. a. Schmerzen) oder Organfunktionseinschränkungen immer gegeben. Die ERT sollte möglichst frühzeitig und unabhängig vom Alter und Geschlecht lebenslang verabreicht werden. Ohne Unterschiede bei Männern, Frauen, Kindern und Schwangeren weist die ERT eine gute Verträglichkeit auf. Die häufigsten unerwünschten Ereignisse sind Infusionsreaktionen, Kopfschmerzen, Parästhesien, Hitzewallungen, Fieber, Übelkeit und Müdigkeit. Diese treten meist nur in den ersten 3 Monaten der ERT auf.

MERKE

Die ERT kann das Fortschreiten der Erkrankung aufhalten. Die Therapie kann bei Kindern und während der Schwangerschaft eingesetzt werden.

Im Jahr 2006 wurde das Medikament Galafold® mit dem Wirkstoff **Migalastat** als Orphan-Arzneimittel für Fabry-Patienten mit bestimmten Mutationen im *GLA*-Gen zugelassen. Der Wirkmechanismus des Medikaments beruht auf der Bindung an bestimmte instabile Formen der AGLA und der damit verbundenen Stabilisierung des Enzyms. Galafold® wird alle 2 Tage oral eingenommen und ist für Patienten ab 16 Jahren zugelassen. In Studien wurde bisher nur die Nierenfunktion untersucht, die sich im gleichen Rahmen wie bei der ERT verbesserte. Die Gb3-Ablagerungen konnten insgesamt nicht nachweislich reduziert werden.

Weiteres Prozedere

Die Therapie sollte nach Diagnosestellung rasch eingeleitet werden, um die Beschwerden zu mildern und dauerhafte Organschäden zu vermeiden. Zu Beginn wird die ERT alle 14 Tage i. v. in einer Klinik oder einem spezialisierten Fabry-Zentrum verabreicht. Nachdem die Patienten mehr als sechs ERT-Behandlungen

erhalten haben, ohne dass Nebenwirkungen aufgetreten sind, kann eine Heiminfusionstherapie durchgeführt werden.

Neben der ERT sollten Patienten mit Morbus Fabry eine individuelle Begleittherapie der Organmanifestationen und Symptome erhalten.

Beim Vorliegen einer **Proteinurie und/oder Hypertonie** ist eine Zusatztherapie wie bei anderen chronischen Nierenerkrankungen zu empfehlen. Zur Stabilisierung der Nierenfunktion und Reduktion der Proteinurie können z. B. ACE-Hemmer (nach Ausschluss einer Nierenarterienstenose) oder AT2-Blocker (Sartane) eingesetzt werden. Die terminale Niereninsuffizienz kann eine Dialyse oder sogar eine Transplantation notwendig machen.

Zur Behandlung der **neuropathischen Schmerzen** hat sich der Einsatz von Gabapentin oder Carbamazepin sowie trizyklischer Antidepressiva bewährt. Insbesondere während der (fieberhaften) Fabry-Krisen können die o. g. Medikamente noch durch NSAR oder Opioide ergänzt werden.

Eine neurologische Zusatztherapie ist bei **rekurrierenden TIAs oder Schlaganfällen,** die bei etwa 25 % der Fabry-Patienten auftreten, indiziert. Hier sollte eine konsequente Schlaganfallprophylaxe mit Thrombozytenaggregationshemmern und Behandlung einer vorliegenden Hypertonie sowie weitere sekundärpräventive Maßnahmen eingeleitet werden (Nikotinabstinenz, körperliche Aktivität, Statinbehandlung u. a.).

Eine kardiologische Zusatztherapie ist bei jedem Patienten mit Morbus Fabry und einer **Kardiomyopathie** indiziert. ACE-Hemmer können bei einer Myokardhypertrophie eingesetzt werden; tachykarde Rhythmusstörungen sind mithilfe von Betablockern zu behandeln. Hierbei sollte ein gutes Monitoring erfolgen, da insbesondere Fabry-Patienten unter der oben beschriebenen Medikation vermehrt zu Hypotension und Bradykardien neigen. Bei bradykarden Rhythmusstörungen kann eine Schrittmachertherapie notwendig werden. Beim Auftreten von Herzrhythmusstörungen ist zu beachten, dass eine Wechselwirkung zwischen der ERT und Amiodaron bekannt ist.

Fabry-Patienten können unter pektanginösen Beschwerden leiden. Diese sind oft nicht auf eine KHK, sondern auf eine „small vessel disease" zurückzuführen. Zur Behandlung können nach Ausschluss einer KHK Nitropräparate oder niedrig dosierte Kalziumantagonisten eingesetzt werden.

Komplikationen

Patienten, die an Morbus Fabry erkrankt sind, weisen eine signifikant schlechtere Lebensqualität sowie eine verkürzte Lebenserwartung auf. Die häufigsten Komplikationen kommen durch Niereninsuffizienz, plötzlichen Herztod (maligne HRST) oder Schlaganfall zustande.

Zusammenfassung

Der Morbus Fabry ist eine seltene X-chromosomal-rezessiv übertragene Erkrankung und zählt zu den lysosomalen Sphingolipidosen. Durch einen Mangel des Enzyms α-Galaktosidase A kommt es zur Akkumulation von Stoffwechselzwischenprodukten, die nicht weiter abgebaut werden können, sich ansammeln und zur Erkrankung vieler Organsysteme führen. Dies ist der Grund für eine in Bezug auf Organbeteiligung, Erkrankungsalter und Schweregrad der einzelnen Symptome hohe klinische Variabilität, welche die Diagnose so schwierig macht und dem Untersucher ein breites differenzialdiagnostisches Spektrum liefert. Bis zur Diagnosestellung dauert es meist mehr als 10 Jahre. Bekannt ist bisher, dass eine Enzymersatztherapie das Fortschreiten der Erkrankung aufhalten kann und den größten Nutzen bei frühzeitiger Therapieeinleitung erbringt. Insbesondere Schmerzen und Akroparästhesien, welche die Lebensqualität der Patienten enorm verschlechtern, sind häufig durch eine frühzeitige Therapie kontrollierbar.

Frühsymptome manifestieren sich bei Fabry-Patienten meist in Form von brennenden Schmerzen und Akroparästhesien, chronischen Gelenkschmerzen sowie Hitzeempfindlichkeit infolge von Schweißsekretionsstörungen. Weitere Symptome können unspezifische gastrointestinale Schmerzen, Herzrhythmusstörungen, Tinnitus, Angiokeratome oder eine Hornhauttrübung sein. Patienten mit Proteinurie oder eingeschränkter Nierenfunktion unklarer Genese und einem Alter von < 55 Jahren sollten immer auf das Vorliegen eines Morbus Fabry abgeklärt werden. Spätsymptome eines Morbus Fabry sind eine Kardiomyopathie, Nephropathie mit Niereninsuffizienz und zerebrovaskuläre Läsionen mit Schlaganfällen/TIAs. Die Mehrheit der Symptome tritt bereits in der Kindheit oder Adoleszenz auf; Jungen oder Männer sind meist stärker betroffen.

Die Sicherung der Diagnose erfolgt bei Männern mithilfe einer labormedizinischen Testung der Enzymaktivität im Serum. Bei Frauen muss immer eine molekulargenetische Analyse des GLA-Gens zur Diagnosestellung durchgeführt werden.

ADRESSEN UND ANSPRECHPARTNER
Kompetenzzentrum Morbus Fabry
Kerpener Str. 62
D-50937 Köln
Ansprechpartner: Prof. Dr. med. Thomas Benzing
Tel.: 0221/478–4480
E-Mail: nephrologie@uk-koeln.de

FAZIT – Fabry-Ambulanz der Medizinischen Universitätsklinik und Poliklinik I
Zentrum Innere Medizin (ZIM)
Oberdürrbacher Str. 6
D-97080 Würzburg
Tel.: 0931/201-397 14

QUELLEN

Buechner S, et al. Central nervous system involvement in Anderson-Fabry disease: a clinical and MRI retrospective study. J Neurol Neurosurg Psychiatry 2008; 79: 1249–1254.

Burlina AP, et al. Early diagnosis of peripheral nervous system involvement in Fabry disease and treatment of neuropathic pain: the report of an expert panel. BMC Neurol 2011; 11: 61.

Cole AL, et al. Depression in adults with Fabry disease: a common and under-diagnosed problem. J Inherit Metab Dis 2007; 30: 943–951.

Deegan PB. Natural history of Fabry disease in females in the Fabry Outcome Survey. J Med Genet 2005; 43: 347–352.

Desnick RJ, Wasserstein MP, Banikazemi M. Fabry disease (alpha-galactosidase A deficiency): renal involvement and enzyme replacement therapy. Contrib Nephrol 2001; 136: 174–192.

Deutsche Gesellschaft für Neurologie (DGN). Interdisziplinäre Leitlinie für die Diagnose und Therapie des Morbus Fabry. Stand: 2013; www.dgn.org/leitlinien/3153-interdisziplinaere-leitlinie-fuer-die-diagnose-und-therapie-des-morbus-fabry (letzter Zugriff: 19.9.2017).

Eng CM, et al. Fabry disease: Baseline medical characteristics of a cohort of 1765 males and females in the Fabry Registry. J Inherit Metab Dis 2007; 30: 184–192.

Eng CM, et al. Safety and efficacy of recombinant human α-galactosidase: a replacement therapy in Fabry's Disease. New Engl J Med 2001; 345: 9–16.

European Medicines Agency, Galafold. www.ema.europa.eu/docs/de_DE/document_library/EPAR_-_Summary_for_the_public/human/004059/WC500208437.pdf (letzter Zugriff: 19.9.2017).

Üceyler N, et al. Small fibers in Fabry disease: baseline and follow-up data under enzyme replacement therapy. J Peripher Nerv Syst 2011; 16: 304–314.

Fellgiebel A, et al. Basilar artery diameter is a potential screening tool for Fabry disease in young stroke patients. Cerebrovasc Dis 2011; 31: 294–299.

Germain DP, et al. Sustained, long-term renal stabilization after 54 months of agalsidase beta therapy in patients with Fabry disease. J Am Soc Nephrol 2007; 18: 1547–1557.

Hoffmann B, Reinhardt D, Koletzko B. Effect of enzyme-replacement therapy on gastrointestinal symptoms in Fabry disease. Eur J Gastroenterol Hepatol 2004; 16: 1067–1069.

Honda T, Komatsu E, Furuse S, Mise N. Fabry disease diagnosed based on the detection of urinary Mulberry bodies. Intern Med 2016; 55: 2903–2903; https://doi.org/10.2169/internalmedicine.55.7084 (letzter Zugriff: 27.11.2017).

Hopkin RJ, et al. Characterization of Fabry disease in 352 pediatric patients in the Fabry Registry. Pediatr Res 2008; 64: 550–555.

Hughes DA, et al. Response of women with Fabry disease to enzyme replacement therapy: comparison with men, using data from FOS-the Fabry Outcome Survey. Mol Genet Metab 2011; 103: 207–214.

Hughes DA, et al. Effects of enzyme replacement therapy on the cardiomyopathy of Anderson Fabry disease: a randomised, double-blind, placebo-controlled clinical trial of agalsidase alfa. Heart 2008; 94: 153–158.

Kraya T, Gaul C. Fabry-Krankheit. In: Suttorp N et al. (Hrsg.), Harrisons Innere Medizin. Berlin: ABW-Verlag 2016.

Lidove O, et al. Fabry in the older patient: clinical consequences and possibilities for treatment. Mol Genet Metab 2016; 118: 319–325.

Linhart A, et al., on behalf of European FOS Investigators. Cardiac manifestations of Anderson-Fabry disease: results from the international Fabry Outcome Survey. Eur Heart J 2007; 28: 1228–1235.

MacDermot KD, Holmes A, Miners AH. Anderson-Fabry disease: clinical manifestations and impact of disease in a cohort of 98 hemizygous males. J Med Genet 2001; 38: 750–760.

Mehta A, et al. Fabry disease: a review of current management strategies. QJM 2010; 103: 641–659.

Mehta A, et al. Fabry disease defined: baseline clinical manifestations of 366 patients in the Fabry Outcome Survey. Eur J Clin Invest 2004; 34: 236–242.

Meikle PJ, et al. Newborn screening for lysosomal storage disorders. Southeast Asian J. Trop Med Public Health 1999; 30 (Suppl 2): 104–110.

Nguyen TT, et al. Ophthalmological manifestations of Fabry disease: a survey of patients at the Royal Melbourne Fabry Disease Treatment Centre. Clin Exp Ophthalmol 2005; 33: 164–168.

Orteu CH, et al., on behalf of the FOS Investigators. Fabry disease and the skin: data from FOS, the Fabry outcome survey. Br J Dermatol 2007; 157: 331–337.

Ortiz A, et al., on behalf of the Fabry Registry. Nephropathy in males and females with Fabry disease: cross-sectional description of patients before treatment with enzyme replacement therapy. Nephrol Dial Transplant 2008; 23: 1600–1607.

Pitz S, et al. Ocular signs correlate well with disease severity and genotype in Fabry disease. PLOS ONE 2015; 10: e0120814; https://doi.org/10.1371/journal.pone.0120814 (letzter Zugriff: 26.11.2017).

Ramaswami U, et al., FOS European Investigators. Clinical manifestations of Fabry disease in children: data from the Fabry Outcome Survey. Acta Paediatr 2006; 95: 86–92.

Ries M, et al. Enzyme-replacement therapy with agalsidase alfa in children with Fabry disease. Pediatrics 2006; 118: 924–932.

Ries M, et al. The early clinical phenotype of Fabry disease: a study on 35 European children and adolescents. Eur J Pediatr 2003; 162: 767–772.

Rolfs A, et al. Prevalence of Fabry disease in patients with cryptogenic stroke: a prospective study. Lancet 2005; 366: 1794–1796.

Schiffmann R, et al. Enzyme replacement therapy in Fabry disease: a randomized controlled trial. JAMA 2001; 285: 2743.

Sims K, et al. Stroke in Fabry disease frequently occurs before diagnosis and in the absence of other clinical events: natural history data from the Fabry Registry. Stroke 2009; 40: 788–794.

Wanner C, et al. Prognostic indicators of renal disease progression in adults with Fabry disease: natural history data from the Fabry Registry. Clin J Am Soc Nephrol 2010; 5: 2220–2228.

Whybra C, et al. A 4-year study of the efficacy and tolerability of enzyme replacement therapy with agalsidase alfa in 36 women with Fabry disease. Genet Med 2009; 11: 441–449.

Wilcox WR, et al., for the International Fabry Disease Study Group. Long-term safety and efficacy of enzyme replacement therapy for Fabry disease. Am J Hum Genet 2004; 75: 65–74.

Wraith JE, et al. Safety and efficacy of enzyme replacement therapy with agalsidase beta: an international, open-label study in pediatric patients with Fabry disease. J Pediatr 2008; 152: 563–570.

Fall 14

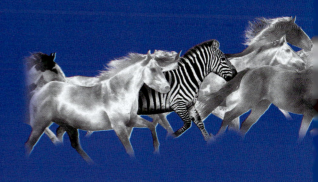

14

Grillfest mit Folgen

Lena Weiß

Anamnese

In Ihrer allgemeinmedizinischen Praxis stellt sich Klaus K. (47 Jahre) vor, der seit einigen Tagen an hohem Fieber und Muskelschmerzen leidet. Zunächst habe er einen grippalen Infekt vermutet. Auch andere Mitglieder der Familie hätten über ähnliche Symptome geklagt, sodass er sich keine Sorgen gemacht habe. Seit heute Morgen habe er jedoch eine Schwellung im Gesicht, v. a. im Bereich der Augen, festgestellt. Außerdem habe er Schmerzen, wenn er die Augen bewege.

Vor 14 Tagen habe er nach einem Grillfest in der Nachbarschaft für mehrere Tage Durchfall und starke Bauchschmerzen gehabt. Auf Nachfrage gibt Herr K. an, beim Grillfest Wildschweinwürstchen gegessen zu haben, die ein befreundeter Italiener aus seiner Heimatstadt mitgebracht hatte.

Ansonsten ist Herr K. gesund; es sind keine chronischen Erkrankungen bekannt. Er nimmt keine Medikamente ein; es ist Ihnen lediglich eine Allergie gegen Penicillin bekannt.

Untersuchungsbefund

47-jähriger Mann in infektbedingt reduziertem AZ und normalem EZ (185 cm; 82 kg; BMI 24,0). Blutdruck 130/80 mmHg; Puls 103/min; Temperatur 40,2 °C. Im Gesicht fällt ein periorbitales Ödem auf. Herz und Lunge sind auskultatorisch ohne pathologischen Befund. Das Abdomen ist weich und nicht druckschmerzhaft. Die Extremitäten sind bis auf Schmerzen beim Bewegungsversuch unauffällig. Die grob orientierende neurologische Untersuchung bleibt ebenfalls ohne pathologischen Befund; allerdings fallen hierbei schmerzhafte Augenbewegungen auf.

Laborbefund

Leukozyten 18,5 Tsd/µl; Eosinophile 43 %; Erythrozyten 5,0 Mio/µl; Hb 14,2 g/dl; Hkt 42 %; MCV 84 fl; MCH 29 pg; Thrombozyten 334 Tsd/µl; Natrium 139 mmol/l; Kalium 3,9 mmol/l; Kreatinin 0,82 mg/dl; CK 253 U/l; GOT (AST) 82 U/l; GPT (ALT) 25 U/l; GGT 31 U/l; IgE 1.486 IU/ml

Wie lautet Ihre Verdachtsdiagnose? An welche Differenzialdiagnosen müssen Sie denken?

Welches klinische Bild verursacht die Erkrankung?

Nennen Sie die Ursache der vorliegenden Erkrankung.

Wie ist die Epidemiologie dieser Erkrankung?

Welche Untersuchungen sind von Bedeutung?

Welche Therapiemaßnahmen sind bei der Erkrankung sinnvoll?

Welche Komplikationen der Erkrankung sind relevant?

Gibt es Präventionsmaßnahmen?

Wie ist das weitere Prozedere?

Verdachts-/Differenzialdiagnosen

Die Laborparameter des Patienten lassen mit einer ausgeprägten Eosinophilie und einer Erhöhung des Immunglobulins (Ig) E an einen parasitären Ursprung der Beschwerden denken. In Zusammenschau von Anamnese, klinischen Untersuchungsbefunden und Laborparametern kommt am ehesten eine **Trichinellose** in Betracht. Klassisch hierfür ist ein aus hohem Fieber, periorbitalem Ödem, Muskelschmerzen und Eosinophilie bestehendes Beschwerdebild. Typischerweise geht dieser Phase ein Intervall mit gastrointestinalen Beschwerden voraus. Da die Trichinellose jedoch sehr selten auftritt, sollten weitere Erkrankungen ebenfalls **differenzialdiagnostisch** bedacht werden.

Infektionskrankheiten

- **Influenza** (epidemische Grippe): Bei der „echten Grippe", verursacht durch das Influenza-Virus, kommt es zu hohem Fieber, verbunden mit Kopf-, Muskel- und Gliederschmerzen. Auch gastrointestinale Beschwerden treten gelegentlich auf. Typischerweise beginnt die Grippe jedoch schlagartig und geht meistens auch mit respiratorischen Symptomen (z. B. trockener Husten, Rhinitis, Laryngitis) einher. Laborchemisch findet sich eine Erhöhung von CRP und BSG, aber keine Eosinophilie.
- **Malaria:** Bei fieberhaften Erkrankungen sollte immer die Reiseanamnese des Patienten erfragt werden. Die Malaria wird von verschiedenen Plasmodienarten verursacht. Diese Parasiten sind v. a. in tropischen Regionen heimisch und lösen Fieber, Kopf- und Gliederschmerzen, aber auch Übelkeit, Durchfall und Erbrechen aus. Die Malaria wird durch den mikroskopischen Parasitennachweis mittels „Dickem Tropfen" oder Blutausstrich diagnostiziert.
- **Coxsackie-Virusinfektion:** Eine Infektion mit Coxsackie-A- oder -B-Viren führt zu fieberhaften Infekten, die mit gastrointestinalen Symptomen einhergehen können („Sommergrippe").
- **Askariasis:** Auch diese durch Spulwürmer verursachte Erkrankung kann selten grippeähnliche Symptome sowie Abdominalschmerzen und eine Eosinophilie verursachen. Die Diagnose wird im Frühstadium der Erkrankung serologisch oder durch Untersuchung des Sputums auf Larven gestellt. Im Verlauf der Infektion können auch Eier und Würmer im Stuhl festgestellt werden.
- **Strongyloidiasis:** Bei der Infektion mit dem Zwergfadenwurm kommt es ebenfalls zu gastrointestinalen Symptomen und einer hohen Eosinophilie. Die Diagnose wird serologisch oder durch Nachweis von Larven im Stuhl (PCR, mikroskopisch) gestellt.
- **Akute Bilharziose:** Eine Infektion mit *Schistosoma* spp. sollte in Betracht gezogen werden, wenn der Patient sich in einem Zeitraum von 3 Monaten vor Beginn der Symptomatik in Afrika, Südamerika oder Teilen Asiens aufgehalten hat. Im Frühstadium der Erkrankung (akute Schistosomiasis, Katayama-Syndrom) kann es zu Fieber, gastrointestinalen Symptomen, Ödemen, Myalgien und Eosinophilie kommen. Auch Durchfälle sind möglich. Die Erkrankung kann serologisch und frühestens > 3 Monate nach der Infektion mittels parasitologischer Stuhl- bzw. Urinuntersuchung nachgewiesen werden.
- **Legionärskrankheit:** Diese Erkrankung wird durch Legionellen hervorgerufen und führt zu Fieber und Myalgien. Auch Durchfall, Erbrechen und Kopfschmerzen können auftreten. In den meisten Fällen treten jedoch auch Atemwegsbeschwerden auf, zu einer Eosinophilie kommt es hingegen nicht.
- **Virales hämorrhagisches Fieber (VHF):** Bei entsprechender Reiseanamnese sollte auch an eine Form des VHF gedacht werden. Unterschiedliche Viren können in fast allen Regionen der Erde fieberhafte Infekte hervorrufen, die häufig mit Myalgien und Kopfschmerzen einhergehen. Diese Erkrankungen sind in Deutschland jedoch nicht endemisch und daher sehr selten. Häufig verlaufen sie fulminant.

Rheumatische Erkrankungen

- **IgA-Vaskulitis (Purpura Schönlein-Henoch):** Bei dieser autoimmunologischen Entzündung kleiner Blutgefäße, die manchmal nach Infekten auftritt, kommt es zunächst zu Fieber und unspezifischen Schmerzen. Im Verlauf tritt fast immer eine fühlbare (palpable) Purpura auf; häufig kommt es zu kolikartigen Bauchschmerzen, blutigem Stuhlgang und Erbrechen. Diese Erkrankung tritt jedoch überwiegend im Kindesalter auf.

- **Polymyositis:** Diese entzündliche Erkrankung der Skelettmuskulatur geht mit einer Myositis, Muskelschwäche und Myalgien einher und kann auch zu Fieber führen. Die Muskelenzyme CK, GOT und LDH sind hier wie bei der Trichinellose erhöht. Die Diagnostik erfolgt über den Nachweis spezifischer Antikörper.
- **Polyarteriitis nodosa:** Diese seltene rheumatische Erkrankung führt ebenfalls zu Fieber, Muskelschmerzen und kolikartigen Bauchschmerzen. Durch eine Beteiligung der Koronargefäße kommt es jedoch auch in 80 % d. F. zu Angina-Pectoris-Beschwerden; ebenfalls häufig sind polyneuropathische Beschwerden im Rahmen dieser Erkrankung, die gemäß ACR-Kriterien diagnostiziert wird.
- **Rheumatisches Fieber:** Bei dieser durch die Toxine von Streptokokken der Gruppe A verursachten Erkrankung kommt es zu hohem Fieber und wechselnden Gelenkschmerzen, die Muskelschmerzen ähneln können. Der Erkrankung geht jedoch stets eine Infektion mit A-Streptokokken voraus, z. B. eine Tonsillitis, Scharlach oder auch Haut- oder Weichteilinfektionen.

Klinisches Bild
Die klinische Symptomatik einer Infektion mit Trichinellen ist abhängig von der Anzahl der aufgenommenen Larven. Bei Infektion mit wenigen Larven verläuft sie asymptomatisch. Bei hoher Infektionsdosis lässt sie sich in zwei und in einigen Fällen in drei Phasen einteilen (➤ Tab. 14.1):

- In der **enteralen Phase** können Durchfälle und Bauchschmerzen, aber auch Verstopfung, Übelkeit und Erbrechen auftreten. Diese Phase beginnt wenige Tage nach der Infektion.
- Nach etwa 1 Woche beginnt dann die **Migrationsphase,** die von hohem Fieber, Myalgien, einer ausgeprägten Eosinophilie und einem periorbitalen oder fazialen Ödem gekennzeichnet ist. Auch Petechien, subunguale Blutungen und konjunktivale Hämorrhagien sind mögliche Symptome. Manchmal treten auch ein makulopapulöses Exanthem, trockener Husten, Kopfschmerzen oder Schluckstörungen auf. Nach 2–3 Wochen kommt es zur Myositis der betroffenen Muskulatur (s. u.). Dies führt zu Muskelschwellungen und -schwäche, die Bewegung der betroffenen Körperpartie (häufig äußere Augenmuskeln, die Muskulatur des Kiefers und des Halses, das Zwerchfell, der M. biceps und der untere Rücken) sind für den Betroffenen schmerzhaft und werden manchmal als Gelenkschmerzen fehlinterpretiert. Etwa 3 Wochen nach Beginn der Infektion erreichen die Symptome ihren Höhepunkt und bilden sich danach – häufig nur sehr langsam – zurück. Neben der ausgeprägten Eosinophilie (40–80 %) kommt es häufig zu einem Anstieg des IgE. Aufgrund des Befalls der Muskulatur steigen auch die Spiegel muskelspezifischer Enzyme wie der Kreatinkinase (CK), der Laktatdehydrogenase (LDH) und der Transaminase GOT (auch AST) an.

Tab. 14.1 Phasen im Verlauf der Trichinellose

Enterale Phase	Migrationsphase	Chronische Phase	Laborparameter
Diarrhö	Fieber	Parästhesien	Leukozytose
Bauchschmerzen	Periorbitales/faziales Ödem	Hypästhesien	Eosinophilie
Übelkeit	Petechien/Hämorrhagien	Schwitzen	CK ↑
Erbrechen	Muskelschmerzen	Verminderung der Muskelkraft	LDH ↑
Obstipation	Muskelschwäche		GOT ↑
	Dyspnoe/Dysphagie		IgE ↑

■ Im Verlauf der Erkrankung kann es auch zu einer fokalen neurologischen Symptomatik kommen, die durch einen Befall des zentralen Nervensystems verursacht wird. In dieser **chronischen Phase** sind mögliche Beschwerden auf die eingekapselten Larven zurückzuführen. Es kann zu anhaltenden Parästhesien, Hypästhesien und vermehrtem Schwitzen kommen. Ebenso sind verminderte Muskelkraft sowie neurologische Symptomatik möglich. Auch eine chronische Konjunktivitis kann infolge der Infektion auftreten.

MERKE
Bei Fieber, periorbitalem Ödem, Muskelschmerzen und Eosinophilie an Trichinellose denken!

Ursache
Die Trichinellose wird durch den Verzehr von nicht oder nicht ausreichend erhitztem Fleisch verursacht, das mit *Trichinella*-Larven kontaminiert ist. Im Magen werden die Larven durch die Verdauungsenzyme aus dem Muskelfleisch freigesetzt. Sie gelangen in den oberen Dünndarm, wo sie sich in Epithelzellen niederlassen und dort vier Reifungsstufen durchleben (➤ Abb. 14.1). So entwickeln sich innerhalb von 2 Tagen adulte, geschlechtsreife Würmer. Bereits 5–7 Tage nach der Infektion beginnen die begatteten Weibchen mit der Ablage neuer Larven. Erst nach mehreren Wochen (bis zu 3 Monaten) kann die Immunabwehr des Wirtes die Infektion abwehren; die adulten Würmer werden ausgeschieden.

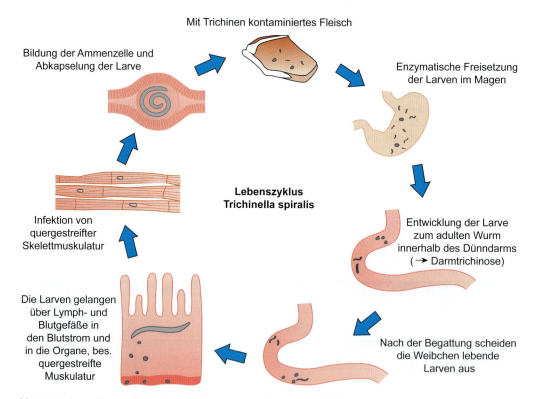

Mit Trichinen kontaminiertes Fleisch

Bildung der Ammenzelle und Abkapselung der Larve

Enzymatische Freisetzung der Larven im Magen

Lebenszyklus Trichinella spiralis

Infektion von quergestreifter Skelettmuskulatur

Entwicklung der Larve zum adulten Wurm innerhalb des Dünndarms (→ Darmtrichinose)

Die Larven gelangen über Lymph- und Blutgefäße in den Blutstrom und in die Organe, bes. quergestreifte Muskulatur

Nach der Begattung scheiden die Weibchen lebende Larven aus

Abb. 14.1 Lebenszyklus von *Trichinella* spp. Während der Entwicklung von *Trichinella* kommt es zum Organwechsel aus dem Gastrointestinaltrakt in die Muskulatur des Wirtes. [P240/L143]

Währenddessen gelangen die Larven über das Lymph- und Blutgefäßsystem in den Blutkreislauf des Wirtes. Von dort aus wandern sie in gut durchblutete Areale der quergestreiften Skelettmuskulatur ein. Bevorzugte Muskeln sind z. B. die äußeren Augenmuskeln, das Zwerchfell, die Muskulatur von Nacken, Oberarmen und Schultergürtel sowie die Kaumuskulatur. Durch diese Einwanderung der Larven in die Muskulatur kommt es zur Aktivierung einer Th2-Immunantwort. Es werden spezifische IgE-Antikörper gebildet und Zytokine (v. a. IL-5) freigesetzt, welche die Aktivierung von Eosinophilen bewirken. In den folgenden Wochen wird die betroffene Muskelzelle zu einer sog. **Ammenzelle** umgewandelt, in der die spiralförmig aufgerollten Larven mehrere Jahrzehnte überleben können. Nach einiger Zeit verkalken zunächst die Parasitenkapsel und anschließend (10 Jahre und länger) auch der Parasit selbst (➤ Abb. 14.2). Bei *T. pseudospiralis* und *T. papuae* kommt es hingegen nicht zur Verkapselung der Larven; sie bewegen sich bei diesen Arten frei durch die Muskulatur.

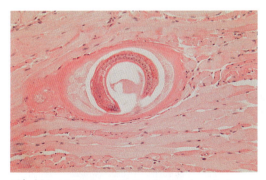

Abb. 14.2 *Trichinella spiralis:* eingekapselte Larve in der quergestreiften Muskulatur einer Maus [T948]

Epidemiologie

Bei der Trichinellose handelt es sich um eine weltweit verbreitete Erkrankung, die durch den Verzehr von rohem oder unzureichend erhitztem Fleisch übertragen wird. Innerhalb der Gattung *Trichinella* sind acht verschiedene Arten bekannt, die durch unterschiedliche Tierarten übertragen werden. Beim Menschen führt in den meisten Fällen der Verzehr von mit *T. spiralis* kontaminiertem Fleisch von Schweinen, Wildschweinen oder Pferden zur Infektion. In seltenen Fällen konnten jedoch auch Infektionen mit *T. nelsoni, T. nativa, T. murelli, T. britovi* und *T. pseudospiralis* nachgewiesen werden. Bis zum Beginn des 20. Jh. war die Trichinellose in Deutschland eine verbreitete Erkrankung. Erst durch die Einführung des Fleischbeschaugesetzes im Jahr 1900 und die seither verpflichtende Untersuchung von Fleisch auf Trichinen ging die Anzahl der Erkrankungen drastisch zurück. Mittlerweile gehört die Trichinellose in Deutschland zu den seltenen Erkrankungen. Zwischen 2001 und 2011 wurden dem RKI 63 Fälle übermittelt; meist kam es zu regionalen Ausbrüchen nach dem Verzehr von hausgeschlachteten Schweinen, Wildschweinfleisch oder importiertem (Wild-)Schweine- oder Pferdefleisch.

Für den Menschen relevantes Reservoir für Trichinen können jedoch je nach Region auch Vögel, Nager, Hunde, Bären oder Robben sein. Zuletzt kam es in Deutschland 2013 zu einem größeren Ausbruch von Trichinellose, als sich in Sachsen und Brandenburg 14 Menschen durch den Verzehr von roher Wildschweinwurst infizierten. Der größte Ausbruch der vergangenen Jahre ereignete sich 1982 in Bitburg, wo sich über 400 Menschen durch Rohwurst mit Trichinellose ansteckten. Auch in anderen europäischen Ländern kommt es trotz gesetzlicher Vorsorgemaßnahmen immer wieder zu regionalen Ausbrüchen der Erkrankung (z. B. 2014 in Belgien durch den Verzehr von importiertem Wildschweinfleisch oder 2016 in Süditalien, ebenfalls durch kontaminiertes Fleisch von Wildschweinen).

Untersuchungen

Den entscheidenden Hinweis auf das mögliche Vorliegen einer Trichinellose bringt in den meisten Fällen die ausgeprägte **Leukozytose** mit **Eosinophilie** in Zusammenschau mit der klinischen Symptomatik. Ein weiterer Hinweis kann die Erhöhung von **IgE, CK, LDH** und/oder **GOT** sein. Den wichtigsten labordiagnostischen Nachweis bietet frühestens 2 Wochen nach Infektion jedoch der **indirekte serologische Nachweis des Erregers.** Hierbei werden mittels ELISA oder Immunoblot IgM- oder IgG-Antikörper nachgewiesen, wobei bei manchen ELISAs eine hohe Kreuzreaktivität zu falsch positiven Ergebnissen führen kann.

In der klinischen Diagnostik kann auch eine **EKG-Veränderung** auffallen. Häufig sind v.a. T-Wellen-Veränderungen, Niedervoltage, Überleitungsstörungen, ST-Senkungen, aber auch infarktähnliche Veränderungen.

Nach der Falldefinition des RKI müssen mindestens zwei der folgenden fünf Kriterien zutreffen, um das klinische Bild einer akuten Trichinellose zu erfüllen: Durchfall, Eosinophilie, Fieber, Muskelschmerzen und ein periorbitales Ödem (➤ Tab. 14.2). Außerdem muss mindestens ein positiver labordiagnostischer Nachweis

erfolgen, und zwar entweder mittels **direktem Erregernachweis** durch den mikroskopischen Nachweis von *Trichinella*-Larven aus einer Muskelbiopsie des Erkrankten oder durch den indirekten serologischen Nachweis. Hierbei muss entweder ein einzelner deutlich erhöhter IgM-Antikörper-Nachweis erfolgen oder aber ein deutlicher Anstieg des IgG-Antikörper-Titers zwischen zwei Proben nachgewiesen werden. Zur epidemiologischen Bestätigung der Infektion führt abschließend entweder der Zusammenhang mit der Infektion anderer Menschen nach Verzehr derselben potenziell kontaminierten Lebensmittel oder der labordiagnostische Nachweis von *Trichinella*-Larven in den Resten eines Lebensmittels, das vom Erkrankten verzehrt wurde. In vielen Fällen lässt sich die Infektionsquelle nicht zweifelsfrei nachweisen, etwa weil alle kontaminierten Lebensmittel gegessen oder die Reste bereits entsorgt wurden.

Therapiemaßnahmen

- Bei Patienten mit nur leichten Symptomen einer Trichinellose reicht in der Regel eine symptomatische Therapie mit Bettruhe und der Gabe von **Antipyretika und Analgetika** aus.

Tab. 14.2 Falldefinition der Trichinellose (Robert Koch-Institut) [X221-014]

Klinisches Bild	Mindestens zwei der folgenden fünf Kriterien müssen erfüllt sein:	▪ Durchfall ▪ Eosinophilie ▪ Fieber ▪ Muskelschmerzen ▪ Periorbitales Ödem
Labordiagnostischer Nachweis	Mindestens ein positiver Befund bei einer der folgenden drei Methoden:	▪ Mikroskopischer Nachweis von *Trichinella*-Larven in einer Muskelbiopsie ▪ Nachweis von mindestens einem deutlich erhöhten IgM-Antikörper-Wert (z. B. mittels ELISA oder IFT) ▪ Nachweis eines deutlichen Anstiegs des IgG-Antikörper-Titers zwischen zwei Proben
Epidemiologische Bestätigung	Mindestens einer der beiden folgenden Nachweise:	▪ Verzehr eines nachweislich mit *Trichinella*-Larven verunreinigten Lebensmittels ▪ Eine gemeinsame mutmaßliche Infektionsquelle bei mehreren Menschen, bei denen labordiagnostisch eine Trichinellen-Infektion nachgewiesen wurde

- Mittelschwer verlaufende Infektionen werden mit **Albendazol** (2 × 400 mg/d für 8–14 Tage) oder **Mebendazol** (3 × 200–400 mg/d für 3 Tage, dann 3 × 400 mg/d für 8–14 Tage) behandelt.
- Bei schweren Fällen erfolgt zusätzlich die Kombination mit einem Glukokortikoid (z. B. Prednison, 1 mg/kg KG/d für 5 Tage).

Obwohl eine Wirksamkeit der Anthelminthika nach Abkapselung der Larven in die Muskulatur nicht eindeutig nachgewiesen werden konnte, wird eine Behandlung empfohlen, da hierdurch irreversible Schäden an der Muskulatur verringert werden können. Kontraindikationen für die Therapie mit Albendazol oder Mebendazol bestehen bei Schwangeren und Kindern (Albendazol: Kinder < 2 Jahren, Mebendazol: Kinder < 6 Jahren). Albendazol sollte außerdem nicht in der Stillzeit und bei Diabetikern angewendet werden.

Zur Prophylaxe einer Erkrankung kann innerhalb von 7 Tagen nach möglicher Exposition mit kontaminiertem Fleisch eine Behandlung mit Mebendazol (2 × 5 mg/kg KG/d für 5 Tage) erfolgen. War der Patient vor mehr als 8 Tagen exponiert, sollte zunächst lediglich eine weitere Diagnostik und Beobachtung erfolgen.

Komplikationen

Im Großen und Ganzen ist die Prognose einer Infektion mit Trichinellen günstig: Die meisten Betroffenen erholen sich innerhalb von 2–6 Monaten vollständig von der Erkrankung. Jedoch werden auch Fälle von chronischer Trichinellose berichtet, bei denen auch Jahrzehnte nach der Infektion noch Muskelschmerzen und neurologische Symptome auftreten.

Bei Epidemien mit höherer Fallzahl wurde eine Letalität von bis zu 5 % beobachtet; dies ist auf gefährliche Manifestationen zurückzuführen, die im Rahmen einer Trichinellose auftreten können. Hierzu zählen Myokarditis, Herzrhythmusstörungen, Enzephalitis, interstitielle Pneumonie, Sepsis und neurologische Ausfälle durch einen Befall des ZNS (z. B. Psychose, Krampfanfälle, Koma).

Durch Infektionen mit *T. pseudospiralis* kann ein Krankheitsbild hervorgerufen werden, das einer Polymyositis ähnelt, da bei dieser Art die Larven keine Zysten in der Muskulatur bilden. Hier kommt es häufig zu langwierigen Krankheitsverläufen.

Präventionsmaßnahmen

In Deutschland ist die amtliche Untersuchung von für den Verzehr vorgesehenem Fleisch auf Trichinen-Larven gesetzlich vorgeschrieben. Riskant ist daher nur der Verbrauch von importiertem Fleisch (speziell aus Süd-, Ost-, und Südosteuropa), Wildschweinfleisch und Schweinefleisch aus unkontrollierten Hausschlachtungen. Durch das Erhitzen von Fleisch auf mindestens 70 °C über 1 min werden die Larven mit Sicherheit abgetötet, sodass ein Verzehr von komplett erhitztem Fleisch unbedenklich ist. Auch das Einfrieren von Fleischprodukten bei –15 °C für 20 Tage führt zum Absterben der *T.-spiralis*-Larven. Ein Erwärmen in der Mikrowelle, Räuchern, Pökeln oder Trocknen sind hingegen keine zuverlässigen Methoden zur Abtötung von Trichinen.

Erkrankte Personen sind nicht ansteckend für andere Menschen, da eine Übertragung nur durch den Verzehr von Muskelfleisch erfolgen kann. Kontaktpersonen, die ebenfalls verdächtige Lebensmittel zu sich genommen haben, sollten jedoch für einen Zeitraum von mindestens 2 Wochen auf mögliche Symptome einer Infektion beobachtet werden.

Weiteres Prozedere

Gemäß § 7 Abs. 1 Nr. 46 IfSG besteht beim direkten oder indirekten Nachweis einer akuten Infektion mit *Trichinella spiralis* eine namentliche Meldepflicht beim Gesundheitsamt.

Zusammenfassung

Obwohl die Trichinellose in Deutschland eine seltene Erkrankung ist, sollte man bei passender Beschwerdekonstellation an diese Möglichkeit denken. Die typische Klinik besteht aus **Fieber, Muskelschmerzen** und einem **periorbitalen Ödem;** begleitend können **gastrointestinale Symptome** und **Atembeschwerden** auftreten. Typische Laborveränderungen sind eine Leukozytose mit ausgeprägter **Eosinophilie** sowie eine Erhöhung von IgE, CK, LDH und/oder GOT.

Die Erkrankung beginnt zunächst mit gastrointestinalen Beschwerden wie Übelkeit, Erbrechen, Durchfall oder Verstopfung; nach etwa 1 Woche kommt es zu hohem Fieber mit Muskelschmerzen und Ödembildung, v. a. im Gesicht. Diagnostiziert wird die Trichinellose durch direkten Nachweis aus einer Muskelbiospie oder den indirekten Nachweis von spezifischen IgM- oder IgG-Antikörpern (ELISA, IFT). Eine Behandlung sollte mit Anthelminthika (Albendazol, Mebendazol) erfolgen. Die Prognose ist gut. Es kann jedoch – abhängig von der Menge der verzehrten Larven – auch zu lebensgefährlichen Komplikationen kommen.

ADRESSEN UND ANSPRECHPARTNER
Bundesinstitut für Risikobewertung
Diedersdorfer Weg 1
D-12277 Berlin
www.bfr.bund.de
Ansprechpartner:
Prof. Dr. med. vet. Karsten Nöckler
Leiter des Nationalen Referenzlabors für Trichinella
Tel.: 030/18412 2153
E-Mail: karsten.noeckler@bfr.bund.de
Dr. Anne Mayer-Scholl
Tel.: 030/18412 2057
E-Mail: anne.mayer-scholl@bfr.bund.de

QUELLEN
Löscher T, Burchard GD (Hrsg.). Tropenmedizin in Klinik und Praxis. 4. A. Stuttgart, New York: Thieme 2010, S. 790–793.

Faber M, et al. Outbreak of trichinellosis due to wild boar meat and evaluation of the effectiveness of post exposure prophylaxis, Germany, 2013. Clin Infect Dis 2015; 60(12): e98–e104.

Robert Koch-Institut (RKI). Falldefinitionen des Robert Koch-Instituts zur Übermittlung von Erkrankungs- oder Todesfällen und Nachweisen von Krankheitserregern – Ausgabe 2015. www.rki.de/DE/Content/Infekt/IfSG/Falldefinition/falldefinition_node.html (letzter Zugriff: 20.9.2017).

Fröscher W, Gullotta F, Saathoff M. Chronische Trichinose und neuromuskuläre Erkrankungen. Dtsch Med Wochenschr 1982; 107: 1432–1437.

Gottstein B, Pozio E, Noeckler K. Epidemiology, diagnosis, treatment, and control of trichinellosis. Clin Microbiol Rev 2009; 22(1): 127–145.

Kiehl W. Steckbriefe seltener und importierter Infektionskrankheiten. Berlin: Robert Koch-Institut 2011.

Liu RD, et al. (2016): Screening and characterization of early diagnostic antigens in excretory-secretory proteins from Trichinella spiralis intestinal infective larvae by immunoproteomics. Parasitol Res 2016; 115(2): 615–622.

Noeckler K, et al. Aspects of clinical features, diagnosis, notification and tracing back referring to Trichinella outbreaks in north Rhine-Westphalia, Germany, 1998. Parasite (Paris, France) 2001; 8 (2 Suppl): S183–185.

Trichinellose – Erkennung, Behandlung und Verhütung – Merkblatt des BfR für Ärzte, 2007; www.bfr.bund.de/cm/350/trichinellose_erkennung_behandlung_und_verhuetung.pdf (letzter Zugriff: 20.9.2017).

Turiac IA, et al. Trichinellosis outbreak due to wild boarmeat consumption in southern Italy. Parasit Vectors 2017; 10(1): 107.

Wang ZQ, et al. New insights on serodiagnosis of trichinellosis during window period: early diagnostic antigens from Trichinella spiralis intestinal worms. Infect Dis Poverty 2017; 6(1): 41.

Zoller T, Suttorp N. Trichinose. In: Suttorp N et al. (Hrsg.). Harrisons Innere Medizin. 19. A. Berlin: ABW-Verlag, 2016, S. 1727–1728.

WEITERFÜHRENDE LITERATUR
Löscher T, Burchard GD (Hrsg.). Tropenmedizin in Klinik und Praxis: 4. A. Stuttgart, New York: Thieme 2010, S. 790–793.

Fall 15

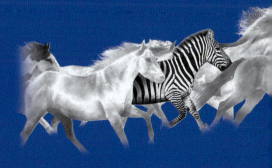

15

Da steckt der Wurm drin

Lena Weiß

Anamnese

Herr M. (56 Jahre) stellt sich notfallmäßig in Ihrer allgemeinmedizinischen Praxis vor. Sie kennen den Patienten bislang nicht; er war zuvor bei einem Kollegen in Behandlung, der nun in Rente gegangen ist. Herr M. befindet sich sichtlich in einem schlechten Allgemeinzustand. Er ist kachektisch, wirkt abgeschlagen und hat einen gut sichtbaren Sklerenikterus. Der Patient erzählt Ihnen, er habe seit einiger Zeit immer mal wieder Oberbauchschmerzen gehabt. Er habe diese Symptome jedoch auf einen empfindlichen Magen geschoben und sich keine Sorgen gemacht. Nun habe er jedoch deutlich an Gewicht abgenommen. Er sei schon immer aktiv und schlank gewesen, jetzt wiege er jedoch nur noch 63 kg bei 1,80 m. Selbst den Nachbarn sei schon aufgefallen, dass er sehr ausgezehrt wirke. Er fühle sich auch ständig müde und abgeschlagen und könne seinen normalen Aktivitäten nicht mehr nachgehen. In seinem Beruf als Förster müsse er viel unterwegs sein, was ihm aktuell nicht mehr möglich ist. Auf Ihre Nachfragen gibt Herr M. an, seine Haut jucke in letzter Zeit auch sehr unangenehm, manchmal habe er außerdem den Eindruck, sein Urin habe eine komische Farbe. An seinem Stuhlgang sei ihm nichts Ungewöhnliches aufgefallen.

In der weiteren Anamnese erfahren Sie, dass Herr M. für sein Leben gern wandert und sich in seiner Freizeit fast ausschließlich in der Natur aufhält. Seine Kindheit und Jugend hat er auf einem Bauernhof in Süddeutschland verbracht. Er hält mehrere Hunde, die häufig frei in den umliegenden Wäldern laufen dürfen.

Sie beschließen, bei Herrn M. eine Abdomensonografie durchzuführen. Hierbei stellt sich eine etwa faustgroße Raumforderung im linken Leberlappen dar; die intrahepatischen Gallenwege sind erweitert. Bei dringendem Verdacht auf eine maligne Erkrankung weisen sie Herrn M. umgehend ins naheliegende Kreiskrankenhaus ein.

Untersuchungsbefund

56-jähriger Mann in reduziertem AZ und kachektischem EZ (180 cm, 63 kg, BMI 19,4). Blutdruck 150/85 mmHg, Puls 74/min, Temperatur 36,3 °C. Bei der körperlichen Untersuchung fallen eine Druckschmerzhaftigkeit im rechten Oberbauch sowie eine tastbare Verhärtung unterhalb des Rippenbogens auf. Die Leber ist vier Querfinger unterhalb des Rippenbogens tastbar. An den Skleren ist eine Gelbfärbung sichtbar, der restliche Untersuchungsbefund ist unauffällig.

Laborbefund

Leukozyten 3,7 Tsd/μl; Erythrozyten 4,8 Mio/μl; Hb 13,8 g/dl; Hkt 40 %; MCV 82 fl; MCH 31 pg; Thrombozyten 298 Tsd/μl; Natrium 141 mmol/l; Kalium 4,2 mmol/l; Kreatinin 0,84 mg/dl; GOT (AST) 39 U/l; GPT (ALT) 51 U/l; GGT 238 U/l; AP 684 U/l; Bilirubin gesamt 2,6 mg/dl

Wie lautet Ihre Verdachtsdiagnose? An welche Differenzialdiagnosen müssen Sie denken?

Welches klinische Bild verursacht die Erkrankung?

Nennen Sie die Ursache der vorliegenden Erkrankung.

Wie ist die Epidemiologie dieser Erkrankung?

Welche Untersuchungen sind von Bedeutung?

Welche Therapiemaßnahmen sind bei der Erkrankung sinnvoll?

Welche Komplikationen der Erkrankung sind relevant?

Gibt es Präventionsmaßnahmen?

Wie ist das weitere Prozedere?

Verdachts-/Differenzialdiagnosen

Aufgrund der Beschwerdekonstellation sowie der Laborwerte des Patienten werden die meisten hier wohl an ein hepatozelluläres Karzinom oder ein Karzinom der Gallenwege denken. In der Tat sind dies die häufigsten Fehldiagnosen, die bei einer **alveolären Echinokokkose** gestellt werden. In diesem Fall sollte v. a. die Anamnese des Patienten auch an eine Infektion mit dem Fuchsbandwurm denken lassen. Die wichtigsten Differenzialdiagnosen der alveolären Echinokokkose sind nachfolgend aufgeführt.

Maligne Erkrankungen

- **Hepatozelluläres Karzinom (HCC):** Auch bei dieser Erkrankung sind unspezifische Oberbauchschmerzen, ein tastbarer Tumor und starker Gewichtsverlust häufig die ersten Anzeichen. Die Bestimmung des Alpha-Fetoproteins (AFP) kann einen entscheidenden Hinweis auf das Vorliegen eines HCC geben. AFP ist jedoch nicht in allen Fällen erhöht und kann auch durch andere Tumorerkrankungen beeinflusst werden.
- **Cholangiozelluläres Karzinom (CCC):** Beim CCC gibt es keine Frühsymptome; erst spät im Verlauf der Erkrankung treten unspezifische Symptome auf. Typisch ist ein schmerzloser Ikterus in Verbindung mit einer tastbar vergrößerten Gallenblase (Courvoisier-Zeichen).
- **Pankreaskarzinom:** Auch beim Pankreaskarzinom kommt es häufig zu Oberbauchschmerzen, Gewichtsverlust und einem schmerzlosen Ikterus. Häufig ist jedoch hier eine Begleitpankreatitis, die mit einer Erhöhung der Lipase einhergeht. In diesem Fall ist diese Diagnose unwahrscheinlich, da in der Sonografie bereits eine Raumforderung in der Leber gesehen werden konnte.

Gutartige Tumoren der Leber

- **Leberhämangiom:** Diese häufig vorkommenden gutartigen Raumforderungen der Leber werden meist nur zufällig entdeckt und bleiben in der Regel symptomlos.

- **Fokale noduläre Hyperplasie (FNH):** Die Erkrankung betrifft überwiegend Frauen, die Ätiologie ist unbekannt; auch die FNH tritt in den allermeisten Fällen ohne Symptome auf.
- **Hepatozelluläres Adenom (HCA):** Dieser Tumor tritt v. a. bei Frauen auf, die hormonhaltige Kontrazeptiva eingenommen haben. Selten kann ein HCA maligne entarten, häufiger (in ca. 10 % der Fälle) kommt es zu einer Ruptur des Tumors mit potenziell lebensbedrohlicher Blutung.

Zystische Leberveränderungen

- **Zystische Echinokokkose:** Diese Erkrankung wird durch *E. granularis,* den Hundebandwurm, ausgelöst. Hierbei ist in der Sonografie eine glatt begrenzte Raumforderung zu sehen, die septiert sein kann und manchmal Tochterzysten enthält. Die zystische Echinokokkose ist eine gutartig verlaufende Erkrankung, die zu 95 % durch eine perkutane Alkoholinjektion (PAIR) geheilt werden kann.
- **Leberabszess:** Eine eitrige Abkapselung in der Leber kann z. B. hämatogen durch eine Primärinfektion an anderer Stelle entstehen (häufig im Rahmen einer Appendizitis, Divertikulitis oder Cholangitis). Durch die Entzündungsreaktion kommt es zu einer Erhöhung der Leukozyten und des CRP.

Weitere Lebererkrankungen

- **Primär biliäre Zirrhose (PBC):** Diese Erkrankung führt zu einer chronischen Entzündung der peripheren Gallenwege, die dadurch zerstört werden. Dadurch kommt es u. a. zu starkem Juckreiz, Müdigkeit, einer Hepatomegalie und einer Malabsorption, die zu Gewichtsabnahme führen kann. Die PBC geht häufig mit Autoimmunerkrankungen wie der Hashimoto-Thyreoiditis, dem Sjögren-Syndrom oder einer rheumatoiden Arthritis einher. Nachweisbar ist die Erkrankung durch die Bestimmung der antimitochondrialen Antikörper (AMA), die in 95 % d. F. positiv sind.
- **Primär sklerosierende Cholangitis (PSC):** Auch im Rahmen dieser chronisch-entzündlichen Erkrankung der Gallenwege kommt es häufig zu Juckreiz, Müdigkeit, Oberbauchbeschwerden und Gewichtsverlust. Eine PSC lässt sich durch eine endoskopisch

retrograde Cholangiopankreatikografie (ERCP) oder eine histologische Untersuchung nachweisen. Die meisten Patienten mit einer PSC leiden zusätzlich an einer chronisch-entzündlichen Darmerkrankung, in den meisten Fällen an einer Colitis ulcerosa.

Klinisches Bild

Echinococcus multilocularis, der Auslöser der alveolären Echinokokkose, befällt in der überwiegenden Anzahl d. F. die Leber (➤ Abb. 15.1). Hier wachsen die Zysten, ganz im Gegensatz zur zystischen Echinokokkose, infiltrativ in das umliegende Gewebe und zerstören es. Da die Zysten sehr langsam wachsen, bleibt die Erkrankung lange unbemerkt. Zunächst kommt es häufig zu unspezifischen Symptomen wie vermehrter Müdigkeit, Abgeschlagenheit oder einem Leistungsknick. Später kommt es z. B. zu rechtsseitigen Oberbauchschmerzen oder Druckschmerzhaftigkeit im Bereich der Leber. Auch Gewichtsverlust und Hepatomegalie sind häufige Symptome. Durch das Wachstum der Zyste können umliegende Gewebe verdrängt oder infiltriert werden. Hierdurch kann es zur Cholestase mit Ikterus und Juckreiz kommen. Durch eine Verlegung der Vena portae kann sich eine portale Hypertension mit entsprechenden klinischen Symptomen (Ösophagusvarizen, Caput medusae, Splenomegalie, Aszites, etc.) entwickeln. Auch eine sekundäre Leberzirrhose kann entstehen.

Aufgrund des bösartigen Wachstumsmusters der Zysten, die sogar in andere Organe infiltrieren und me-

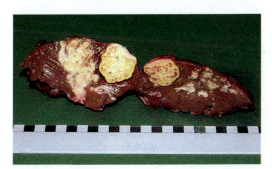

Abb. 15.1 Von *Echinococcus multilocularis* befallene Leber [G702]

tastasieren können, kommt es immer wieder zu Fehldiagnosen. Diverse Fallberichte berichten von Patienten, bei denen zunächst ein metastasiertes CCC oder ein HCC vermutet und z. T. auch behandelt wurde, bis die alveoläre Echinokokkose diagnostiziert werden konnte.

MERKE
Bei Raumforderungen der Leber und entsprechender Anamnese stets die alveoläre Echinokokkose als Differenzialdiagnose in Betracht ziehen!

Ursache

Die alveoläre Echinokokkose wird hervorgerufen durch den Fuchsbandwurm (*Echinococcus multilocularis,* manchmal auch *E. alveolaris* genannt). Dieser zur Art der Bandwürmer (Cestoden) gehörende 2–5 mm lange Wurm verfügt über 4–6 Körpersegmente (Proglottiden) und einen mit Saugnäpfen und Haken besetzten Kopf (Scolex). Im letzten Segment findet beim adulten Wurm durch Selbstbefruchtung die Produktion der Eier statt. Dies geschieht im Darm des Endwirtes; meistens handelt es sich hierbei um Füchse, aber auch Hunde und Katzen können befallen sein. Zur Abgabe der Eier in den Darm des Wirtes wird die letzte Proglottis abgestoßen; auf diesem Weg werden täglich etwa 200 Eier ausgeschieden. Die mikroskopisch kleinen Eier gelangen so in die Umwelt und können dort mehrere Jahre überdauern, ehe sie vom nächsten Wirt aufgenommen werden.

Der Mensch ist ein Fehlwirt; er nimmt die Eier üblicherweise auf, nachdem es zu einer Kontamination der Hände über das Fell eines infizierten Tieres oder über kontaminierte Erde gekommen ist. Der Verzehr von kontaminierten Nahrungsmitteln (v. a. Beeren und selbst angebautes Gemüse) sowie von Trinkwasser wird untersucht und ist nicht abschließend geklärt.

Nach der Aufnahme der Eier durch den Menschen gelangen diese in den Dünndarm, durchdringen dort die Darmwand und erreichen über die Pfortader schließlich die Leber. Sehr selten werden andere Organe (Milz, Gallenblase, Lunge, Gehirn) befallen. Es kommt zur Bildung einer mehrkammerigen (multilokulären)

Zyste, aus der sich – von der Keimschicht ausgehend – kleine Tochterzysten bilden, die infiltrativ in das umgebende Gewebe einwachsen. Die Inkubationszeit der alveolären Echinokokkose liegt wahrscheinlich bei mehr als 10 Jahren. Bei einem großen Teil der Patienten wird die Erkrankung zufällig im Rahmen einer Abdomensonografie festgestellt.

Epidemiologie

Das durchschnittliche Erkrankungsalter bei der Erstdiagnose liegt bei 56 Jahren; Männer und Frauen sind gleichermaßen betroffen. Die alveoläre Echinokokkose ist in Deutschland endemisch; v. a. in Süddeutschland (Bayern, Baden-Württemberg), aber auch in den umliegenden Regionen (Nordschweiz, Ostfrankreich, Westösterreich) ist die Durchseuchung der Füchse mit *E. multilocularis* hoch. Durch den zunehmenden Befall von Katzen und Hunden und die Ausbreitung von Füchsen auch in stärker besiedelte Gebiete kann eine Infektion jedoch auch in städtischen Bereichen vorkommen. Ein besonders hohes Risiko tragen Landwirte oder Menschen, die auf einem Bauernhof leben. Auch Personen, die häufig im Garten arbeiten oder selbst angebautes Gemüse verzehren, sind Studien zufolge gefährdet. Bei den Hundehaltern unterliegen v. a. diejenigen einem erhöhten Risiko, die ihre Tiere unbeaufsichtigt im Freien herumlaufen lassen.

Insgesamt ist die Erkrankung in Deutschland sehr selten; im Jahr 2004 gab es laut RKI 16 gemeldete Fälle.

Untersuchungen

Eine sehr wichtige Rolle spielen in der Diagnostik der alveolären Echinokokkose die bildgebenden Verfahren:

- **Sonografie:** In der Leber findet sich eine gemischt solide, teilweise liquide zystische Raumforderung, die nur schwer von einer fortgeschrittenen zystischen Echinokokkose unterschieden werden kann.
- **CT:** Es zeigen sich solide Herde mit zentraler Nekrose und teilweise Kalkeinlagerungen.
- **MRT:** v. a. zur Beurteilung vesikulärer Strukturen geeignet (➤ Abb. 15.2).
- **FDG-PET:** Diese Methode zeigt die Aktivität der betroffenen Areale und kann sinnvoll sein, um den Therapieerfolg zu kontrollieren.

An laborchemischen Methoden kommen ELISA, IHA (indirekte Hämagglutination) und Western Blot zum Nachweis spezifischer Antikörper gegen *Echinococcus* spp. zum Einsatz. Negative Ergebnisse schließen eine Erkrankung jedoch nicht aus; die Sensitivität liegt je nach Verfahren jedoch bei bis zu 95 %.

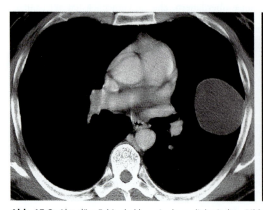 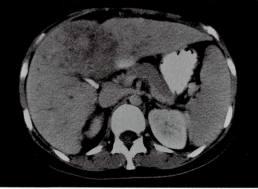

Abb. 15.2   Alveoläre Echinokokkose in der radiologischen Bildgebung [links: G065, rechts: F228-004]

Therapiemaßnahmen

Die einzige Möglichkeit zur definitiven Heilung der alveolären Echinokokkose liegt in der radikalen Resektion der betroffenen Leberareale. Da die Erkrankung meist über viele Jahre asymptomatisch bleibt, sind viele Patienten bei der Diagnosestellung bereits inoperabel.

Grundsätzlich werden alle Patienten mit Benzimidazolen (Albendazol, Mebendazol) behandelt. Nach erfolgreicher Resektion der Zyste reicht in der Regel eine Behandlung über einen Zeitraum von 2 Jahren, Patienten mit inoperablen Befunden müssen lebenslang behandelt werden. Die Behandlung sollte unbedingt in einem ausgewiesenen Expertenzentrum stattfinden.

Komplikationen

Durch das malignomartige infiltrative Wachstum der Zysten kommt es zu Beeinträchtigungen benachbarter Strukturen. So können sich eine Cholestase, eine portale Hypertension und eine sekundäre Leberzirrhose entwickeln. Auch eine Ausbreitung in angrenzende Organe, v. a. Zwerchfell, Nieren und Lunge, kommt vor; ebenso ist eine Metastasierung in Gehirn, Milz und Lunge möglich. Die Weltgesundheitsorganisation (WHO) schlägt aufgrund dieser karzinomähnlichen Ausbreitung die sog. PNM-Klassifikation für die alveoläre Echinokokkose vor: Hierbei steht **P** für **parasitäre Masse in der Leber**, **N** für **Infiltration von Nachbarorganen** und **M** für **Metastasen**.

Unbehandelt hat die alveoläre Echinokokkose eine 10-Jahres-Überlebensrate von 10 %.

Präventionsmaßnahmen

Da die alveoläre Echinokokkose meist erst in einem Stadium festgestellt wird, in dem sie nicht mehr kurativ behandelt werden kann, ist die Prävention der Erkrankung von entscheidender Bedeutung. Die Eier des Fuchsbandwurms sind sehr widerstandsfähig gegenüber Umwelteinflüssen. Daher sollten Nahrungsmittel, die mit dem Kot von infizierten Tieren kontaminiert sein könnten, gründlich gewaschen und möglichst nur gekocht oder getrocknet (im Fall von Beeren oder Pilzen) verzehrt werden. Auf eine gründliche Händehygiene, v. a. nach der Arbeit mit möglicherweise kontaminierter Erde, ist unbedingt zu achten. Da die Eier erst bei etwa −80 °C sicher abgetötet werden, stellt das Einfrieren von Lebensmitteln in einem handelsüblichen Gefrierschrank oder -fach keine sichere Methode dar. Tote Füchse, Marder, Katzen oder Hunde sollten nur mit Handschuhen angefasst werden; zur Jagd auf Füchse eingesetzte Hunde sollten im Anschluss gründlich gewaschen werden.

Eine Ansteckung von Mensch zu Mensch ist nicht möglich.

Weiteres Prozedere

Der direkte oder indirekte Nachweis von *Echinococcus* spp. ist gemäß § 7 Abs. 3 Infektionsschutzgesetz (IfSG) nichtnamentlich an das Robert Koch-Institut (RKI) zu melden. Dies geschieht primär durch das diagnostizierende Labor; der behandelnde Arzt ist jedoch verpflichtet, demografische, anamnestische und klinische Angaben mittels eines Meldebogens ebenfalls an das RKI weiterzugeben. Auch eindeutige bildgebende Befunde sind meldepflichtig und müssen auch ohne serologischen Nachweis der Infektion gemeldet werden.

Zusammenfassung

Bei der alveolären Echinokokkose handelt es sich um eine seltene parasitäre Erkrankung mit bösartigem Charakter. Sie wird ausgelöst durch den Fuchsbandwurm *(E. multilocularis),* der v. a. in Süddeutschland endemisch ist, sodass diese Erkrankung hierzulande erworben werden kann. Der Endwirt des Fuchsbandwurms ist, wie der Name bereits andeutet, der Fuchs. Durch kontaminierte Hände, Erde oder evtl. auch Lebensmittel kann es jedoch zur Infektion beim Menschen kommen. *E. multilocularis* verursacht Zysten in der Leber, die sich durch ein infiltratives und zerstörendes Wachstum auszeichnen. Hierdurch erhält die Erkrankung malignomähnlichen Charakter und kann mit bösartigen Tumoren der Leber verwechselt werden. Die Bösartigkeit der Erkrankung wird durch die Fähigkeit zur Metastasierung noch unterstrichen. Unbehandelt verläuft die alveoläre Echinokokkose tödlich.

Da die Erkrankung aufgrund fehlender Frühsymptome meist erst spät diagnostiziert wird, ist es häufig für eine Operation, die einzige kurative Therapie, bereits zu spät. Trotzdem ist eine Behandlung mit Albendazol oder Mebendazol immer indiziert, da hierdurch ein Fortschreiten der Erkrankung aufgehalten werden kann.

ADRESSEN UND ANSPRECHPARTNER
Konsiliarlaboratorium für Echinokokken
Universitätsklinikum Würzburg
Institut für Hygiene und Mikrobiologie
Josef-Schneider-Str. 2
D-97080 Würzburg
www.echinococcus.uni-wuerzburg.de/echinococcus/
Ansprechpartner: Prof. Dr. med. Matthias Frosch
Tel.: 0931/31-46161
E-Mail: mfrosch@hygiene.uni-wuerzburg.de
Ansprechpartner: Prof. Dr. rer. nat. Klaus Brehm
Tel.: 0931/31-46168
E-Mail: kbrehm@hygiene.uni-wuerzburg.de

QUELLEN
Nail LC, et al. Disseminated alveolar echinococcosis resembling metastatic malignancy: a case report. J Med Case Rep 2017; 11(1): 113.

Jorgensen P, et al. Underreporting of human alveolar echinococcosis, Germany. Emerg Infect Dis 2008; 14(6): 935–937.

Kern P, et al. Risk factors for alveolar echinococcosis in humans. Emerg Inf Dis 2004; 10: 2088–2093.

Kern P, et al. European echinococcosis registry: human alveolar echinococcosis, Europe, 1982–2000. Emerg Infect Dis 2003; 9(3): 343–349.

Pohnan R, et al. Echinococcosis mimicking liver malignancy: a case report. Int J Surg Case Rep 2017; 36: 55–58.

RKI-Ratgeber für Ärzte, Echinokokkose. www.rki.de/DE/Content/Infekt/EpidBull/Merkblaetter/Ratgeber_Echinokokkose.html

Zoller T, Suttorp N. Echinokokkose. In: Suttorp N et al. (Hrsg.). Harrisons Innere Medizin. 19. A. Berlin: ABW Verlag 2016.

Fall 16

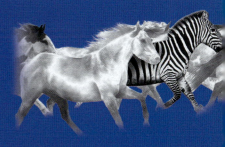

16

Gefahr aus dem Garten

Anna Weidlich

Anamnese

Joachim S. (66 Jahre), berentet, stellt sich wegen eines starken Krankheitsgefühls, begleitet von Schwäche, Abdominalschmerz, Appetitlosigkeit, Schüttelfrost und Gliederschmerzen zum wiederholten Male bei Ihnen in der Praxis vor – zuletzt vor 4 Tagen, weil bei ihm über Nacht hohes Fieber (38,8 °C, oral gemessen), Schüttelfrost, starke Kopf- sowie Gliederschmerzen aufgetreten waren. Da es Herbst und somit Grippesaison ist, haben Sie die Symptome als typischen Beginn einer Grippe gewertet und dem Patienten Bettruhe, Ibuprofen als Antipyretikum sowie eine ausreichende Flüssigkeitszufuhr verordnet. Jetzt, bei seiner Wiedervorstellung, berichtet Ihnen Herr S., dass er sich an die Bettruhe gehalten und in den letzten Tagen auch ausreichend getrunken habe. Allerdings seien die Beschwerden von gestern auf heute wesentlich schlimmer geworden. Er habe starke Schmerzen im Bauch, Appetit habe er gar nicht mehr, und seine Augen seien lichtempfindlich und tränten ständig.

Um eine mögliche Ursache für die Beschwerden zu finden, erheben Sie eine genauere Anamnese bzgl. der den Symptomen vorangegangenen Tätigkeiten des Patienten. Er erzählt Ihnen, dass er sich nicht an etwas Besonderes erinnern könne. Vor etwa 2 Wochen habe er lediglich seinen Garten winterfest gemacht, mit allem, was dazu gehört; u. a. habe er den Teich von abgestorbenen Pflanzenresten gesäubert, Brennholz für den Kamin aus dem Schuppen ins Haus geholt und dabei auch gleich den Geräteschuppen aufgeräumt und durchgefegt.

Als Sie sich die Ergebnisse der vor 4 Tagen abgenommenen Blutwerte anschauen, fällt Ihnen neben den erhöhten Entzündungswerten auch eine deutliche Erhöhung der Nierenwerte von Herrn S. auf. Sie haben einen ersten Verdacht bzgl. der Ursache seiner Symptome, möchten aber zunächst noch die körperliche Untersuchung durchführen. Als Sie den Patienten bitten, kurz aufzustehen und sich auf die Liege zu setzen, wird er ganz bleich im Gesicht und fängt an zu schwanken. Nachdem Sie Herrn S. gestützt und sicher zur Liege geleitet haben, erzählt er Ihnen, dass ihm das heute Morgen beim Aufstehen aus dem Bett schon einmal passiert sei. Nach der körperlichen Untersuchung besprechen Sie Ihre Verdachtsdiagnose mit dem Patienten und weisen ihn nach seiner Einwilligung stationär in das nächstgelegene Krankenhaus ein.

Untersuchungsbefund

66-jähriger Mann in leicht reduziertem AZ und normalem EZ (180 cm, 76 kg, BMI 23,5 kg/m²). Pupillen rund, isokor und seitengleich lichtreagibel. Augen gerötet. Schleimhäute und Zunge unauffällig. Herz und Lunge unauffällig. Lymphknotenstationen nicht vergrößert tastbar. Abdomen: diffuser Druckschmerz über allen vier Quadranten, keine Resistenzen, nicht bretthart, lebhafte Peristaltik. Nierenlager bds. klopfdolent. Orientierende orthopädische Untersuchung altersentsprechend. Neurologisch Angabe von Kopfschmerzen, ansonsten unauffällig.

Vitalparameter 100/60 mmHg, Puls 83/min, Temperatur 39,2 °C, Atemfrequenz 16/min

Laborbefund

Leukozyten 7,2 Tsd/µl; Erythrozyten 3,67 Mio./µl; Hb 11,9 g/dl; Hkt 35,3 %; MCV 91 fl; MCH 32,4 pg; MCHC 33,7 g/dl; Thrombozyten 100 Tsd/µl; Quick 99 %; INR 0,96; PTT 29 s; Natrium 142 mmol/l; Kalium 4,4 mmol/l; Serumkreatinin 3,0 mg/dl; Harnstoff 85 mg/dl; GFR 19,0 ml/min; Albumin/Kreatinin-Quotient 96,1 mg/g; PTH 136,1 pg/ml; GOT (AST) 24 U/l; GPT (ALT) 29 U/l; GGT 40 U/l; Bilirubin gesamt 0,3 mg/dl; CRP 1,5 mg/dl; BSG 82 mm/1 h

Wie lautet die Verdachtsdiagnose?

Welches klinische Bild verursacht die Erkrankung?

An welche Differenzialdiagnosen müssen Sie denken?

Wie ist die Pathogenese?

Wie ist die Epidemiologie?

Welche weiteren Untersuchungen sollten veranlasst werden?

Gibt es sinnvolle Therapiemaßnahmen?

Wie ist das weitere Prozedere?

Welche Komplikationen können auftreten?

Verdachtsdiagnose

Anamnese, klinische Befunde und Laboruntersuchungen wirken zunächst unspezifisch und lassen nicht sofort an eine bestimmte Erkrankung denken. Die erhöhten Entzündungswerte CRP und BSG sowie das Fieber (39,2 °C) weisen auf eine Infektion hin. Hierzu passen auch die anamnestische Angabe von Schwäche und Gliederschmerzen sowie der reduzierte Allgemeinzustand. Die mitunter stark erhöhten Retentionsparameter und die deutlich erniedrigte glomeruläre Filtrationsrate (GFR) zeigen eine Nierenbeteiligung der Infektion und eine beginnende Niereninsuffizienz an. In Kombination mit den erhöhten Entzündungsparametern ist eine infektiöse, also intrarenale Genese der Niereninsuffizienz wahrscheinlich. Die Vorgeschichte des Patienten, die Arbeiten in der Natur beinhaltet, gibt uns einen möglichen Hinweise auf eine **Zoonose** als Ursache der Symptome. Da der Patient aus Baden-Württemberg stammt, einem Bundesland, das als Risikogebiet für das Hantavirus gilt, lautet die **primäre Verdachtsdiagnose: Hantavirus-Infektion.**

Klinisches Bild

Hantaviren werden über die Ausscheidungen von infizierten Nagetieren (hauptsächlich Mäuse und Ratten) auf den Menschen übertragen. Dabei beträgt die Inkubationszeit in der Regel 2–4, in Ausnahmefällen bis zu 6 Wochen. Häufig zeigen sich Hantavirus-Infektionen asymptomatisch oder werden wegen unspezifischer Symptome wie Fieber, Kopf- und Gliederschmerzen nicht als solche diagnostiziert. Generell gibt es, je nach Virustyp, zwei mögliche Manifestationsarten einer Hantavirus-Infektion:

1. das durch europäische und asiatische Virusstämme ausgelöste hämorrhagische Fieber mit renalem Syndrom (HFRS) und
2. das durch amerikanische Hantavirus-Stämme ausgelöste hantavirusinduzierte kardiopulmonale Syndrom (HCPS).

Während Infektionen durch in Amerika, Asien und Teilen Osteuropas heimische Viren mit einer Letalität von bis zu 40 % einhergehen können, verlaufen Infektionen durch die in Deutschland heimischen Viren Puumala und Dobrava-Belgrad wesentlich milder.

Hämorrhagisches Fieber mit renalem Syndrom (HFRS)

Beim Auftreten eines HFRS werden in der Regel typische Krankheitsphasen durchgemacht (➤ Tab. 16.1):

- Der Erkrankungsbeginn ist dabei durch das abrupte Auftreten hohen Fiebers (> 38,5 °C) gekennzeichnet, das mit grippeartigen Allgemeinsymptomen wie Kopf-, Rücken- und Gliederschmerzen sowie Schüttelfrost und einer möglichen Konjunktivitis einhergeht.
- Wenige Tage nach Fieberbeginn schließt sich dann eine Phase an, in der starke, kolikartige Flankenschmerzen, Abdominalschmerzen und Nausea bis hin zum Erbrechen auftreten. Begleitet werden diese Symptome von einer starken Hypotension, die in bis zu 15 % d. F. zu einem hypovolämischen Schockzustand sowie zu weiteren hämostatischen Störungen führen kann, z. B. konjunktivale Einblutungen, Haut-/Schleimhautpetechien bis hin zu Gastrointestinalblutungen.
- Die dritte Phase der Erkrankung ist durch ein akutes Nierenversagen gekennzeichnet. Bereits während der Fieberphase kommt es zu einem Anstieg der Retentionsparameter, der 4–7 Tagen nach Fieberbeginn sein Maximum erreicht. Es kann zu einer ausgeprägten Proteinurie, Mikrohämaturie sowie Oligo- bzw. Anurie kommen, weswegen ggf. eine passagere Hämodialysebehandlung durchgeführt werden muss. Zudem können sich in dieser Phase eine begleitende Thrombozytopenie sowie eine Leukozytose entwickeln.
- Für die hieran anschließende Rekonvaleszenzphase ist eine Polyurie (3–6 l) charakteristisch. Bis zu einer vollständigen Normalisierung der Elektrolytwerte kann diese Rekonvaleszenz bis zu 3 Monate dauern. Eine diese Phase begleitende und auch als Spätfolge auftretende renale Hypertonie wird diskutiert. Bei einigen Patienten mit HFRS lassen sich auch extrarenale Manifestationen wie eine Begleithepatitis, Myokarditis, Thyreoiditis, eine ZNS-Beteiligung oder auch pulmonale Syndrome beobachten.

Tab. 16.1 Krankheitsphasen des HFRS

Phase	Dauer/Auftreten	Symptomatik
Fieber	3–4 Tage	Hohes Fieber (> 38,5 °C), Kopf-, Rücken-, Gliederschmerzen, Schüttelfrost, Konjunktivitis
Hypotension	Etwa 5 Tage nach Krankheitsbeginn	Flanken-, Abdominalschmerzen, Nausea, Erbrechen, Hypotension, konjunktivale Einblutungen, Petechien (Haut/Schleimhaut), Gastrointestinalblutungen
Akutes Nierenversagen	Etwa 7 Tage nach Krankheitsbeginn	Stark erhöhte Retentionsparameter, Proteinurie, Mikrohämaturie, Oligo-/Anurie, Thrombozytopenie, Leukozytose
Rekonvaleszenz	Dauer: mehrere Wochen	Polyurie

Das durch deutsche Hantavirus-Stämme übertragene HFRS (auch Nephropathia epidemica genannt) zeigt fast immer einen milden Verlauf ohne Hämorrhagien und geht aufgrund fehlender Hypotension praktisch nie mit einem Schock einher.

Da es keine spezifischen klinischen Hinweise gibt, die pathognomonisch für ein HFRS sind, wird der Verdacht auf das Vorliegen eines HFRS anhand spezieller klinischer und laborchemischer Kriterien erhärtet. Das gleichzeitige Auftreten mehrerer der folgenden Verdachtskriterien weist auf eine mögliche Hantavirus-Infektion (HFRS) hin, sodass eine weiterführende virologische Diagnostik eingeleitet werden kann:

- Akuter Krankheitsbeginn mit Fieber > 38,5 °C
- Rücken- und/oder Kopf- und/oder Abdominalschmerzen
- Proteinurie und/oder Hämaturie
- Serumkreatinin-Erhöhung
- Thrombozytopenie
- Oligurie bzw. nachfolgende Polyurie

Hantavirusinduziertes kardiopulmonales Syndrom (HCPS)

Das HCPS beginnt, ebenso wie das HFRS, mit plötzlich einsetzendem hohem Fieber. Hinzu kommen auch hier Begleitsymptome in Form von Muskel- und Kopfschmerzen. Etwa 4–10 Tage nach Symptombeginn schließt sich ein schwerwiegender klinischer Verlauf an, der v. a. durch eine Lungeninfiltration (pulmonales Ödem) gekennzeichnet ist. Das durch eine erhöhte Kapillarpermeabilität des Lungenendothels hervorgerufene, auch radiologisch erkennbare Ödem führt zu Tachypnoe, Dyspnoe, nichtproduktivem Husten und einer fortschreitenden Hypoxämie. Eine mögliche Folge ist die Entwicklung eines rasch fortschreitenden „acute respiratory distress syndrome" (ARDS), das in eine respiratorische Globalinsuffizienz münden kann. Wegen des schweren Krankheitsverlaufs mit drohendem Lungenversagen liegt die Letalität des HCPS bei 25–40 %.

MERKE

Auch wenn das HFRS eine hauptsächlich renale Manifestation zeigt, können auch bei dieser Verlaufsform pulmonale Symptome auftreten. Unabhängig von der Schwere der pulmonalen Beteiligung ist hierbei wichtig, dass das Krankheitsbild HFRS durch Altweltmausviren (Asien, Europa) und nicht wie das HCPS durch Neuweltmausviren (Amerika) verursacht wird.

Differenzialdiagnosen

Die v. a. zu Beginn der Erkrankung auftretenden, sehr unspezifischen Krankheitssymptome (Kopf-/Rücken-/Gliederschmerzen, Schüttelfrost, Fieber) lassen diverse Differenzialdiagnosen zu. Auch die später einsetzende renale Beteiligung des HFRS bzw. pulmonale Beteiligung des HCPS müssen differenzialdiagnostisch betrachtet werden.

Differenzialdiagnosen bei Krankheitsbeginn

- **Influenza:** Zu Beginn einer Hantavirus-Infektion ist die Influenza v. a. durch den plötzlichen Krankheitsbeginn mit hohem Fieber, das von Kopf- und Gliederschmerzen begleitet wird, die wichtigste Differenzialdiagnose. Durch einen Influenza-Schnelltest kann die Verdachtsdiagnose erhärtet und durch Labordiagnostik (Nachweis von Virusantigenen) bestätigt werden. Wenn die Diagnose „Grippe" lediglich anhand der typischen klinischen Präsentation gestellt wird und keine Besserung eintritt bzw. der Verlauf rasch progredient ist, sollte immer auch an eine Hantavirus-Infektion gedacht werden.

- **Sepsis:** Vor allem wegen der klinischen Symptome Fieber, Schüttelfrost, Hypotonie, Tachypnoe und ggf. Petechien sowie der laborchemischen Parameter Leukozytose und Thrombozytopenie ist die Sepsis eine wichtige, da lebensbedrohliche, Differenzialdiagnose der Hantavirus-Infektion. Wichtig für die Diagnosestellung sind spezielle klinische Diagnosekriterien, eine mikrobielle Untersuchung auf mögliche Erreger (Blutkulturen) sowie die Fokussuche (Bildgebung etc.).

Differenzialdiagnosen des HFRS

- **Akute Pyelonephritis:** Die infektiöse Erkrankung des Nierenbeckens mit Beteiligung des Nierenparenchyms ist v. a. durch die renalen Symptome Flankenschmerz und Dysurie, aber auch durch allgemeine Krankheitssymptome wie Fieber, Schüttelfrost und ggf. Rückenschmerzen die wichtigste Differenzialdiagnose des HFRS. Die weiterführende Diagnostik wie Laboruntersuchungen (Urin-Stix, Urinkultur, Blutuntersuchung) und Bildgebung in Form einer Sonografie der Nieren und der Harnblase gibt Aufschluss über das Vorliegen einer Pyelonephritis.
- **Akutes Nierenversagen unklarer Genese:** ist gekennzeichnet durch eine Oligo- oder Anurie sowie eine Erhöhung des Serumkreatinins. Diese Symptome lassen sich auch in Phase 3 des HFRS feststellen. Zur diagnostischen Abklärung sollten eine Blutuntersuchung (u. a. Retentionsparameter, Kalium, Natrium, Kalzium), eine Urinuntersuchung (U-Status), eine fraktionierte Natriumexkretion (zur Unterscheidung prärenales/renales Nierenversagen) und eine Bildgebung (Sonografie, ggf. CT) durchgeführt werden. Bei weiterhin unklarer Genese kann eine Biopsie erfolgen.
- **Leptospirose:** Diese Erkrankung ist eine in Deutschland sehr selten auftretende, durch Infekti-

on mit dem Bakterium *Leptospira interrogans* hervorgerufene Zoonose. Erregerreservoire sind wie beim Hantavirus u. a. Nagetiere; über deren Urin der Erreger ausgeschieden wird. Die Infektion beginnt häufig mit den gleichen Allgemeinsymptomen wie eine Hantavirus-Infektion, die anschließend von einer Immunphase abgelöst werden, bei der es zu ausgeprägten Organbeteiligungen (z. B. Leber, Nieren, ZNS, Herz, Lunge) kommen kann. Die Diagnosestellung erfolgt mittels direktem Erregernachweis (Anzucht bzw. Nachweis von Erreger-DNA mittels PCR) oder serologisch durch einen Mikroagglutinationstest (MAT).

Differenzialdiagnose des HCPS

- **Pneumonie:** Die Pneumonie ist wegen der durch pulmonale Symptome bestimmten Klinik in Verbindung mit einem starken allgemeinen Krankheitsgefühl sowie hohem Fieber die wichtigste Differenzialdiagnose des HCPS. Diagnostisch sollte beim Verdacht auf eine Pneumonie neben der laborchemischen Erfassung von Entzündungszeichen und einer BGA auch eine Röntgenaufnahme des Thorax erfolgen. Bei schweren Verläufen kann zudem eine Erregerdiagnostik über eine Sputumprobe durchgeführt werden.

MERKE

Bei einer aufgrund klinischer Symptome diagnostizierten Grippe, die keine Besserung bzw. eine rasche Progredienz zeigt, sollte differenzialdiagnostisch auch immer an eine Hantavirus-Infektion (HFRS) gedacht werden.

Pathogenese

Das Hantavirus wird von asymptomatisch infizierten Nagetieren übertragen, in denen es persistiert und über deren Speichel, Urin oder Kot es ausgeschieden wird. Bei Kontakt mit diesen Ausscheidungen wird das Virus durch Aerosole auf die menschliche Mund-, Nasen- und Rachenschleimhaut übertragen. Eine Mensch-zu-Mensch Übertragung wurde bisher erst in einem Fall mit dem südamerikanischen Andes-Virus beschrieben. Während die infizierten Nager keine Krankheitszeichen durch die Infektion zeigen, kommt es beim „Fehlwirt" Mensch in 10–20 % d. F. zu einer klinischen Ausprägung der Erkrankung. Nach der Aufnahme des Virus infiziert das Virus im weiteren Verlauf Makrophagen und Endothelzellen, indem es an Integrine der Zelloberfläche bindet. Infolge der Beteiligung von Endothelzellen kommt es zu einer vaskulären Schädigung (Permeabilitätsstörung der Kapillaren, Vasodilatation), zu intravasaler Koagulation und Gerinnungsstörungen, die zu Hämorrhagien und Entzündungsreaktionen in inneren Organen (Niere, Lunge) führen. Auf zellulärer Ebene wirkt das Hantavirus nicht direkt zytopathogen, weswegen davon ausgegangen wird, dass die Immunantwort des Wirts (zytotoxische T-Zellen, inflammatorische Zytokine) für die pathologischen Veränderungen verantwortlich ist. Erste Studien belegen dabei einen Zusammenhang zwischen der Stärke der CD8-Antwort des Organismus und der Schwere der Erkrankung.

Epidemiologie

Die verschiedenen Hantaviren sind weltweit verbreitet. Dabei hat sich jeder Virustyp einer bestimmten Nagerart angepasst, sodass die geografische Verbreitung der Wirte auch das Auftreten der verschiedenen Infektionen bestimmt. Dabei kann grob zwischen den Altweltmausviren in Asien und Europa (z. B. Puumala, Dobrava-Belgrad), die das klinische Bild des HFRS hervorrufen, und den Neuweltmausviren in Amerika (z. B. Andes, Sin-Nombre), die das HCPS hervorrufen, unterschieden werden (➤ Tab. 16.2).

Die meisten Infektionen (jährlich etwa 200.000) treten in Asien auf. Die Erkrankungszahl des weitaus schwerwiegender verlaufenden HCPS auf dem amerikanischen Kontinent liegt dagegen bei einigen hundert Infektionen pro Jahr.

In Deutschland sind das Puumala- und das Dobrava-Belgrad Virus, in einem beschriebenen Fall auch das Tula-Virus für Hantavirus-Infektionen verantwortlich. Während die das DOBV übertragende Brandmaus v. a. im Norden und Osten Deutschlands vorkommt, ist die Rötelmaus (➤ Abb. 16.1) und damit das Puumala-Virus hauptsächlich im Westen und Süden des Landes verbreitet. Seit 2001 besteht in Deutschland nach dem Infektionsschutzgesetz eine Meldepflicht für Hantavirus-Infektionen. Seit Einführung dieser Meldepflicht wurden den Gesundheitsämtern bis Mitte 2017 11.691

Tab. 16.2 Hantaviren (Auswahl)

Virus	Überträger	Geografische Verbreitung	Hervorgerufene Erkrankung	Schwere der Erkrankung
Puumala	Rötelmaus (*Myodes glareolus*)	Europa	HFRS	Leicht
Dobrava (DOBV-Aa)	Brandmaus (*Apodemus agrarius*)	Mittel- und Osteuropa	HFRS	Leicht/moderat
Dobrava (DOBV-Af)	Gelbhalsmaus (*Apodemus flavicollis*)	Südosteuropa (Balkan)	HFRS	Schwer
Tula	Feldmaus (*Microtus arvalis*)	Europa	HFRS	Leicht
Hantaan	Brandmaus (*Apodemus agrarius*)	(Südost-)Asien	HFRS	Schwer
Sin-Nombre	Hirschmaus (*Peromyscus maniculatus*)	Nordamerika	HCPS	Schwer
Andes	Reisratte (*Oligoryzomys longicaudatus*)	Südamerika	HCPS	Schwer

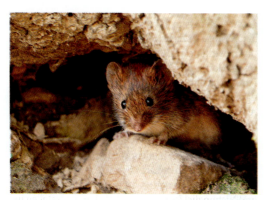

Abb. 16.1 Rötelmaus [J748-114]

Weitere Untersuchungen

Die aufgrund des klinischen Bildes und einer ausführlichen Anamnese aufgestellte Verdachtsdiagnose einer Hantavirus-Infektion wird durch den Nachweis von IgM- und im Verlauf von IgG-Antikörpern bzw. den IgG-Titeranstieg in Serumpaaren bestätigt. Durchgeführt wird der Nachweis mittels Enzyme-linked Immunosorbent Assay (ELISA), wobei zweifelhafte ELISA-Ergebnisse durch Immunoblots oder Immunfluoreszenz-Assays (IFA) bestätigt werden müssen. Mithilfe eines Virusneutralisationstests kann eine genaue **Serotypisierung** des Virus erfolgen. Jedoch ist diese Testung mit einem hohen Zeit- und Arbeitsaufwand verbunden, da sie in einem Speziallabor (Sicherheitsstufe 3) durchgeführt werden muss. Darüber hinaus kann nur eine Typisierung von bereits bekannten Virusstämmen erfolgen. Infektionen durch Viren, die noch nicht in der Laborkollektion enthalten sind, können nicht identifiziert werden.

Eine molekulargenetische Untersuchung der viralen Nukleotidsequenzen mittels Polymerase-Kettenreaktion (PCR) erlaubt hingegen eine genaue Typisierung des Virus. Die hierfür benötigte Virus-DNA lässt sich allerdings nur in einer kurzen virämischen Phase zu Beginn

Infektionen gemeldet – im Durchschnitt etwa 700 Fälle pro Jahr. Der bisherige Höchstwert wurde im Jahr 2012 mit 2.955 Fällen erreicht, während 2006 lediglich 73 Fälle gemeldet wurden (➤ Abb. 16.2). Diese Abweichungen lassen sich durch die schwankende Mäusepopulation sowie die Durchseuchung innerhalb der Population erklären. Auch das wetterabhängige Nahrungsangebot (z. B. Bucheckern bei der Rötelmaus) scheint Einfluss auf diese Faktoren zu haben. Die hauptsächliche Verbreitung dieser Nahrungsquellen ist auch eine Erklärung für die regional sehr unterschiedlichen Fallzahlen. Aufgrund ihrer vielen Buchenwälder sind Baden-Württemberg und das Münsterland in Nordrhein-Westfalen Hantavirus-Risikogebiete in Deutschland.

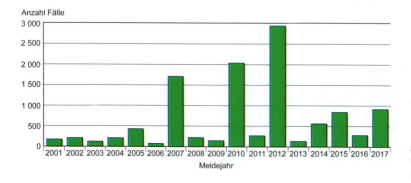

Abb. 16.2 Meldezahlen über Hantavirus-Infektionen in Deutschland [X221/L143]

der Erkrankung im Blut des Patienten nachweisen, sodass diese Art der Untersuchung bisher keine Rolle in der Routinediagnostik spielt.

Parallel zum serologischen Nachweis des Virus sollten einige ergänzende Untersuchungen durchgeführt werden, die zum weiteren Ausschluss möglicher Differenzialdiagnosen dienen und Aufschluss über Organfunktionen und Entzündungsreaktion geben. Dies beinhaltet zunächst die regelmäßige laborchemische Kontrolle der Retentionswerte (u.a. Serumkreatinin, Harnstoff, GFR) sowie der Entzündungsparameter (Leukozyten, CRP, BSG). Diese Werte dienen auch zur Verlaufskontrolle der Erkrankung. Die Testung der Nierenwerte kann zudem durch einen Urinstatus und ggf. durch eine 24-h-Sammelurin-Untersuchung ergänzt werden. Auch bildgebende Verfahren wie eine Sonografie des Abdomens, speziell der Nieren (evtl. inkl. Dopplersonografie der Nierenarterien) und, je nach klinischer Ausprägung, ein Röntgen-Thorax gehören zur weiterführenden Diagnostik. Darüber hinaus sollte eine regelmäßige Kontrolle der Vitalparameter erfolgen.

Therapiemaßnahmen

Da in Europa bisher kein Impfstoff gegen das Hantavirus zugelassen ist, wird die Erkrankung symptomatisch behandelt. Im Vordergrund stehen hier v.a. die Stabilisierung des Kreislaufs, der Erhalt der Nieren- und Lungenfunktion sowie die Kontrolle möglicher Blutungen. Eine spezifisch gegen den Erreger gerichtete Therapie gibt es bisher nicht, jedoch haben einzelne klinische Studien mit dem Virostatikum **Ribavirin** Behandlungserfolge gezeigt.

Am wirkungsvollsten kann das Risiko einer Hantavirus-Infektion durch das Beachten einiger präventiver Maßnahmen gesenkt werden. Hierbei besteht die wichtigste Schutzmaßnahme darin, den Kontakt zu Nagetieren und deren Ausscheidungen weitestgehend zu vermeiden. Dies beinhaltet v.a. die Bekämpfung von Nagetieren in Wohnbereich und Umgebung. Auch die sichere, geschlossene Aufbewahrung von Lebensmitteln ist wichtig, um keine Nagetiere anzulocken. In Wohnung und Umgebung sollten mögliche Schlupflöcher und Nistmöglichkeiten beseitigt und Eintrittsstellen ins Haus abgedichtet werden. Bei der Durchführung von Tätigkeiten, bei denen Nagerkot aufgewirbelt werden kann (z.B. Ausfegen von Schuppen/Garagen), sollten Mundschutz und Handschuhe getragen werden. Eine Staubentwicklung kann darüber hinaus durch Befeuchtung minimiert werden. Mäusekadaver oder Nestmaterial sollten vor dem Entfernen gründlich mit einem handelsüblichen Reinigungsmittel eingesprüht werden. Tote Mäuse können in einer verschlossenen Plastiktüte über den Hausmüll entsorgt werden. Auch bei Aufenthalten in der Natur sollte der direkte Kontakt zu Nagetieren und deren Ausscheidungen vermieden werden. Insbesondere Personen, deren Arbeitsplatz oder Lebensbedingungen einen Kontakt zu Nagetieren begünstigen (Waldarbeiter, Landwirte etc.), haben ein erhöhtes Risiko, an einer Hantavirus-Infektion zu erkranken. Daher sollten sie umfassend über das Risiko und die präventiven Maßnahmen aufgeklärt werden.

Weiteres Prozedere

Da sich der Patient wiederholt und mit stark verschlechterten Laborwerten sowie reduziertem Allgemeinzustand bei Ihnen vorstellt, sollte eine Einweisung ins Krankenhaus erfolgen. Hier können eine ausreichende Überwachung seines Zustands, eine engmaschige Kontrolle aller Blutwerte und Vitalparameter sowie die Vervollständigung der Diagnostik erfolgen.

Nach der Entlassung des Patienten sollten bis zur Normalisierung der Nieren- und Elektrolytwerte auch weiterhin regelmäßige laborchemische Kontrollen erfolgen. Darüber hinaus sollte die mögliche Entstehung einer postinfektiösen renalen Hypertonie beobachtet und kontrolliert werden. Die vom Patienten beklagten, wahrscheinlich durch die infektionsbedingte Konjunktivitis bedingten Sehstörungen müssen augenärztlich kontrolliert werden. Obwohl die überstandene Infektion wahrscheinlich zu einer serotypspezifischen Immunität führt, sollte der Patient (inkl. in dessen Haushalt lebende Personen) über Risiken und Präventivmaßnahmen aufgeklärt werden.

Komplikationen

Beim Auftreten eines hämorrhagischen Fiebers mit renalem Syndrom (HFRS) sind verschiedene, mitunter lebensbedrohliche Komplikationen möglich. Die zu Beginn der Erkrankung auftretende schwere Hypotension kann bis zum Schock führen, während die Beteiligung der Nieren das Risiko einer dialysepflichtigen Niereninsuffizienz beinhaltet. Extrarenale Manifestationen der Erkrankung beinhalten Komplikationen in Form einer Begleithepatitis, einer Myokarditis oder sogar einer ZNS-Beteiligung.

Bei der durch deutsche Hantavirus-Stämme ausgelösten milden Form des HFRS, der Nephropathia epidemica, kommt es nur in seltenen Fällen zu Hämorrhagien, die schwere Hypotension fehlt meistens. Allerdings besteht auch bei dieser Verlaufsform das Risiko einer Niereninsuffizienz.

Die wichtigste Komplikation des in Amerika vorkommenden HCPS ist das Auftreten eines rasch progredienten ARDS. Das ARDS ist wegen des Risikos einer respiratorischen Globalinsuffizienz ein akut lebensbedrohliches Krankheitsbild, das mit einer hohen Letalität einhergeht.

Zusammenfassung

Die Hantavirus-Infektion ist eine weltweit auftretende, durch Nagetiere übertragene Zoonose, die zu zwei unterschiedlichen klinischen Verlaufsformen führen kann. Amerikanische Hantavirus-Typen rufen das **Hantavirus-induzierte-kardiopulmonale Syndrom (HCPS)** hervor, das v. a. durch eine schwere pulmonale Symptomatik gekennzeichnet ist. Durch asiatische und europäische Virusstämme kommt es zur Ausprägung des **hämorrhagischen Fiebers mit renalem Syndrom (HFRS),** bei dem insbesondere die Nierenbeteiligung mit drohender Niereninsuffizienz im Vordergrund steht. Charakteristisch für beide Verlaufsformen ist das abrupt einsetzende hohe Fieber (> 38,5 °C) zum Krankheitsbeginn, das mit typischen allgemeinen Krankheitssymptomen (Schüttelfrost, Kopf- und Gliederschmerzen) einhergeht. Die Diagnose wird anhand des Nachweises von IgM- und IgG-Antikörpern mittels ELISA gestellt. Eine Impfung gegen das Hantavirus oder eine erregerspezifische Behandlung gibt es nicht, sodass die Symptombehandlung, insbesondere die Stabilisierung des Kreislaufs und der Organfunktionen, bei der Therapie im Vordergrund steht. Zudem sollte über Risikofaktoren und präventive Maßnahmen zur Vermeidung einer Infektion aufgeklärt werden. Relevante, da potenziell lebensbedrohliche, Komplikationen der Erkrankung sind Hypotension bis hin zum Schock, Nierenversagen sowie das Auftreten eines ARDS.

ADRESSEN UND ANSPRECHPARTNER
1. Beratung zur Epidemiologie
Robert Koch-Institut
Abteilung für Infektionsepidemiologie
Fachgebiet 35 für Gastroenterologische Infektionen,
Zoonosen und tropische Infektionen
Seestr. 10
D-13353 Berlin
Ansprechpartner: Prof. Dr. Klaus Stark
Tel.: 030/18754-3432

2. Beratung zur Spezialdiagnostik
Konsiliarlabor für Hantaviren
Institut für Medizinische Virologie
Charité – Universitätsmedizin Berlin
Charitéplatz 1
D-10117 Berlin
https://virologie-ccm.charite.de/diagnostik/
konsiliarlaboratorium_fuer_hantaviren/
Ansprechpartner: Prof. Dr. Jörg Hofmann;
Dr. Peter Witkowski
Tel.: 030/4050-26 351
Fax: 030/4505-25 907
E-Mail: Joerg.Hofmann@charite.de;
Peter.Witkowski@charite.de

QUELLEN
Dearing MD, Dizney L. Ecology of hantavirus in a changing world. Ann N Y Acad Sci 2010; 1195: 99–112.

Doerr HW, Gerlich WH (Hrsg.). Medizinische Virologie. Grundlagen, Diagnostik, Prävention und Therapie viraler Erkrankungen. 2. A. Stuttgart: Thieme 2010, S. 580–588.

Geis S et al. Aktuelles zu Hantaviren. Hess Arztebl 2009; 4: 242–245.

Nemirov K, et al. The broad spectrum of hantaviruses and their hosts in Central Europe. Acta Virologica 2013; 57(2): 130–137.

Krüger DH, Ulrich RG, Hofmann J. Hantaviren als zoonotische Krankheitserreger in Deutschland. Dtsch Arztebl Int 2013; 110(27–28): 461–467.

Lundkvist A, Olsson GE. Puumala hantavirus and Myodes glareolus in northern Europe: no evidence of co-divergence between genetic lineages of virus and host. J Gen Virol 2010; 91: 1262–1274.

Martinez VP, et al. Person-to-person transmission of Andes virus. Emerg Infect Dis 2005; 11(12): 1848–1853.

Modrow S et al. Molekulare Virologie. 3. A. Heidelberg: Springer 2010, S. 349–352.

Reil D, et al. Puumala hantavirus infections in bank vole populations: host and virus dynamics in Central Europe. BMC Ecol 2017; 17(1): 9.

Robert Koch-Institut. Hantavirus-Erkrankung, RKI-Ratgeber für Ärzte unter: www.rki.de/DE/Content/Infekt/EpidBull/ Merkblaetter/Ratgeber_Hantaviren. html#doc2397634bodyText20 (letzter Zugriff: 19.7.2017).

Vaheri A, et al. Hantavirus infections in Europe and their impact on public health. Rev Med Virol 2013; 23(1): 35–49.

Anhang

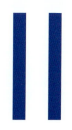

Die richtige Recherche

Martin Mücke

II.1 Literaturrecherche – Webtools

Für den Diagnostiker ist neben medizinischen Fachbüchern das Internet die wichtigste Informationsquelle. Die Recherche über große Informationsportale wie Google und PubMed ist dabei der populärste Ansatz. Zur spezifischen Recherche von seltenen Erkrankungen steht außerdem eine große Auswahl an anderen onlinebasierten Diagnosewerkzeugen zur Verfügung. ➤ Tab. II.1 gibt einen Überblick über die wichtigsten Webtools zur Diagnosefindung.

Die meisten Diagnostiktools schlagen nach Informationseingabe wahrscheinliche Diagnosen vor, mit deren Hilfe es für den Diagnostiker einfacher werden soll, gezielte Untersuchungen zu bestätigen oder auszuschließen. Allerdings werden durch die Diagnosewerkzeuge aufgrund der Vielzahl von seltenen Erkrankungen (6.000–8.000) nicht alle seltenen Erkrankungen berücksichtigt. Die Datenbanken werden nicht nur von Experten, sondern auch von betroffenen Patienten genutzt. Laut aktuellen Studien informieren sich viele Patienten vor einer Arztkonsultation im Internet. Nicht selten wird der Arzt dann bereits vom Patienten mit der zutreffenden Diagnose konfrontiert.

Für Mediziner ist die Praktikabilität und Einfachheit von Diagnosewerkzeugen ausschlaggebend; nur so können sie im Praxisalltag eingesetzt werden. Neue Diagnosetools werden durch einfache Textabfragen und selbstlernende Datenbanken sowie die Verwendung von Wahrscheinlichkeitsalgorithmen zunehmend nutzerfreundlich.

Tab. II.1 Webtools zur Literatursuche

Webtool	Verwendung	Zweck	Website
FindZebra	Freitextsuche mit automatischer Symptomsuche durch Wahrscheinlichkeitsberechnungen	Werkzeug zur Diagnose von seltenen Erkrankungen	www.findzebra.com
London Dysmorphology Database	Datenbank für seltene dysmorphe Syndrome	Datenbank mit Informationen zu dysmorphen Syndromen	www.lmdatabases.com
OMIM	Freitextsuche zu Erkrankungen, Studien, Symptomen etc.	Informationssuche inkl. Fachliteratur zu genetischen Erkrankungen	www.omim.org
Orphanet	Suche nach seltenen Erkrankungen über ICD-10, Orpha-Kennnummer, OMIM, Genname, Krankheitsname, als Freitext oder eine alphabetische Liste. Auch eine Zuordnung über die Nennung von Symptomen ist möglich	Informationssuche inkl. weiterführende Informationen zu seltenen Erkrankungen. Enzyklopädie für Patienten und Fachleute. Abruf von Leitlinien und Notfallinformationen	www.orpha.net
Phenomizer	Eingabe von Symptomen und patientenspezifischen Eigenheiten in Form eines Fragebogens. Automatische Generierung der wahrscheinlichsten Erkrankungen	Werkzeug zur Diagnosefindung für genetische Erkrankungen	compbio.charite.de/phenomizer

Tab. II.1 Webtools zur Literatursuche *(Forts.)*

Webtool	Verwendung	Zweck	Website
POSSUM	Datenbank für Dysmorphologien (Fehlbildungen, Stoffwechselveränderungen etc.)	Werkzeug zur Diagnosefindung und Datenbank zu seltenen Dysmorphologien und ihren Ausprägungen. Bildmaterial zu Erkrankungen	www.possum.net.au
PubMed	Freitextsuche zu Erkrankungen, Studien, Symptomen etc.	Medizinische Literatur- und Informationssuche	www.ncbi.nlm.nih.gov/pubmed
SimulConsult	Symptomsuche durch Wahrscheinlichkeitsberechnung, zum Vergleich von Differenzialdiagnosen	Werkzeug zur Diagnosefindung für Experten (Neurologie und Genetik)	www.simulconsult.com
UpToDate	Freitextsuche zu Erkrankungen, Studien, Symptomen etc.	Medizinische Literatur- und Informationssuche	www.uptodate.com
Watson	Benutzerdefiniertes System zur Diagnosefindung basierend auf verschiedenen statistischen Methoden	Werkzeug zur Diagnosefindung	Nicht öffentlich zugänglich
WebMD	Freitextsuche und Symptomfragebogen	Werkzeug zur Diagnosefindung	www.webmd.com

II.2 Informationen bei bekannter Diagnose

Nach korrekter Diagnosestellung besteht häufig die Problematik, dass Informationen über Therapiemöglichkeiten und Expertenzentren schwer zu finden sind. Nicht selten sind spezialisierte Ansprechpartner regional ungleich verteilt, sodass eine optimale Versorgung von Betroffenen erschwert wird. Hilfestellung bei der Expertensuche und der Planung von Behandlungsstrategien geben Onlineportale, Selbsthilfegruppen und Interessengemeinschaften.

- **Orphanet:** Informationen zu bekannten seltenen Erkrankungen können über die Website www.orpha.net bezogen werden. Die webbasierte internationale Datenbank stellt Wissenschaftlern, Behandlern, Patienten und Angehörigen Informationen zu seltenen Krankheiten, deren Diagnose und Therapie zur Verfügung. Auch Informationen zu Behandlungszentren inkl. der Kontaktdaten werden dem Nutzer angeboten.

- **Zentrales Informationsportal über seltene Erkrankungen (ZIPSE):** Um das Informationsmanagement im Bereich seltener Erkrankungen zu verbessern, wurde im Rahmen des Projekts „Zentrales Informationsportal über seltene Erkrankungen (ZIPSE)" ein Webportal für Informationssuchende aller Bereiche etabliert (www.portal-se.de). Die Informationsbasis dieses Portals bilden bereits online verfügbare Informationsangebote zu seltenen Erkrankungen. Das Portal besitzt einen hohen Qualitätsstandard und kennzeichnet transparent die angebotenen Inhalte nach ihrem Wahrheits- und Informationsgehalt.

- **Selbsthilfegruppen:** Bei der Suche nach Informationen stellen Selbsthilfegruppen eine bedeutsame Quelle dar. Hier können krankheitsspezifische hochwertige Informationen bezogen werden. Außerdem können Betroffene mit Gleichgesinnten Informationen austauschen. Die Informationen sind vertrauenswürdig und bieten insbesondere Patienten im späten Erkrankungsverlauf tiefgehende Informationen zu relevanten Informationsbereichen.

- **Allianz Chronischer Seltener Erkrankungen (ACHSE):** Informationen und Beratung zu seltenen Erkrankungen sowie Kontaktadressen zu spezifischen Selbsthilfegruppen bietet auch die Allianz Chronischer Seltener Erkrankungen (ACHSE) e. V. an, ein Netzwerk von und für Menschen mit seltenen Erkrankungen. ACHSE als Dachverband der Selbsthilfe umfasst aktuell ca. 120 Patientenorganisationen und ist eng mit den Zentren für seltene Erkrankungen sowie Experten aus Klinik und Forschung vernetzt. Das entsprechende Pendant auf europäischer Ebene ist EURODIS (Rare Diseases Europe), eine Plattform zur Vernetzung europäischer Experten und Selbsthilfegruppen.
- **se-atlas:** Der Versorgungsatlas (se-atlas) bietet als webbasierte Internetplattform (www.se-atlas.de) eine Kartierung von Versorgungsangeboten (Behandlungszentren, Selbsthilfeorganisationen) für Menschen mit seltenen Erkrankungen und kann von Betroffenen, Angehörigen, Behandlern und Interessierten genutzt werden. In transparenter und nutzerfreundlicher Weise führt der Versorgungsatlas bestehende Datensammlungen zu Versorgungseinrichtungen und Expertennetzwerken zusammen. Er unterliegt einer ständigen Aktualisierung. Gesucht werden kann primär nach dem Namen einer Erkrankung. Die Darstellung der Suchergebnisse erfolgt als interaktive Landkarte oder als Liste.

QUELLEN
Kasper D.L. et al. Harrisons Innere Medizin. Band 3, Kapitel Seltene Erkrankungen (Stieber C., Mücke M., Klockgether T.), 19. Auflage, 2016, Georg Thieme Verlag, Stuttgart.

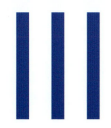

Ansprechpartner für seltene Erkrankungen

Martin Mücke

III.1 Zentren für seltene Erkrankungen

Zentren für seltene Erkrankungen (ZSE) haben das Ziel, die Situation von Menschen mit seltenen Erkrankungen zu verbessern. Erreicht wird dies durch eine enge Zusammenarbeit von Spezialisten verschiedener Fachgebiete und durch die Verknüpfung von Krankenversorgung und Forschung. Seit 2009 wurden an vielen deutschen Universitätskliniken ZSEs gegründet. Heute gibt es nahezu an jeder Universitätsklinik in Deutschland ein Versorgungsangebot für Patienten mit seltenen Erkrankungen (➤ Tab. III.1). Die ZSEs sind miteinander vernetzt, sodass Betroffene zu dem Zentrum „gelotst" werden können, an dem die größte Expertise für ihre Krankheit vorhanden ist.

In Deutschland bedienen die ZSEs meist ausgewählte Gruppen (z. B. Erwachsene und/oder Kinder) von seltenen Krankheiten. Die interdisziplinäre Zusammenarbeit klinischer und klinisch-theoretischer Einrichtungen mit einem klinisch-wissenschaftlichen Hintergrund auf dem Gebiet der seltenen Krankheiten führt mittlerweile zu einem effizienten Versorgungsangebot für Gruppen seltener Erkrankungen, ist aber durch die Vielzahl der seltenen Erkrankungen nach wie vor nicht ausreichend, sodass für einen Großteil der seltenen Erkrankungen noch immer eine Versorgungslücke besteht. Durch ZSEs werden sowohl die Umsetzung von Forschungsergebnissen der Grundlagenforschung in die klinische Forschung (Translation) als auch die Umsetzung von Ergebnissen der klinischen Forschung in die Versorgung (Transfer) erleichtert.

An einigen Standorten sind die Spezialambulanzen der ZSEs mit ihren klinisch-wissenschaftlich oder rein wissenschaftlichen Aktivitäten in den einzelnen Kliniken und Instituten fest verankert und arbeiten interdisziplinär. Die vertrauensvolle Zusammenarbeit mit Patientenverbänden ist nach aktuellem Anforderungskatalog des Nationalen Aktionsbündnisses für Menschen mit seltenen Erkrankungen (NAMSE) obligatorischer Bestandteil der Zentren.

Tab. III.1 Liste der Zentren für Seltene Erkrankungen in Deutschland

Name des Zentrums	Kontaktadresse	Telefon	Website
Berliner Centrum für Seltene Erkrankungen (BCSE)	Berliner Centrum für Seltene Erkrankungen Charité – Campus Virchowklinikum Augustenburger Platz 1 13353 Berlin	030/450 566 766	https://bcse.charite.de/centrum/
Centrum für Seltene Erkrankungen Münster	Centrum für Seltene Erkrankungen Universitätsklinikum Münster Albert-Schweitzer-Str. 33 48149 Münster	0251/83-47 700	http://klinikum.uni-muenster.de
Centrum für Seltene Erkrankungen Ruhr (CESER)	Universitätskinderklinik Bochum Alexandrinenstr. 5 44791 Bochum	0234/509 2601	http://centrum-seltene-erkrankungen-ruhr.de
Essener Zentrum für Seltene Erkrankungen (EZSE)	Essener Zentrum für Seltene Erkrankungen Hufelandstr. 55 45147 Essen	0201/723 2310	www.uk-essen.de/ezse/willkommen/

Tab. III.1 Liste der Zentren für Seltene Erkrankungen in Deutschland *(Forts.)*

Name des Zentrums	Kontaktadresse	Telefon	Website
Frankfurter Referenzzentrum für Seltene Erkrankungen (FRZSE)	Universitätsklinikum Frankfurt Haus 18, EG Theodor-Stern-Kai 7 60590 Frankfurt	069/6301 843 18	www.kgu.de/index.php?id=5512
Freiburg Zentrum für Seltene Erkrankungen (FZSE)	Universitätsklinikum Freiburg Hugstetter Str. 55 79106 Freiburg	0761/270-0	www.uniklinik-freiburg.de/fzse.html
Martin Zeitz Centrum für Seltene Erkrankungen	Martin Zeitz Centrum für Seltene Erkrankungen Universitätsklinikum Hamburg-Eppendorf Gebäude O17 Martinistr. 52 20246 Hamburg	040/7410-573 89	www.uke.de/kliniken-institute/zentren/martin-zeitz-centrum/index.html
Mitteldeutsches Kompetenznetz Seltene Erkrankungen (MKSE)	MKSE, Haus 10 Universitätsklinikum Magdeburg A.ö.R. Leipziger Str. 44 39120 Magdeburg	0345/1325-9595	www.mkse.ovgu.de
Münchener Zentrum für Seltene Erkrankungen (MZSE)	Münchner Zentrum für Seltene Erkrankungen (MZSE) Lindwurmstr. 4 80337 München	089/4400-577 02	www.klinikum.uni-muenchen.de/Muenchener-Zentrum-fuer-Seltene-Erkrankungen/de/index.html
Universitäres Zentrum für Seltene Erkrankungen Leipzig (UZSE)	Universitäres Zentrum für Seltene Erkrankungen Leipzig (UZSE) Liebigstr. 19 (Haus C) 04103 Leipzig	0341/972-6500	www.uniklinikum-leipzig.de/Seiten/universitaeres-zentrum-fuer-seltene-erkrankungen.aspx
Universitäts Centrum für Seltene Erkrankungen (USE)	Universitäts Centrum für Seltene Erkrankungen (USE) Fetscherstr. 74 01307 Dresden	0351/458-5608	www.uniklinikum-dresden.de/de/das-klinikum/universitaetscentren/use
Zentrum für Seltene Erkrankungen Aachen (ZSEA)	Zentrum für Seltene Erkrankungen Uniklinik RWTH Aachen (AöR) Pauwelsstr. 30 52074 Aachen	0241/80-85 651	www.ZSEA.ukaachen.de
Zentrum für Seltene Erkrankungen am Universitätsklinikum des Saarlandes (ZSEUGS)	Zentrum für Seltene Erkrankungen am Universitätsklinikum des Saarlandes Kirrberger Str. 100 66424 Homburg/Saar	06841/16-136 90	www.uniklinikum-saarland.de/de/einrichtungen/kliniken_institute/zentrum_fuer_seltene_erkrankungen/

Tab. III.1 Liste der Zentren für Seltene Erkrankungen in Deutschland *(Forts.)*

Name des Zentrums	Kontaktadresse	Telefon	Website
Zentrum für Seltene Erkrankungen Bonn (ZSEB)	ZSEB – Zentrum für seltene Erkrankungen Bonn Biomedizinisches Zentrum Sigmund-Freud-Str. 25 D-53105 Bonn	0228/287-51070	https://zseb.uni-bonn.de
Zentrum für seltene Erkrankungen des Nervensystems (ZSEN)	Zentrum für Seltene Erkrankungen des Nervensystems der Universitätsmedizin Mainz Langenbeckstr. 1, Geb. 601, 4. OG 55131 Mainz	06131/17-3871	www.unimedizin-mainz.de/zsen/startseite/kontakt.html
Zentrum für Seltene Erkrankungen Düsseldorf (ZSED)	Zentrum für Seltene Erkrankungen Düsseldorf Moorenstr. 5 40225 Düsseldorf	0211/8110-423	www.uniklinik-duesseldorf.de/en/unternehmen/zentren/zentrum-fuer-seltene-erkrankungen/
Zentrum für Seltene Erkrankungen der Medizinischen Hochschule Hannover (ZSE-MHH)	Zentrum für Seltene Erkrankungen Medizinische Hochschule Hannover Carl-Neuberg-Str. 1 30625 Hannover	0176/1532-5693	www.mh-hannover.de/zse.html
Zentrum für Seltene Erkrankungen Universitätsmedizin Heidelberg	Zentrum für Seltene Erkrankungen Universitätsmedizin Heidelberg Marsilius-Arkaden, Turm West Im Neuenheimer Feld 130.3 69120 Heidelberg	06221/56-0	www.klinikum.uni-heidelberg.de/Zentrum-fuer-Seltene-Erkrankungen.11-9129.0.html
Zentrum für Seltene Erkrankungen (ZSEK)	Zentrum für Seltene Erkrankungen (ZSEK) Uniklinik Köln Kerpener Str. 62 50937 Köln	0221/478-976 84	www.uk-koeln.de/patienten-besucher/zentrum-fuer-seltene-erkrankungen/
Lübecker Zentrum für Seltene Erkrankungen	Lübecker Zentrum für Seltene Erkrankungen Marie Curie-Str. CBBM 2. Stock, Raum 7 23562 Lübeck	0451/3101-8213	www.uksh.de/zse-luebeck/
Zentrum für Seltene Erkrankungen Mannheim	Zentrum für Seltene Erkrankungen (ZSE) Theodor-Kutzer-Ufer 1–3 68167 Mannheim	0621/383-3024	https://w2.umm.de/3761/

Tab. III.1 Liste der Zentren für Seltene Erkrankungen in Deutschland *(Forts.)*

Name des Zentrums	Kontaktadresse	Telefon	Website
Zentrum für Seltene Erkrankungen Regensburg (ZSER)	Zentrum für Seltene Erkrankungen Universitätsklinikum Regensburg Franz-Josef-Strauß-Allee 11 93053 Regensburg	0941/944-0	www.uniklinikum-regensburg.de/ zentren/ Zentrum_f___r_Seltene_Erkrankungen/
Zentrum für Seltene Erkrankungen Tübingen	Geschäftsstelle Behandlungs- und Forschungszentrum für Seltene Erkrankungen ZSE Tübingen Calwerstr. 7 72076 Tübingen	07071/29-851 70	www.zse-tuebingen.de
Zentrum für Seltene Erkrankungen Ulm	Kontaktstelle Zentrum für Seltene Erkrankungen Eythstr. 24 89075 Ulm	0731/500-570 80	www.uni-ulm.de/ med/medzeseer. html
Zentrum für Seltene Erkrankungen Wiesbaden	Zentrum für Seltene Erkrankungen Ludwig-Erhard-Str. 100 65199 Wiesbaden	0611/43-2314	www.helios-kliniken.de/klinik/wiesbaden-hsk/zentren/zentrum-fuer-seltene-erkrankungen-zse.html
Zentrum für Seltene Erkrankungen Würzburg – Referenzzentrum Nordbayern	Universitätsklinikum Würzburg Zentrum für Seltene Erkrankungen Josef-Schneider-Str. 2 97080 Würzburg	0931/201-277 29	www.zese.ukw.de/ startseite.html
Zentrum für unerkannte und seltene Erkrankungen (ZUSE)	Zentrum für unerkannte und seltene Erkrankungen Universitätsklinikum Gießen – Marburg Standort Marburg Baldingerstr. 1 35043 Marburg	06421/586-4357	www.ukgm.de/ ugm_2/deu/umr_ zuk/27241.html
Zentrum für Seltene Erkrankungen Göttingen (ZSEG)	Zentrum für Seltene Erkrankungen Göttingen Universitätsmedizin Göttingen Robert-Koch-Str. 40 37075 Göttingen	0551/39-651 18	http://zseg.uni-goettingen.de
Zentrum für seltene Erkrankungen Jena	Zentrum für seltene Erkrankungen Jena Universitätsklinikum Jena Bachstr. 18 07743 Jena	03641/9-373 23	www.zse.uniklinikum-jena.de/Startseite.html

III.2 Ansprechpartner für Patienten ohne Diagnose

Patienten, die lange Zeit ohne Diagnose bleiben, stellen eine außerordentliche Herausforderung für das Gesundheitssystem dar. Der lange diagnostische Prozess erhöht die Wahrscheinlichkeit einer Chronifizierung der Erkrankung sowie iatrogener Schädigung durch nichtindizierte Behandlungen. Im deutschen Gesundheitssystem fehlt es an effektiven Strukturen, um Patienten, die lange Zeit ohne Diagnose bleiben, adäquat diagnostisch bzw. therapeutisch zu betreuen. Für Patienten ohne Diagnose gibt es nur wenige Anlaufstellen in Deutschland. Ziel dieser Anlaufstellen ist es, Patienten, bei denen trotz zahlreicher Arztkontakte und Untersuchungen keine diagnostische Einordnung möglich war, auf möglichst „kurzem Weg" einer adäquaten Diagnostik zuzuführen.

In Bonn können sich Patienten mit unklarer Diagnose oder Patienten, bei denen der Verdacht auf eine seltene Erkrankung besteht, an die „Interdisziplinäre Kompetenzeinheit für Patienten ohne Diagnose" (InterPoD) wenden (http://zseb.uni-bonn.de). Die **InterPoD** bietet eine zentrale Anlaufstelle für Patienten mit bisher nicht diagnostizierten Erkrankungen. Ärzte und Medizinstudenten in höheren Semestern sichten, prüfen und fassen hier die in der Regel umfangreichen Unterlagen und Befunde der Patienten zusammen und stellen die Krankengeschichte und Befunde anschließend einem interdisziplinären Expertengremium vor. Neben dieser theoretischen Prüfung bietet die InterPoD auch regelhaft eine interdisziplinäre Präsenzsprechstunde für Patienten an. Erhärtet sich der Verdacht auf eine seltene Krankheit, so wird der Patient an die entsprechenden Experten des Zentrums für Seltene Erkrankungen Bonn (ZSEB) verwiesen. Mit der Einbindung von Medizinstudenten unterstützt und verbessert die InterPoD die medizinische Aus- und Weiterbildung im Bereich der seltenen Erkrankungen und hat diese Themen dauerhaft sowohl in das Curriculum der medizinischen Fakultät als auch die Patientenversorgung an der Universitätsklinik in Bonn integriert.

Auch in Frankfurt steht mit dem Projekt „Patienten ohne Diagnose " eine Anlaufstelle zur Verfügung. Das Frankfurter Projekt bietet eine durch Fachärzte des Universitätsklinikums Frankfurt betreute Sprechstunde für Patienten ohne Diagnose an (www.ohne-diagnose.de).

Mit dem neuartigen Versorgungsprojekt **TRANSLATE-NAMSE** soll die Versorgung von Patientinnen und Patienten mit unklaren Diagnosen und definierten seltenen Erkrankungen bundesweit verbessert werden. In diesem Projekt sollen insbesondere Erkrankungen aus dem Bereich der angeborenen Stoffwechselerkrankungen, der Hormonstörungen, der angeborenen Erkrankungen der Blutbildung, der angeborenen Immundefekte oder der neurologisch bedingten Bewegungsstörungen behandelt werden. Bei Verdacht auf eine seltene Erkrankung als Ursache für die unklaren Symptome können sich Betroffene mithilfe ihres Kinder- oder Hausarztes an eines der neun am Projekt beteiligten Zentren für Seltene Erkrankungen wenden. Standortübergreifende Fallkonferenzen und innovative diagnostische Methoden sollen für die Betroffenen den Weg zur Diagnose verkürzen. Dazu setzt ein Verbund von Universitätskliniken, der Patientenorganisation ACHSE e. V. und gesetzlichen Krankenkassen seit Dezember 2017 Maßnahmenvorschläge aus dem Nationalen Aktionsplan für Menschen mit seltenen Erkrankungen („NAMSE") um. Das Projekt wird durch den Innovationsfonds des Gemeinsamen Bundesausschusses gefördert und bietet Betroffenen an, sich bis ins Jahr 2020 an die Zentren für Seltene Erkrankungen der beteiligten Universitätskliniken zu wenden. Ziel dieses Projekts ist es, die durchgeführten Maßnahmen und standardisierten Prozesse, die bisher nicht in der Betreuung abgebildet sind, nach erfolgreicher Evaluation in Zukunft in die Regelversorgung zu übernehmen. Die Zentren haben sich so aufgestellt und vernetzt, dass sie sich in der Expertise ergänzen und bundesweit verteilt sind. Es bleibt abzuwarten, ob durch dieses Referenzprojekt die Versorgung von Patienten ohne Diagnose und mit seltenen Erkrankungen nachhaltig verbessert wird.

Verzeichnis der Diagnosen

Diagnosen	Symptome (Leitbefund)	Fundstelle
Acne inversa	Abszess Furunkel Akne Inflammation von Haarfollikeln Lokale Rötung Lokale Erwärmung Lokale Schwellung Knoten	➤ Kap. 11
Amyotrophe Lateralsklerose (ALS)	Muskelkrämpfe (Krampi) Dysphagie Faszikuläre Zuckungen Fibrillationen Atrophische Parese Spastische Parese Sialorrhö Hypersalivation Muskelatrophie Sprechstörungen Pseudobulbäraffekt Pathologisches Weinen Pathologisches Lachen	➤ Kap. 8
Hereditäres **Angioödem**	Schwellungen Ödeme Abdominalschmerzen Larynxödem Diarrhö Erbrechen Übelkeit (Nausea)	➤ Kap. 6
Bronchitis plastica	Bronchialausguss Dyspnoe Fieber Leukozytose Ventilgeräusch („bruit de drapeau")	➤ Kap. 10
Alveoläre **Echinokokkose**	Müdigkeit Abgeschlagenheit Abdominalschmerz Gewichtsverlust Hepatomegalie Cholestase Ikterus	➤ Kap. 15

Diagnosen	Symptome (Leitbefund)	Fundstelle
	Juckreiz Ösophagusvarizen Caput medusae Splenomegalie Aszites Sekundäre Leberzirrhose	
Ehlers-Danlos-Syndrom, klassischer Typ	Hypermobilität Elastische Haut Gastrointestinale Beschwerden Wundheilungsstörungen Hämatomneigung Aneurysma	➤ Kap. 1
Eigenbrauer-Syndrom	Gangunsicherheit Enthemmung Verwaschene Sprache Sehstörungen Gastrointestinale Beschwerden Psychomotorische Unruhe Muskelschmerzen Erhöhter Blutalkoholspiegel	➤ Kap. 3
Superfizielle zerebrale **Hämosiderose**	Hypakusis Ataxie Demenzielles Syndrom Hyposmie Blasenfunktionsstörungen Mastdarmfunktionsstörungen Anisokorie	➤ Kap. 5
Hantavirus-Infektion	Fieber Kopfschmerzen Muskelschmerzen Gelenkschmerzen Schüttelfrost Konjunktivitis Abdominalschmerzen Übelkeit (Nausea) Erbrechen Hypovolämischer Schock Hämostatische Störungen Blutungen Proteinurie Mikrohämaturie Oligurie Anurie Thrombozytopenie	➤ Kap. 16

Diagnosen	Symptome (Leitbefund)	Fundstelle
Hidradenitis suppurativa	*siehe* Acne inversa	➤ Kap. 11
Systemischer **Lupus erythematodes** (SLE)	Schmetterlingserythem Diskoides Erythem Schleimhautulzera Photosensibilität Serositis Krampfanfälle Psychosen Nephritis Nichterosive Arthritis	➤ Kap. 7
Systemische **Mastozytose**	Nahrungsmittelunverträglichkeiten Schmerz Gastrointestinale Beschwerden Fibromyalgie Muskuloskelettale Beschwerden Fatigue Flushsymptomatik Übelkeit (Nausea) Erbrechen	➤ Kap. 2
Morbus Fabry	Akroparästhesie Gastrointestinale Beschwerden Anhidrose / Dyshidrose Angiokeratome Vortexkeratopathie Schmerzen Proteinurie Kardiomyopathie Lymphödeme Nephropathie	➤ Kap. 13
Morbus Pompe	Muskuläre Hypotonie Fatigue Schwäche Schmerzen Motorische/muskuläre Probleme Atemnot Herzversagen Makroglossie Gedeihstörungen Hepatomegalie Splenomegalie	➤ Kap. 12

Diagnosen	Symptome (Leitbefund)	Fundstelle
Münchhausen-by-proxy-Syndrom	Atemstillstand Abmagerung Diarrhö Krampfanfall Zyanose Verhaltensstörungen Verletzungen	➤ Kap. 4
TRAPS (TNF-Rezeptor-assoziiertes periodisches Syndrom)	Fieber Fokale Myalgien Extremitätenschmerz Gastrointestinale Beschwerden Zentrifugales Exanthem Konjunktivitis Periorbitale Ödeme Thoraxschmerz Monartikuläre Arthritis	➤ Kap. 9
Trichinellose	Gastrointestinale Beschwerden Diarrhö Fieber Myalgien Periorbitales Ödem Faziales Ödem Eosinophilie Petechien Hämorrhagien Makulopapulöses Ödem Kopfschmerzen Muskelschwellungen Muskelschwäche Dyspnoe Dysphagie IgE-Anstieg Fokal-neurologische Symptome Parästhesien Hypästhesien Schwitzen Obstipation	➤ Kap. 14

Verzeichnis der Leitsymptome/ -befunde

Symptome	Diagnosen	Fundstelle
Abdominalschmerzen	Hereditäres Angioödem	➤ Kap. 6
	Alveoläre Echinokokkose	➤ Kap. 15
	Hantavirus-Infektion	➤ Kap. 16
Abgeschlagenheit	Alveoläre Echinokokkose	➤ Kap. 15
Abmagerung	Münchhausen-by-proxy-Syndrom	➤ Kap. 4
Abszess	Acne inversa (Hidradenitis suppurativa)	➤ Kap. 11
Akne	Acne inversa (Hidradenitis suppurativa)	➤ Kap. 11
Akroparästhesie	Morbus Fabry	➤ Kap. 13
Aneurysma	Ehlers-Danlos-Syndrom, klassischer Typ	➤ Kap. 1
An-/Dyshidrose	Morbus Fabry	➤ Kap. 13
Angiokeratome	Morbus Fabry	➤ Kap. 13
Anisokorie	Superfizielle zerebrale Hämosiderose	➤ Kap. 5
Anurie	Hantavirus-Infektion	➤ Kap. 16
Aszites	Alveoläre Echinokokkose	➤ Kap. 15
Ataxie	Superfizielle zerebrale Hämosiderose	➤ Kap. 5
Atemnot	Morbus Pompe	➤ Kap. 12
Atemstillstand	Münchhausen-by-proxy-Syndrom	➤ Kap. 4
Blasenfunktionsstörungen	Superfizielle zerebrale Hämosiderose	➤ Kap. 5
Erhöhter **Blutalkoholspiegel**	Eigenbrauer-Syndrom	➤ Kap. 3
Blutungen	Hantavirus-Infektion	➤ Kap. 16
Bronchialausguss	Bronchitis plastica	➤ Kap. 10
Caput medusae	Alveoläre Echinokokkose	➤ Kap. 15
Cholestase	Alveoläre Echinokokkose	➤ Kap. 15
Demenzielles Syndrom	Superfizielle zerebrale Hämosiderose	➤ Kap. 5
Diarrhö	Hereditäres Angioödem	➤ Kap. 6
	Münchhausen-by-proxy-Syndrom	➤ Kap. 4
	Trichinellose	➤ Kap. 14
Diskoides Erythem	Systemischer Lupus erythematodes (SLE)	➤ Kap. 7

Symptome	Diagnosen	Fundstelle
Dysphagie	Amyotrophe Lateralsklerose (ALS)	➤ Kap. 8
	Trichinellose	➤ Kap. 14
Dyspnoe	Bronchitis plastica	➤ Kap. 10
	Trichinellose	➤ Kap. 14
Enthemmung	Eigenbrauer-Syndrom	➤ Kap. 3
Eosinophilie	Trichinellose	➤ Kap. 14
Erbrechen	Hantavirus-Infektion	➤ Kap. 16
	Hereditäres Angioödem	➤ Kap. 6
	Systemische Mastozytose	➤ Kap. 2
Lokale **Erwärmung**	Acne inversa (Hidradenitis suppurativa)	➤ Kap. 11
Extremitätenschmerz	TRAPS (TNF-Rezeptor-assoziiertes periodisches Syndrom)	➤ Kap. 9
Faszikuläre Zuckungen	Amyotrophe Lateralsklerose (ALS)	➤ Kap. 8
Fatigue	Systemische Mastozytose	➤ Kap. 2
	Morbus Pompe	➤ Kap. 12
Faziales Ödem	Trichinellose	➤ Kap. 14
Fibrillationen	Amyotrophe Lateralsklerose (ALS)	➤ Kap. 8
Fibromyalgie	Systemische Mastozytose	➤ Kap. 2
Fieber	Bronchitis plastica	➤ Kap. 10
	Hantavirus-Infektion	➤ Kap. 16
	TRAPS (TNF-Rezeptor-assoziiertes periodisches Syndrom)	➤ Kap. 9
	Trichinellose	➤ Kap. 14
Flushsymptomatik	Systemische Mastozytose	➤ Kap. 2
Fokal-neurologische Symptome	Trichinellose	➤ Kap. 14
Furunkel	Acne inversa (Hidradenitis suppurativa)	➤ Kap. 11
Gangunsicherheit	Eigenbrauer-Syndrom	➤ Kap. 3
Gastrointestinale Beschwerden	Ehlers-Danlos-Syndrom, klassischer Typ	➤ Kap. 1
	Eigenbrauer-Syndrom	➤ Kap. 3
	Mastozytose, systemische	➤ Kap. 2
	Morbus Fabry	➤ Kap. 13
	TRAPS (TNF-Rezeptor-assoziiertes periodisches Syndrom)	➤ Kap. 9
	Trichinellose	➤ Kap. 14

Symptome	Diagnosen	Fundstelle
Gedeihstörungen	Morbus Pompe	➤ Kap. 12
Gelenkschmerzen	Hantavirus-Infektion	➤ Kap. 16
Gewichtsverlust	Alveoläre Echinokokkose	➤ Kap. 15
Haarfollikelentzündung	Acne inversa (Hidradenitis suppurativa)	➤ Kap. 11
Hämatomneigung	Ehlers-Danlos-Syndrom, klassischer Typ	➤ Kap. 1
Hämorrhagien	Trichinellose	➤ Kap. 14
Hämostatische Störungen	Hantavirus-Infektion	➤ Kap. 16
Elastische **Haut**	Ehlers-Danlos-Syndrom, klassischer Typ	➤ Kap. 1
Hepatomegalie	Alveoläre Echinokokkose	➤ Kap. 15
	Morbus Pompe	➤ Kap. 12
Herzversagen	Morbus Pompe	➤ Kap. 12
Hypakusis	Superfizielle zerebrale Hämosiderose	➤ Kap. 5
Hypästhesien	Trichinellose	➤ Kap. 14
Hypermobilität	Ehlers-Danlos-Syndrom, klassischer Typ	➤ Kap. 1
Hypersalivation	Amyotrophe Lateralsklerose (ALS)	➤ Kap. 8
Hyposmie	Superfizielle zerebrale Hämosiderose	➤ Kap. 5
Hypovolämischer Schock	Hantavirus-Infektion	➤ Kap. 16
IgE-Anstieg	Trichinellose	➤ Kap. 14
Ikterus	Alveoläre Echinokokkose	➤ Kap. 15
Juckreiz	Alveoläre Echinokokkose	➤ Kap. 15
Kardiomyopathie	Morbus Fabry	➤ Kap. 13
Knoten	Acne inversa (Hidradenitis suppurativa)	➤ Kap. 11
Konjunktivitis	Hantavirus-Infektion	➤ Kap. 16
	TRAPS (TNF-Rezeptor-assoziiertes periodisches Syndrom)	➤ Kap. 9
Kopfschmerzen	Hantavirus-Infektion	➤ Kap. 16
	Trichinellose	➤ Kap. 14
Krampfanfälle	Systemischer Lupus erythematodes (SLE)	➤ Kap. 7
Krampfanfall	Münchhausen-by-proxy-Syndrom	➤ Kap. 4
Larynxödem	Hereditäres Angioödem	➤ Kap. 6
Sekundäre **Leberzirrhose**	Alveoläre Echinokokkose	➤ Kap. 15
Leukozytose	Bronchitis plastica	➤ Kap. 10
Lymphödeme	Morbus Fabry	➤ Kap. 13
Makroglossie	Morbus Pompe	➤ Kap. 12

Symptome	Diagnosen	Fundstelle
Makulopapulöses Ödem	Trichinellose	➤ Kap. 14
Mastdarmfunktionsstörungen	Superfizielle zerebrale Hämosiderose	➤ Kap. 5
Mikrohämaturie	Hantavirus-Infektion	➤ Kap. 16
Monartikuläre Arthritis	TRAPS (TNF-Rezeptor-assoziiertes periodisches Syndrom)	➤ Kap. 9
Motorische/muskuläre Probleme	Morbus Pompe	➤ Kap. 12
Müdigkeit	Alveoläre Echinokokkose	➤ Kap. 15
Muskelatrophie	Amyotrophe Lateralsklerose (ALS)	➤ Kap. 8
Muskelkrämpfe (Krampi)	Amyotrophe Lateralsklerose (ALS)	➤ Kap. 8
Muskelschmerzen	Eigenbrauer-Syndrom	➤ Kap. 3
	Hantavirus-Infektion	➤ Kap. 16
Muskelschwäche	Trichinellose	➤ Kap. 14
Muskelschwellungen	Trichinellose	➤ Kap. 14
Muskuläre Hypotonie	Morbus Pompe	➤ Kap. 12
Muskuloskelettale Beschwerden	Systemische Mastozytose	➤ Kap. 2
Fokale Myalgien	TRAPS (TNF-Rezeptor-assoziiertes periodisches Syndrom)	➤ Kap. 9
Myalgien	Trichinellose	➤ Kap. 14
Nahrungsmittelunverträglichkeiten	Systemische Mastozytose	➤ Kap. 2
Nephritis	Systemischer Lupus erythematodes (SLE)	➤ Kap. 7
Nephropathie	Morbus Fabry	➤ Kap. 13
Nichterosive Arthritis	Systemischer Lupus erythematodes (SLE)	➤ Kap. 7
Obstipation	Trichinellose	➤ Kap. 14
Ödeme	Hereditäres Angioödem	➤ Kap. 6
Oligurie	Hantavirus-Infektion	➤ Kap. 16
Ösophagusvarizen	Alveoläre Echinokokkose	➤ Kap. 15
Parästhesien	Trichinellose	➤ Kap. 14
Atrophische Parese	Amyotrophe Lateralsklerose (ALS)	➤ Kap. 8
Spastische Parese	Amyotrophe Lateralsklerose (ALS)	➤ Kap. 8
Pathologisches Lachen/Weinen	Amyotrophe Lateralsklerose (ALS)	➤ Kap. 8
Periorbitales Ödem	TRAPS (TNF-Rezeptor-assoziiertes periodisches Syndrom)	➤ Kap. 9
	Trichinellose	➤ Kap. 14

Symptome	Diagnosen	Fundstelle
Petechien	Trichinellose	➤ Kap. 14
Photosensibilität	Systemischer Lupus erythematodes (SLE)	➤ Kap. 7
Proteinurie	Hantavirus-Infektion	➤ Kap. 16
	Morbus Fabry	➤ Kap. 13
Pseudobulbäraffekt	Amyotrophe Lateralsklerose (ALS)	➤ Kap. 8
Psychomotorische Unruhe	Eigenbrauer-Syndrom	➤ Kap. 3
Psychosen	Systemischer Lupus erythematodes (SLE)	➤ Kap. 7
Lokale **Rötung**	Acne inversa (Hidradenitis suppurativa)	➤ Kap. 11
Schleimhautulzera	Systemischer Lupus erythematodes (SLE)	➤ Kap. 7
Schmerzen	Systemische Mastozytose	➤ Kap. 2
	Morbus Fabry	➤ Kap. 13
	Morbus Pompe	➤ Kap. 12
Schmetterlingserythem	Systemischer Lupus erythematodes (SLE)	➤ Kap. 7
Schüttelfrost	Hantavirus-Infektion	➤ Kap. 16
Schwäche	Morbus Pompe	➤ Kap. 12
Schwellungen	Hereditäres Angioödem	➤ Kap. 6
Schwellungen, lokale	Acne inversa (Hidradenitis suppurativa)	➤ Kap. 11
Schwitzen	Trichinellose	➤ Kap. 14
Sehstörungen	Eigenbrauer-Syndrom	➤ Kap. 3
Serositis	Systemischer Lupus erythematodes (SLE)	➤ Kap. 7
Sialorrhö	Amyotrophe Lateralsklerose (ALS)	➤ Kap. 8
Splenomegalie	Alveoläre Echinokokkose	➤ Kap. 15
	Morbus Pompe	➤ Kap. 12
Sprechstörungen	Amyotrophe Lateralsklerose (ALS)	➤ Kap. 8
Thoraxschmerzen	TRAPS (TNF-Rezeptor-assoziiertes periodisches Syndrom)	➤ Kap. 9
Thrombozytopenie	Hantavirus-Infektion	➤ Kap. 16
Übelkeit (Nausea)	Hantavirus-Infektion	➤ Kap. 16
	Hereditäres Angioödem	➤ Kap. 6
	Systemische Mastozytose	➤ Kap. 2
Ventilgeräusch („bruit de drapeau")	Bronchitis plastica	➤ Kap. 10
Verhaltensstörungen	Münchhausen-by-proxy-Syndrom	➤ Kap. 4
Verletzungen	Münchhausen-by-proxy-Syndrom	➤ Kap. 4
Verwaschene Sprache	Eigenbrauer-Syndrom	➤ Kap. 3

Symptome	Diagnosen	Fundstelle
Vortexkeratopathie	Morbus Fabry	➤ Kap. 13
Wundheilungsstörungen	Ehlers-Danlos-Syndrom, klassischer Typ	➤ Kap. 1
Zentrifugales Exanthem	TRAPS (TNF-Rezeptor-assoziiertes periodisches Syndrom)	➤ Kap. 9
Zyanose	Münchhausen-by-proxy-Syndrom	➤ Kap. 4

Sachregister

Sachregister

Amitriptylin 90
Ammenzellen 167
Amyloidose 99, 100
Amyotrophe Lateralsklerose *siehe* ALS
ANA (antinukleäre Antikörper)
– Lupus erythematodes 77, 78
– TRAPS 99
Anakinra 99
Anämie 76
Anaphylaxie, Mastozytose 21
Anderson-Fabry-Krankheit *siehe* Fabry-Krankheit
Androgene 70
– Acne inversa 122
Angiokeratome 149, 150
Angioödem
– allergisches 62
– bradykininvermitteltes 62
– erworbenes 62
– hereditäres 18, 62
– medikamenteninduziertes 62
Antiphospholipid-Syndrom 79
– Kontrazeption 79
Aortenwurzeldilatation 10, 11
ARDS, Hantavirus-Infektion 183
Artifizielle Störungen 40
Askariasis 164
Asthma bronchiale 106
Ataxie, zerebelläre 52, 53
Aura, gustatorische 63
Auswurf 104, 105
Autoinflammatorische Syndrome 94, 96
Autosomal-dominante zerebelläre Ataxien 52
Azathioprin 78

B

Babinski-Zeichen 50, 52
BAFF 78
Bandscheibenprolaps 132
Bartholinitis 120
Basilarisektasie 152, 154
Bauchschmerzen *siehe* Abdominalschmerzen
Becker-Kiener-Muskeldystrophie 132
Behçet-Syndrom 121
Beighton-Score, Gelenkhypermobilität 10
Belimumab 79
Bilharziose 164
Borreliose 76
Bradykinin 62, 65
– desArg- 65

– systemische Ausschüttung 66
Bronchialausguss, milchglasartiger 104, 105, 110, 111
Bronchialkarzinom 132
Bronchitis plastica 106
– Aufklärung und Beratung 112
– Bronchialausguss 104
– Bronchoskopiebefund 111
– CRB-65-Score 111
– CT-Befund 110
– Diagnostik 109
– Differenzialdiagnosen 106
– kardiale Grunderkrankungen 108
– klinisches Bild 107
– Komplikationen 112
– Prävalenz 109
– Symptome 108
– Therapie 111
– Ursachen 108
Brucellose 96
Bruit de drapeau 106

C

C1-Esterase-Inhibitor (C1-INH) 63, 65
C1-INH-Konzentrat 69
Café-au-lait-Flecken 17
Canakinumab 100
Candida albicans 29
Chamäleonkrankheit *siehe* Fabry-Krankheit
Chloroquin 78, 79
Cholangiozelluläres Karzinom 174
Cholangitis, primär sklerosierende 174
Chromogranin A 18
Chronisch-obstruktive Lungenerkrankung (COPD) 106
Churg-Strauss-Syndrom 107
Ciclosporin
– Lupus erythematodes 78, 79
– Mastozytose 21
CIDP (chronisch inflammatorische demyelinisierende
  Polyradikuloneuropathie) 84
COL5A1/2-Gen 9
Colitis ulcerosa 29
COPD 106
Cornea verticillata 152
Courvoisier-Zeichen 174
Coxsackie-Virusinfektion 164
CRB-65-Score, Pneumonie 110, 111
Crohn-Krankheit 29, 120
Cromoglicinsäure, Mastozytose 21
Cryoporin-assoziierte periodische Syndrome (CAPS) 97